Grenzen der Standardisierbarkeit ärztlichen Handelns

Irene Somm · Marco Hajart · Anja Mallat

Grenzen der Standardisierbarkeit ärztlichen Handelns

Personale Kompetenz in pädiatrischen Vorsorgeuntersuchungen

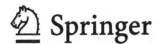 Springer

Irene Somm
Köln, Deutschland

Anja Mallat
Köln, Deutschland

Marco Hajart
Köln, Deutschland

Die Studie wurde vom Gesundheitsministerium des Landes Nordrhein-Westfalen gefördert.

ISBN 978-3-658-19742-1   ISBN 978-3-658-19743-8   (eBook)
https://doi.org/10.1007/978-3-658-19743-8

Die Deutsche Nationalbibliothek verzeichnet diese Publikation in der Deutschen National-
bibliografie; detaillierte bibliografische Daten sind im Internet über http://dnb.d-nb.de abrufbar.

Gedruckt auf säurefreiem und chlorfrei gebleichtem Papier

Springer ist Teil von Springer Nature
Die eingetragene Gesellschaft ist Springer Fachmedien Wiesbaden GmbH
Die Anschrift der Gesellschaft ist: Abraham-Lincoln-Str. 46, 65189 Wiesbaden, Germany

Danksagung

Unser Dank geht zu allererst an die beteiligten Ärzte. Ohne ihr Engagement und ihre Bereitschaft, sich beobachten und interviewen zu lassen, wäre die Studie unmöglich gewesen. Besonders danken wir für die Geduld und Offenheit, mit der unsere teilweise hartnäckigen Fragen so engagiert beantwortet wurden! Dasselbe gilt für die Eltern, die uns mit großem Interesse und Kooperationsbereitschaft begegnet sind.

Die Qualität qualitativer Forschung steht und fällt mit der intensiven Zusammenarbeit einer Vielzahl beteiligter Personen. Hier möchten wir uns für die engagierte und inspirierende Mitarbeit unserer wissenschaftlichen Hilfskraft Derya Zeyrek wie auch den beteiligten Studierenden des Studiengangs Sozialwissenschaften an der WiSo-Fakultät der Universität zu Köln bedanken. Ohne sie wäre die Durchführung des umfangreichen Projekts nicht zu bewältigen gewesen. Die Studierenden haben uns im Rahmen von Lehrforschungsprojekten und Bachelorarbeiten (vgl. Literturverzeichnis) nicht nur zentrale Anregungen für die Studie gegeben, sondern uns auch ein Forum für vielfältige und herausfordernde Diskussionen geboten. Die Studie beweist, dass eine Integration von Forschung und Lehre für alle Beteiligten ein großer Gewinn sein kann. Ganz herzlichen Dank dafür.

Auch Herrn Dr. Fischbach (BVKJ) und Herrn Dr. Fehr (BVKJ, DGAAP) sind wir zu großem Dank verpflichtet. Sie haben die Durchführung der Studie von Anfang an unterstützt und waren wichtige Ansprechpartner.

Dem Gesundheitsministerium Nordrhein-Westfalen danken wir für die Finanzierung der Studie. Das Referat „Prävention, Öffentlicher Gesundheitsdienst, Fachaufsicht LZG" hat uns unbürokratisch unterstützt und zeigte sich bei Fragen und Bedenken stets gesprächsbereit.

Zu guter Letzt geht unser Dank an Frau Dr. Schulz vom Springer-Verlag, die zeitnah und sehr geduldig unsere zahlreichen Fragen beantwortet hat.

Irene Somm, Marco Hajart und Anja Mallat

Inhaltsverzeichnis

Abbildungs- und Tabellenverzeichnis

Abkürzungsverzeichnis

AiW	Arzt in Weiterbildung
ÄiW	Ärzte in Weiterbildung
DGAAP	Deutsche Gesellschaft für Ambulante Allgemeine Pädiatrie
DQR	Deutscher Qualifikationsrahmen
EbM	Evidenzbasierte Medizin
EQR	Europäischer Qualifikationsrahmen
G-BA	Gemeinsamer Bundesausschuss
GD	Gruppendiskussion
HQR	Hochschulqualifikationsrahmen
IPA	Interaction Process Analysis
MFA	Medizinische Fachangestellte
MH	Migrationshintergrund
OSCE	Objective Structured Clinical Examination
PBL	Problembasiertes Lernen
PrävG	Präventionsgesetz zur Stärkung der Gesundheitsförderung
PJ	Praktisches Jahr
RIAS	Roter Interaction Analysis System
SES	Sozioökonomischer Status

1 Einleitung

Ärztliches Handeln ist regelmäßig Gegenstand öffentlicher und gesundheitspolitischer Kritik. Unter Verweis auf mangelnde Effektivität ärztlicher Leistungen und die damit in Verbindung gebrachte Kostenexplosion im Gesundheitswesen wird wiederkehrend dringender Standardisierungsbedarf bei ärztlichem Handeln postuliert. Als probater Weg zur Forcierung standardisierter medizinischer Entscheidungsprozesse gilt die sog. Evidenzbasierte Medizin (EbM) oder „beweisgestützte Medizin"[1].

Unübersehbar sind in der EbM Wissenschaft und Politik verschränkt. Was als wissenschaftlich gilt, wird gesundheitspolitisch mitdefiniert: eine Erkenntnis wird dann als wissenschaftlich geadelt, wenn sie den Regeln der EbM folgt und die Forschung idealiter Eindeutigkeit ihrer Erkenntnisse verspricht. Dass Letzteres bei genauerem Hinsehen nur selten gelingt, bedeutet jedoch nicht, dass hier Wissenschaft gescheitert wäre. Vielmehr ist eine gewisse Uneindeutigkeit kennzeichnend für eine moderne Wissenschaft, wo Annahmen und Modelle einer komplexen Wirklichkeit gegenüberstehen; gescheitert sind dann eher die Erwartungen an die Wissenschaft. Hier steckt medizinische Forschung im Dilemma: Sie sucht, nicht zuletzt aus materiellen Gründen, die Anerkennung der Gesundheitspolitik. Zugleich hat sie sich in der wissenschaftlichen Community zu bewähren, ansonsten wäre sie auch für die Gesundheitspolitik nicht zitierwürdig. Damit bewegt sie sich immer zwischen Eindeutigkeitserwartung und Differenzierungsanspruch.

Prekär wird dieses Dilemma in Handlungsfeldern der Medizin, wo der Faktor Mensch und mithin *Subjektivität* und *Interaktion* entscheidende Rollen spielen. Hier ist Wirksamkeit medizinischen Handelns deutlich schwieriger prognostizierbar – und folglich wäre nach Standardisierbarkeit der Handlungspraxis im Sinne von EbM grundsätzlich zu fragen. Dies betrifft im Speziellen Handlungsfelder der Prävention und der psychosozialen Medizin, dies gilt aber auch überall dort, wo die Arzt-Patienten-Kommunikation ein entscheidendes „Werkzeug" ärztlichen Handeln ist, wie etwa in der grundversorgenden Medizin.

In der Konsequenz bedeutet dies, dass Forschung, die den EbM-Kriterien gerecht werden will, entweder die Untersuchung solcher Handlungsfelder und

---

1 Vgl. Ebm-Netzwerk.de, Definitionen.

-kontexte meidet, oder dass sie diese so untersucht, als wäre die Wirkung eines bestimmten kommunikativen ärztlichen Verhaltens in derselben Weise nachzuweisen wie der Einsatz eines Medikaments. Letzteres führt aber eher zu der Einschätzung, dass die Wirkung von „guter" Arzt-Patienten-Kommunikation nach wie vor nicht ausreichend nachgewiesen ist (vgl. etwa WEINER et al. 2013; HOFFMANN et al. 2007: 6f.). Die Frage, ob dies auch daran liegt, dass EbM-Standards dem Gegenstand möglicherweise nicht angemessen sind, wird auffällig selten gestellt.

In der vorliegenden Studie wird ein neuer Weg aufgezeigt, wie die Arzt-Patienten-Interaktion auf ihre Wirkung hin untersucht werden kann. Sie weist – am Beispiel der grundversorgenden Pädiatrie – nach, dass personale Kompetenz ein relevanter Wirkfaktor ärztlichen Handelns ist. Die Studie verspricht Praktikern keine Handlungsrezepte, gibt aber Impulse und Orientierung, das eigene Handeln zu reflektieren, um es an der einen oder anderen Stelle neu auszurichten. Sie illustriert praxisnah die Perspektive von Patientenfamilien, benennt die komplexen kommunikativen Anforderungen pädiatrischen Handelns und erläutert die Wirkung von beobachteten kommunikativen Strategien und Grundhaltungen.

1.1   Pädiatrische Prävention

Regelmäßig wird darauf hingewiesen, dass sich die gesundheitliche Situation von Kindern und Jugendlichen in den letzten Jahrzehnten verändert hat: Während bspw. Infektionskrankheiten zurückgingen, nahm die Bedeutung chronischer Erkrankungen und psychischer Störungen zu:

> „In diesem Zusammenhang spricht man auch von Neuer Morbidität und meint damit die Verschiebung des Krankheitsspektrums von den akuten zu den chronischen Krankheiten und von den somatischen zu den psychischen Störungen" (REINHARDT et al. 2009: 14).

Bedeutsame chronische Erkrankungen sind heute etwa Bronchitis, Neurodermitis und Heuschnupfen (ebd.). Zudem lässt sich eine Zunahme der verhaltensabhängigen körperlichen Erkrankungen wie Übergewicht und Adipositas festhalten. Daneben werden auch psychische Störungsbilder wie „emotionale Störungen, Verhaltensprobleme (insbesondere ADHS), Störungen des Sozialverhaltens" immer wichtiger (SCHLACK 2013: 79). Wie SCHLACK betont, bedeutet „neue" Morbiditäten dabei nicht, dass es sich um neue Störungsbilder handelt, vielmehr wird ihrer „epidemischen Häufung" damit Ausdruck verliehen (ebd.).[2]

Aufgrund der hohen Inanspruchnahme und der kontinuierlichen Früherkennungsuntersuchungen gelten niedergelassene Kinder- und Jugendärzte[3] als prädestiniert, wachsende psychosoziale Belastungen und Risiken bei Kindern frühzeitig wahrzunehmen und Eltern „antizipierend" zu beraten. Im neuen Präventionsgesetz (PrävG) wird Kinder- und Jugendärzten explizit die Kompetenz zugeschrieben:

> „((...)) neben der Früherkennung, Diagnose und Behandlung von Krankheiten auch eine primärpräventiv orientierte Beratung und Begleitung ihrer Patientinnen und Patienten zu leisten und diese zu einem Abbau gesundheitsschädigender Verhaltensweisen und zur Inanspruchnahme von primärpräventiven Angeboten zu motivieren" (PrävG 2015: 50).

Fast schon beiläufig wird hier ein außerordentlich hoher Anspruch im Hinblick auf sekundär- und vor allem primärpräventive Wirksamkeit pädiatrischen Vorsorge-Handelns formuliert. Dieser gesellschaftliche Anspruch ist kongruent mit dem berufspolitisch propagierten neuen Selbstverständnis, wie es etwa im Schwerpunktheft 2012 des BVKJ umrissen wird. Gefordert wird dort ein *„Paradigmenwechsel von ‚Früherkennungsuntersuchungen' und sekundärer Prävention hin zu ‚Vorsorgeuntersuchungen' und primärer Prävention"* (SCHWERPUNKTTHEMA BVKJ 2012: 7; vgl. auch JENNI 2016)

Solche Forderungen werfen neben Fragen der angemessenen strukturellen und finanziellen Rahmenbedingungen, die gegenwärtig kontrovers diskutiert werden, auch solche eines veränderten bzw. zusätzlichen Qualifikationsbedarfs auf – sowohl in fachlicher wie in kommunikativer Hinsicht (vgl. JENNI et al. 2016: 208; JENNI 2016).

Neuen fachlichen Problemstellungen wurde seitens der Selbstverwaltung pädiatrischer Fachgesellschaften u.a. mit einem Fortbildungscurriculum „Entwicklungs- und Sozialpädiatrie für die kinder- und jugendärztliche Praxis" begegnet. Mit Hilfe standardisierter Instrumente zur Risikoeinschätzung

---

2   Im angloamerikanischen Raum spricht man treffenderweise von „new epidemics", was den Kern des Begriffs besser erfasst (SCHLACK 2013: 79).

3   Wir möchten an dieser Stelle darauf hinweisen, dass wir auf eine geschlechterdifferenzierende Schreibweise verzichtet haben. Zwar sehen wir für die Geschlechtsneutralität der männlichen Formulierungen nicht gegeben, haben uns aber im Dienste der Komplexitätsreduktion für diese Schreibweise entschieden und verweisen explizit darauf, dass immer alle Geschlechter gemeint sind.

sollten nicht nur Wahrnehmungsfähigkeit und diagnostische Kompetenz ge-
steigert werden, sondern ganz allgemein die präventive Handlungsfähigkeit.

Vor dem Hintergrund des oben beschriebenen Drucks, Qualität von Vorsorgepraxis durch externe Evidenz nachzuweisen, ist es symptomatisch, dass
dabei die Frage nach dem zusätzlichen *Qualifikationsbedarf in kommunikativer Hinsicht* bislang weitgehend unbeantwortet blieb.

Dies ist umso problematischer, als Früherkennungsuntersuchungen aufgrund
ihrer triadischen Interaktionsstruktur (Eltern, Kind, Arzt) ein in kommunikativer Hinsicht per se außerordentlich komplexes Setting darstellen. Hinzu
kommt nun, dass der Umgang mit Eltern, bei deren Kindern sich psychosoziale Auffälligkeiten abzeichnen, noch weit größere Anforderungen stellen;
handelt es sich doch zumeist um hochsensible Themen, die das klassische
ärztliche Selbstverständnis herausfordern.

Nimmt man den Fremd- und Selbstanspruch einer verstärkten Präventivorientierung ernst und mithin den Begriff der Vorsorgeuntersuchung beim
Wort, so gilt es, die bisher *wenig untersuchten kommunikativen Herausforderungen und deren ärztliche Bewältigung in der pädiatrischen Vorsorgepraxis* näher zu untersuchen – sie betreffen im frühkindlichen Alter insbesondere die Interaktion mit Eltern, später auch diejenige mit Patienten selbst,
und sie stellen sich darüber hinaus in der Interaktion mit nicht-ärztlichen
Kooperationspartnern.

1.2 Personale Kompetenz

Auch die Kompetenzdebatte ist aktuell geprägt von Standardisierungsidealen. Obwohl die Grenzen angesichts einer komplexen Handlungsrealität regelmäßig aufscheinen, findet vor allem ein Überbietungswettbewerb psycho-
metrischer Messverfahren statt, die auf eine klare Standardisierung abzielen.
Insgesamt ist die Kompetenzdebatte in der Bildungsforschung und -politik
außerordentlich unübersichtlich. Begriffe werden selbst in offiziellen bil-
dungspolitischen Verlautbarungen nicht konsistent verwendet – so bestehen
im Vergleich zwischen Kompetenzbegriffen des Europäischen Qualifikationsrahmens (EQR), des Deutschen Qualifikationsrahmens (DQR) und des
Hochschulqualifikationsrahmens (HQR) irritierende Unstimmigkeiten. Gemeinsam ist allen ein Verständnis von Kompetenz, das *Wissen, Fertigkeiten*
und *Einstellungen* umfasst (vgl. BUSCHFELD et al. 2010: 6). Letzterer
Aspekt, der ohne Zweifel für die Feststellung nachhaltiger Kompetenz eine

hohe Relevanz hat, gerät in Messverfahren bezeichnenderweise oftmals aus dem Blickfeld, weil in standardisierten Verfahren der Nachweis von handlungsrelevanten Haltungen als schwierig gilt. Messprobleme werden auch bezüglich kommunikativer und sozialer Kompetenzen konstatiert. Entweder belässt man es dann bei der Feststellung eines beklagenswerten Zustands, oder es werden unter Rückgriff auf sog. „internationale Kommunikationsstandards" und anerkannte Kommunikationsmodelle situationsübergreifende Standardlösungen für Standardprobleme eines Handlungsfelds definiert[4] und so der Schein einer standardisierbaren Überprüfbarkeit gewahrt.

Das Problem solcher Standardisierungsversuche kommunikativen Handelns liegt einerseits in der mangelnden Konkretisierung bezüglich der jeweiligen Handlungsfelder und andererseits in der *eklatanten Unterbestimmtheit ihrer Funktion und Wirkung im Hinblick auf die jeweilige Fachkompetenz* – dies zeigt sich nicht nur in der Bestimmung, sondern auch in der Vermittlung sozialer und vor allem kommunikativer Kompetenz. In der Folge erhalten diese Kompetenzen unbeabsichtigt doch wieder den Status einer „Zusatzqualifikation", die man entweder hat oder eben auch nicht, die aber der Fachkompetenz als solcher keinen Abbruch tut. Vor diesem Hintergrund leuchtet ein, dass diese Kompetenzen immer wieder zum „Schattengewächs" von Ausbildungen verkümmern, deren Priorität ja in der Vermittlung von Fachkompetenz zu liegen hat.

Für personenbezogene Dienstleistungen, worunter in weiten Teilen auch die Medizin fällt, erschweren solche Entwicklungen eine *integrative Betrachtung von Kompetenzen*: Wenn Aussagen zu Funktion und Wirkung sozialer und kommunikativer Kompetenz in einem bestimmten Handlungsfeld fehlen, ist die Randexistenz geradezu besiegelt.

Einen Weg, soziale und kommunikative Kompetenzen verstärkt integrativ zu fassen, bietet das Konzept der personalen Kompetenz, das hier anders als im DQR als *Querschnittskompetenz* verstanden wird. Deren allgemeine Funktion besteht in der *professionellen Bewältigung der „unaufhebbaren Differenz von interner und externer Evidence"* (BEHRENS 2003: 263). Bezogen auf das CanMEDs-Rahmenkonzept, das Grundlage für den Nationalen Kompetenzbasierten Lernzielkatalog in der Medizin ist, stellt personale Kompetenz folglich sicher, dass die Rolle des „Medizinischen Experten" nicht als technokratischer Experte missverstanden wird. Denn der Arzt mit Patienten-

---

4 Vgl. kritisch: DEPPERMANN (2004); FIEHLER (2002).

kontakt kann seine Fachkompetenz nicht als reiner Fachexperte aktivieren und externe Evidenz zum alleinigen Maßstab seines Handelns machen, sondern gelangt nur in Auseinandersetzung mit dem Patienten zu situationsangemessenen fachlichen Entscheidungen (vgl. BROWNING 2011: 153; BEHRENS 2003; OEVERMANN 1996). Jenseits dieser allgemeinen Funktion personaler Kompetenz im ärztlichen Handeln lässt sich diese immer nur im Hinblick auf die jeweilige Fachkompetenz und die darauf bezogenen Ziele ärztlichen Handelns bestimmen.

Als erleichternde Bedingung der Entwicklung personaler Kompetenz gilt zweifellos ein Setting, in dem der

> „Arzt die Möglichkeit hat, mit dem Patienten in eine gemeinsame Beziehungsgeschichte einzutreten ((...)). Möglich wird dies heutzutage fast nur noch in der Beziehung zum Hausarzt sowie zu jenen wenigen Fachärzten, die über längere Zeiträume in Krankheitsgeschehen involviert sind" (VOGD in NITTEL u. SELTRECHT 2013: 458).

Im Falle des niedergelassenen Kinder- und Jugendarztes sind die erwähnten Bedingungen aufgrund der regelmäßigen Früherkennungsuntersuchungen prinzipiell in ausgeprägter Form gegeben. Ob und wie sich personale Kompetenz bei Kinder- und Jugendärzten unter den gegebenen finanziellen und zeitlichen Rahmenbedingungen zeigt und welche Wirkung sie hat, soll in der vorliegenden berufsfeldnahen Kompetenzanalyse rekonstruiert werden. Insgesamt wurde deutlich, dass systematisch zwischen drei Dimensionen personaler Kompetenz unterschieden werden muss:

■ *responsive Kommunikationskompetenz* beschreibt die Fähigkeit, auf elterliche und kindliche Relevanzsignale angemessen reagieren und zwischen den drei differenten Erwartungs- und Relevanzsystemen von Eltern, Kind und Arzt eine Balance finden zu können (Kap. 4.7 u. 6.2.1.1; Tab. 2)

■ *Selbstreflexionskompetenz* meint die Fähigkeit, das eigene Handeln zu reflektieren und die eigene Handlungsfähigkeit weiterzuentwickeln (Kap. 5.2.4.2 u. 6.2.1.2; Tab. 3);

■ *(systemübergreifende) Kooperationskompetenz* umfasst die in präventiver Hinsicht relevante Bereitschaft zur systemübergreifenden Kooperation; eine solche erfordert die Sensibilisierung für interprofessionelle Konfliktlinien und deren Funktion (Kap. 5.3 u. 6.2.1.3; Tab. 4).

Alle drei Dimensionen entziehen sich zwar einer strengen Standardisierung, nicht aber einer Bestimmung von berufsfeldspezifischen Qualitätskriterien (vgl. Kap. 6.2).

1.3   Aufbau der Studie

In Kapitel 2 werden Zielsetzungen der Studie und die methodische Vorge-hensweise erläutert. Ein erster inhaltlicher Teil (Kap. 3) beschäftigt sich mit gegenwärtigen Anforderungen und Verunsicherungen, wie sie bei Eltern beobachtet werden konnten. Ziel dieses Kapitels ist es, die Perspektive von Eltern aufzuschlüsseln, um elterliche Relevanzsetzungen besser nachvollzie-hen zu können, wie sie im Rahmen von Früherkennungsuntersuchungen zu beobachten sind. Insofern hat dieses Kapitel auch sensibilisierende Funktion. Im Kernkapitel 4 werden entlang zentraler kommunikativer Anforderungen typische kommunikative Handlungsmuster erläutert, die im Rahmen von Vorsorgeuntersuchungen vorgefunden wurden. Die Qualifizierung dieser Muster erfolgt vor dem Hintergrund des geforderten Paradigmenwechsels. D.h. die Muster werden nicht aus sich heraus bewertet – also etwa ob sie eher arzt- oder patientenzentriert sind –, sondern im Hinblick auf ihre prä-ventive Wirksamkeit.

In Kapitel 5 wird danach gefragt, welche Grundhaltungen einer funktionalen Elternkommunikation eher förderlich oder eher hinderlich sind. Es wird ge-zeigt, dass funktionale Elternkommunikation nur dann nachhaltig gelingen kann, wenn entsprechende Voraussetzungen in der ärztlichen Haltung gege-ben sind. Dies gilt auch im Hinblick auf die vielfach geforderte Kooperation mit Institutionen der Kinder- und Jugendhilfe, wie an Fallbeispielen gezeigt wird.

Das Schlusskapitel 6 formuliert Perspektiven der Förderung personaler Kompetenz. Ausgehend von einer Einschätzung gegenwärtiger Rahmenbe-dingungen, werden Kriterien der Facharztweiterbildung im Hinblick auf eine Stärkung präventiver Wirksamkeit von Vorsorgeuntersuchungen formuliert. Entlang der einzelnen Dimensionen personaler Kompetenz werden neben Wissensbeständen und Skills auch Haltungen und angemessene Settings der Vermittlung benannt, die zur Ausbildung personaler Kompetenz in pädiatri-schen Vorsorgen beitragen. Zu guter Letzt sollen einige Fragen zur Reflexion des eigenen Handelns Impulse zur Überprüfung der eigenen Praxis geben.

2 Zielsetzungen der Studie und methodische Vorgehensweise

2.1 Grenzen gegenwärtiger Verfahren der Kompetenzforschung

Wie in der Einleitung erwähnt, wird der Begriff der Kompetenz innerhalb verschiedener Disziplinen uneinheitlich verwendet. Im Folgenden sollen einige Probleme und Defizite der Kompetenzforschung benannt werden, um im Anschluss den eigenen Forschungszugang einer berufsfeldnahen Kompetenzermittlung zu plausibilisieren.

Eine erste Problematik der Kompetenzforschung besteht in der Diskrepanz der methodischen Erfassung von Kompetenz *„zu den vorgenommenen umfangreichen theoretischen Bestimmungen"* (ZLATKIN-TROITSCHANS-KAIA u. SEIDEL 2011: 226). Die methodische Einschränkung auf ausgewählte Aspekte von Kompetenz, wie etwa das Fachwissen, wird aber – so die Autorinnen – *„sehr häufig kaum begründet"* (ebd.). Demnach stehen (über-)komplexe theoretische Modelle unterkomplexen Methoden der Erfassung und Testung gegenüber.

Eine weitere Schwachstelle der Kompetenzforschung lässt sich in einem *reduktionistischen Verständnis* von Praxis erkennen. Folgt man der Kompetenzdefinition von WEINERT (2001: 27), auf die in der Forschung prominent zurückgegriffen wird, so wird angenommen, dass sich die Praxisrealität durch stets eindeutig definierte Probleme abbilden lässt. Auf diese Probleme soll kompetent, d.h. mittels klar umrissenen Problemlösefähigkeiten- und fertigkeiten geantwortet werden (vgl. REIMANN 2013). Zu Recht weist Reimann darauf hin, dass gerade für Praxisfelder, die von widersprüchlichen Anforderungen geprägt sind, solche Kompetenzdefinitionen eher von der Handlungsrealität wegführen denn daran anknüpfen. Ähnliches zeigen Erkenntnisse aus der Expertiseforschung, wonach sich ausgewiesene Fachexperten gerade dadurch auszeichnen, dass sie imstande sind, sog. „schlechtdefinierte Situationen" erfolgreich zu bewältigen (vgl. GRUBER u. MANDEL 1996:605). Bei solchen Situationen kann man nicht von vornherein sagen, was denn überhaupt die „richtige" Lösung ist. Die Konfrontation mit derartigen Situationen ist für personenbezogene Handlungsfelder und hier in besonderem Maß für das medizinische Handeln eher die Regel denn die Ausnahme. Hier sind zumeist weder die Probleme klar umrissen noch greifen standardisierte Problemlösungskompetenzen im Sinne einer geordneten Abfolge von geplanten und kontrollierten Handlungsschritten.

Zwar besteht weitestgehend Konsens darüber, dass sich Kompetenzkonstrukte auf Situationen und Anforderungen in der Handlungspraxis zu beziehen haben (vgl. HARTIG 2008: 20). Auffällig ist aber, dass die Konturen der berufsfeldspezifischen, praktischen Anforderungen zumeist nur sehr abstrakt Eingang finden in Kompetenzstrukturmodelle, diese bisweilen auch einfach aus der Theorie abgeleitet werden. In der Folge steht die Autorität des Modells über derjenigen des Berufsfelds und seinen tatsächlichen Herausforderungen, die kompetent zu bewältigen wären.

Ein anderer Weg der Kompetenzermittlung erfolgt über Expertenbefragungen (vorzugsweise mittels der Delphi-Methode). Auch hier ergeben sich blinde Flecken:

(a) Soll die Rede von Kompetenz nicht leer bleiben, muss es in jeder interessierenden Situation möglich sein, kompetente von nicht kompetenten Handlungsweisen unterscheiden zu können (DEPPERMANN 2004: 19). Hierfür wiederum bedarf es eines Kriteriums bzw. eines normativen Maßstabs, anhand dessen eine solche Unterscheidung möglich wird. In den mittels Expertenbefragungen entwickelten Kompetenzkatalogen bleiben solche normativen Maßstäbe jedoch zumeist implizit, und es wird nicht immer klar, inwieweit sie letztlich empirisch gestützt, d.h. für die professionelle Praxis in einem Handlungsfeld tatsächlich funktional sind oder ob sich einfach daran orientiert wird, weil sie in der jeweiligen Fachkultur als Common Sense gelten.

(b) Ein weiteres unterschätztes Problem der Kompetenzermittlung durch Expertenbefragungen liegt darin, dass erfahrene Experten oftmals nur sehr bedingt angeben können, woran sie sich bei ihrem Handeln tatsächlich orientieren und welchem – impliziten – Wissen sie folgen. Für die Medizin haben BOSHUIZEN et al. nachgewiesen, dass sich Fachwissen im Zuge ausgedehnter Erfahrung „in fallbezogene Wissensstrukturen reorganisiert" (GRUBER 2006: 197) und deshalb eine „tacit role" (BOSHUIZEN et al. 1992: 179) spielt. Zwar können Experten relevante Wissensbestände benennen, die für das praktische Handeln erforderlich sind. Den impliziten Wissenskorpus, der aufgrund individueller klinischer Expertise eher unbewusst aktiviert wird (tacit knowledge), bleibt aber unberücksichtigt, da er sich eben nicht einfach in Worte fassen lässt. Unter gegebenen Standardisierungsidealen ist es symptomatisch, dass ein methodisch kontrolliertes Sichtbar-Machen solcher – im tacit knowledge identifizierbaren Kompetenzen – selten in Erwägung gezogen wird, obwohl es an forschungsmethodischen Vorschläge nicht fehlt (vgl. MARTENS u. ASBRAND 2009).

Ebenfalls forschungsmethodische Gründe hat auch die Zurückhaltung hinsichtlich der Ermittlung von „Einstellungen", die ja eigentlich neben Wissen und Fertigkeiten als festen Bestandteil von Kompetenz angesehen werden, aber im Rahmen von standardisierten Verfahren nur unbefriedigend zu erfassen sind. Geht man davon aus, dass gerade in den erwähnten unplanmäßigen Situationen, die in personenbezogenen Berufsfeldern typisch sind, Einstellungen im Sinne von habituellen Haltungen, wie sie sich in der beruflichen Sozialisation festigen, eine herausragende Rolle spielen, so ist deren Vernachlässigung kaum zu rechtfertigen

2.2 Berufsfeldnahe Ermittlung personaler Kompetenz

Die erwähnten Probleme der Kompetenzforschung betreffen die Ermittlung von personaler Kompetenz in besonderer Weise: Eine mangelnde Konkretisierung dieser Kompetenzdimensionen im Hinblick auf ein Berufsfeld führt dazu, dass diese in Form sehr allgemein gehaltener Schlüsselkompetenzen ein Schattendasein in Curricula führen.

Nicht aus der Theorie, sondern nur aus der Empirie kann personal kompetentes Handeln näher bestimmt werden. Konkreter: Nur durch eine empirische Analyse der *„spezifischen Anforderungen, Ziele, Probleme und Möglichkeiten"* (DEPPERMANN 2004: 24) eines Berufs- bzw. Kommunikationsfeldes kann aufgezeigt werden, worin die Funktion personaler Kompetenz im Hinblick auf professionelles fachliches Handeln überhaupt besteht. Soll personale Kompetenz nicht als Selbstzweck in Erscheinung treten, muss geklärt werden, *in welchem funktionalen Verhältnis* sie *zur Fachkompetenz* überhaupt steht. Diese Frage zu klären ist für personenbezogene Arbeitsfelder geradezu existenziell, weil sich Fachkompetenz unter Handlungsungewissheit zu bewähren hat. Für ärztliches Handeln gilt dies umso mehr, als fachliche Entscheidungen im Einzelfall eben nur selten auf einer eindeutigen Wissensgrundlage erfolgen können (vgl. VOGD 2004). Demnach ist die ärztliche Praxis in besonderem Maß mit den oben erwähnten „unplanmäßigen Situationen" konfrontiert.

Auch im Hinblick auf die oben angesprochenen normativen Kriterien von Kompetenz muss eine empirische Vorgehensweise präferiert werden. Die Entscheidung darüber, ob ein ärztliches Handeln personal kompetent ist oder nicht, kann nicht einfach aus gängigen Kommunikationstheorien abgeleitet werden. Gerade um die Funktion personaler Kompetenz für die Performanz von Fachkompetenz beurteilen zu können, lassen sich mit Hilfe empirischer Daten sog. „deskriptive Normen" (FIEHLER 2002) ermitteln:

> „((...)) nämlich aus den von den Gesprächsbeteiligten selbst veranschlagten Gesprächszwecken (sowie weiteren erwünschten bzw. unerwünschten Konsequenzen) und den im Gespräch von Beteiligten gezeigten Reaktionen" (Deppermann 2004: 20).

Solche empirischen Entscheidungen dürfen jedoch nicht darüber hinwegtäuschen, dass die hier erwähnten „Gesprächszwecke" für professionell Handelnde nicht beliebig sind, sondern an fachlich definierte Zielsetzungen gebunden sind (vgl. Kap. 4.2).

Für die Pädiatrie hat RIDER folgendes Forschungsdesiderat im Hinblick auf soziale und kommunikativen Kompetenzen formuliert: „Little evidence exists as to which skills are most important for pediatric residents to learn and what content areas should receive emphasis in the curriculum" (RIDER 2008: 209). Angesprochen wird bei RIDER vor allem die Versorgung im Krankenhaus. Auf der Basis einer Berufsfeldanalyse in der Tradition der „Studies of Work" (vgl. BERGMANN 2005) sollen demgegenüber relevante Inhalte der Vermittlung personaler Kompetenz für die grundversorgende Pädiatrie erschlossen werden.

Im Kernbereich der Vorsorgeuntersuchungen werden zum einen kommunikative Handlungsmuster auf ihre Wirkung hin untersucht und zum anderen habituelle Voraussetzungen einer effektiven kinderärztlichen Vorsorgepraxis rekonstruiert. Der Studie kommt dabei auch eine evaluative Perspektive zu. Dies ist im Hinblick auf die angestrebte Förderung der Facharztweiterbildung in der grundversorgenden Medizin angezeigt.

Die Ergebnisse sollen eine fundierte Diskussion der Bedingungen und Kriterien einer bedarfsgerechten/bedarfsnahen personalen Kompetenzentwicklung im Rahmen der fachärztlichen Weiterbildung bzw. Fortbildung ermöglichen. Darüber hinaus bieten sie eine Grundlage zur Überprüfung bestehender Konzepte zur Förderung sozialer und kommunikativer Kompetenzen in der medizinischen Aus- und Weiterbildung (vgl. u.a. KÖLFEN 2016; EDLHAIMB et al. 2011; HERZOG 2011; RIDER 2008; LAUNER 2002).

2.3   Sample

2.3.1   Fallstudien in Kinder- und Jugendarztpraxen

Die konkreten Erfahrungen befragter Kinder- und Jugendärzte in der Vorsorgepraxis sind außerordentlich vielfältig und heterogen. Vor diesem Hintergrund läge es nahe, Erhebungen in einer möglichst großen Zahl von Arztpraxen durchzuführen, um überhaupt Gemeinsamkeiten feststellen zu können – so verliefe die Argumentationslogik einer quantitativen Forschungstradition. Der hier verfolgte methodologische Zugang geht jedoch erfahrungsbegründet davon aus, dass unterhalb der auf den ersten Blick variantenreichen, singulären Erfahrungen regelmäßig ähnliche Orientierungs- und Interaktionsmuster verborgen sind (SCHWARZ 2000). Entsprechend galt für die Datenerhebung die „Regel der Sparsamkeit", während umgekehrt die Materialanalysen dem Prinzip der extensiven Sinnauslegung unterworfen waren. Vorrangig galt demzufolge zunächst: Tiefe statt Breite.

Anders als im statistischen Sampling erfolgte die Auswahl der Probanden schrittweise, im Sinne einer „Kette aufeinander aufbauender Auswahlentscheidungen" (STRÜBING 2004). In jeder Phase des Forschungsprozesses wurde auf Grundlage der bis dahin erzielten Ergebnisse geprüft, welches Datenmaterial als nächstes zu erheben ist. Dabei spielte die Auswahlstrategie des minimalen und maximalen Kontrastierens (STRAUSS 1994) eine zentrale Rolle.

Die Erhebung beschränkte sich auf Nordrhein-Westfalen. Die schrittweise Auswahl der Arztpraxen erfolgte auf der Grundlage NRW-bezogener Segregationsanalysen und Gemeindetypisierungen (ZEFIR und wegweiserkommune.de). Dabei wurden sechs unterschiedliche sozialräumliche Kriterien ermittelt und entsprechende Orte mit verhältnismäßig hoher Fertilitätsrate definiert.

Letztendlich berücksichtigt wurden:

■   Großstädtischer/suburbaner Raum:

- Zwei Arztpraxen in zwei sozial benachteiligten Stadtteilen (hoher Anteil an Einwohnern mit Migrationshintergrund (MH), hohe SGB II-Quote)
- Drei Arztpraxen in drei sozial durchmischten Stadtteilen (davon eine Privatpraxis)
- Eine Arztpraxis in einem sozial privilegierten, suburbanen Vorort
- Eine Arztpraxis im suburbanen Raum mit sehr hoher ethnischer und sehr hoher Armutssegregation

■ Ländlicher Raum:
  - Eine Arztpraxis in einem sozial benachteiligten Stadtbezirk einer Kleinstadt
  - Eine Arztpraxis in einer sozial durchmischten ländlichen Gemeinde (mittlerer SES)

(vgl. Anhang 3).

Vor Ort wurden bevorzugt Kinder- und Jugendarztpraxen ausgewählt, deren Patientenkreis mehrheitlich den räumlichen Statusmerkmalen entsprach. Als weitere Auswahlkriterien wurden berücksichtigt: Unterschiedliches Engagement in frühen Hilfen, unterschiedliche Patientendichte, Versichertenstatus der Eltern, Dauer der Niederlassung (3-30 Jahre, mehrheitlich über 10Jahre), Geschlecht (5 w, 4 m).

In jeder der neun Kinder- und Jugendarztpraxen wurden im Zeitraum von ca. drei bis vier Tagen je ca. 10 bis 15 Vorsorgeuntersuchungen (U3-U10) beobachtet, insgesamt 108 Vorsorgeuntersuchungen (vgl. Anhang 3). Die Bereitschaft der Eltern, ihre Untersuchung beobachten und diese (unter Einhaltung der Schweigepflicht) aufzeichnen zu lassen, war unerwarteterweise sehr hoch (ca. 90% der angefragten Eltern). Mehrheitlich erfolgte die Anfrage spontan, kurz vor der Untersuchung, oder aber die Zustimmung wurde telefonisch durch die MFA angefragt.

Zu Vor- und/oder Nachgesprächen haben sich 85% der Eltern bereit erklärt; die Dauer der Gespräche lag durchschnittlich bei 15 Min. Allgemein war die Bereitschaft zu Nachgesprächen bei Eltern mit niedrigem sozioökonomischem Status (SES) und geringen Deutschkenntnissen geringer. Türkischsprachige Eltern konnten jedoch wegen unseres Angebots, das Gespräch auf türkisch zu führen, mehrheitlich gewonnen werden.

Etwa zwei Wochen nach der Beobachtungsphase wurde ein Tiefeninterview mit dem jeweiligen Arzt geführt (durchschnittliche Dauer ca. 100 Minuten). Die Auskunftsbereitschaft war insgesamt sehr hoch.

2.3.2   Interviews mit Medizinstudierenden und pädiatrischen Ärzten in Weiterbildung

Die Ärzteperspektive wurde erstens durch sechs problemzentrierte Tiefeninterviews mit pädiatrischen Ärzten in Weiterbildung (ÄiW) ergänzt, die im Rahmen von Bachelorarbeiten[5] an der WiSo-Fakultät der Universität zu Köln geführt und unter Anleitung des Forschungsteams ausgewertet wurden; zwei dieser ÄiW verbrachten den letzten Teil der Weiterbildungszeit in einer ambulanten Kinder- und Jugendarztpraxis.

Zweitens konnte für die vorliegende Studie auf 23 problemzentrierte Interviews mit Medizinstudierenden in einem Reformstudiengang zurückgegriffen werden, die im Rahmen eines Lehrforschungsprojekts an der WiSo-Fakultät (WS 2014/15) durchgeführt und von Studierenden des Studiengangs Sozialwissenschaften ausgewertet wurden.

Drittens führte eine Forschergruppe eine Beobachtungsstudie im Rahmen einer praktischen Vorbereitungswoche für das Praktische Jahr (PJ) durch[6].

2.3.3   Einzelinterviews und Gruppendiskussionen mit Eltern

Für die Rekonstruktion der Elternperspektive wurden ergänzend zu den Kurzinterviews im Rahmen der beobachteten Vorsorgeuntersuchungen sechs Gruppendiskussionen (GD) und acht Einzelinterviews mit Eltern von Kindern im Kleinkindalter in Zusammenarbeit mit Studierenden der WiSo-Fakultät durchgeführt (vgl. Anhang 2). Drei GDs und drei Einzelinterviews wurden ebenfalls im Rahmen eines Lehrforschungsprojekts an der WiSo-Fakultät ausgewertet[7]. Zwei weitere GDs und zwei Einzelinterviews wurden mit Unterstützung des Forschungsteams im Rahmen von Bachelorarbeiten ausgewertet[8].

Die Zusammenstellung der sechs Gruppen erfolgte mehrheitlich sozial homogen. Gelegentlich befand sich eine Person hinsichtlich ihres SES in der Minderheit, was sich – mit einer Ausnahme – durchgängig nachteilig auf den Redeanteil der jeweiligen Person auswirkte.

---

5 ARNZT u. RIMPLER (2015); BALTER (2015); JACOBY (2016); RAMS (2016).
6 AUF DEM BERGE, et al. (2015).
7 ELWERS et al. (2015); KUGLER et al. (2015); ADELBERGER et al. (2015).
8 POTTHOFF (2016); VALITUTTO (2016); GÖNENWEIN u. LAY (2015).

2.4   Erhebungsinstrumente

Bei der Erhebung wurden verschiedene Instrumente miteinander kombiniert und systematisch aufeinander bezogen (Prinzip der Triangulation): Einerseits sollten unterschiedliche Akteursperspektiven berücksichtigt werden; andererseits sollte mithilfe verschiedener interaktiver Settings eine mehrperspektivische Herangehensweise zugunsten einer internen Validierung von Erkenntnissen verfolgt werden.

Für die einzelnen Erhebungsinstrumente wurden im Vorfeld Leitfäden entwickelt. In der interpretativen Sozialforschung ist allerdings von entscheidender Bedeutung, dass die Befragten ihren eigenen Relevanzhorizont aufspannen und erzählerisch entfalten können. Demzufolge orientierte sich die konkrete Interviewführung am methodischen Prinzip der Offenheit (KOHLI 1978; HOFFMANN-RIEM 1980; ROSENTHAL 2008: 48ff.), um sich flexibel den Relevanzstrukturen der Befragten annähern und diese angemessen vertiefen zu können. Das bevorzugte Instrument war das „verstehende Interview" nach KAUFMANN (1999). Auf der Grundlage eines offenen Leitfadens werden sog. Stegreiferzählungen – wie etwa Fallgeschichten oder konkrete Erlebnisse – evoziert. Ziel des verstehenden Interviews ist es, eine gewisse Selbstläufigkeit herzustellen, die durch immanente, vertiefende Nachfragetechniken erreicht wird.

Da der Vergleich der Daten in der interpretativen Sozialforschung nicht entlang der Leitfadenfragen, sondern entlang der artikulierten Relevanzen erfolgt, mindert diese offene Interviewführung nicht die Vergleichbarkeit von Daten (vgl. KOHLI 1978).

2.4.1   Ethnografie in Kinder- und Jugendarztpraxen

Ein ethnografischer Zugang zur Vorsorgepraxis dient einem möglichst ganzheitlichen Aufschluss des Untersuchungsgegenstands. Folgende Erhebungsmethoden kamen dabei zum Einsatz:

2.4.1.1   Teilnehmende Beobachtung

Ein Kernelement ethnografischen Vorgehens ist die teilnehmende Beobachtung: Der Forschende versucht, den Untersuchungskontext aus der Innenperspektive zu erschließen. Die konkrete ärztliche Durchführungspraxis, d.h. die

„informelle[9] Entwicklungsdiagnostik" (BOLLIG 2009) wurde mit der Methode der „teilnehmenden Beobachtung" von Vorsorgen untersucht. Im Fokus der Beobachtung stand die konkrete Ausgestaltung der Arzt-Kind-Eltern-Kommunikation während der Vorsorgeuntersuchung. Auf eine Videografierung wurde aus Gründen der Diskretion verzichtet; die Gespräche wurden akustisch aufgezeichnet und gleichzeitig ein Beobachtungsprotokoll zu jeder Untersuchung verfasst, um die non-verbalen Aspekte zumindest mitberücksichtigen zu können. Diese Beobachtungsprotokolle enthielten auch zusätzliche Eindrücke, wie etwa eine auffällige Eltern-Kind-Interaktion oder den Umgang der medizinischen Fachangestellten (MFA) mit den Eltern.

Um zusätzlich einen Einblick in das Zusammenspiel von MFA und Ärzten im Hinblick auf Elternkommunikation zu erhalten, wurde punktuell auch an der Testdurchführung der MFA teilgenommen.

2.4.1.2 Vor- und Nachgespräche mit Eltern

Bei einigen Eltern ergab sich aufgrund der gemeinsamen Wartezeit bereits vor der Vorsorgeuntersuchung ein Gespräch, das in der Regel ebenfalls aufgezeichnet werden konnte. In den Nachgesprächen ging es sowohl um die Wahrnehmung der beobachteten Vorsorge, die Rezeption ärztlicher Aussagen, die Wahrnehmung von Elternfragebögen sowie die grundsätzliche Einschätzung der ärztlichen Interaktionsqualität. Darüber hinaus interessierten Belastungserfahrungen als Eltern. Fragetechnisch wurde sowohl mit Bewertungsfragen als auch mit narrativen Detaillierungsfragen gearbeitet. Als besonders produktiv stellten sich Fragen heraus, die entweder einzelne konkrete ärztliche Empfehlungen und kindbezogene Beurteilungen aufgriffen, oder die zuvor platzierten elterlichen Sorgen noch einmal zur Sprache brachten.

2.4.1.3 Verstehende Tiefeninterviews mit Ärzten

Der Fokus der Ärzteinterviews lag nicht auf allgemeinen Einstellungen der Ärzte zur Relevanz der Arzt-Patienten-Interaktion und zur inner- und interprofessionellen Kooperation – auf einer solch abstrakten, argumentativen Ebene wird sie kaum ernsthaft bestritten (vgl. RIDER 2008: 209ff.); allenfalls wird sie vorgebrachten Sachzwängen (Zeitmangel, Budget etc.) unter-

---

9 Unser Forschungsansatz geht davon aus, dass konkrete Arbeitsvollzüge nicht als „regelbefolgende Handlungen" erklärt werden können und deshalb immer einen informellen Charakter haben: „Regeln, Instruktionen, Normen etc. bilden ihrem formalen Status nach allgemeine Sätze, die von den Handelnden immer erst interpretiert, in die Situation hinein vermittelt, d.h. situiert werden müssen" (BERGMANN 2005: 639).

geordnet. Unterhalb sozialer Wünschbarkeiten bzw. professioneller ethischer Standards galt es vielmehr, zu denjenigen Wissensbeständen und Orientierungen vorzustoßen, welche die konkrete Beziehungsgestaltung im Vorsorgebereich tatsächlich stabil anleiten, d.h. verhaltenswirksam sind. Hierzu muss forschungsmethodisch ein *„indirekter Weg"* der Ermittlung verfolgt werden (vgl. HABERMAS 1961: 279; KÜSTERS 2009: 20). In der Professionsforschung gelten mittlerweile „Erzählungen" als ein zentrales „Medium, in dem Menschen über ihr Wissen Auskunft geben können" (STEIN 2007: 47). Demnach stellen Erzählungen „eine Art Erkenntnisprozess dar, der im Alltag eine Re-Inszenierung von Geschehenem ermöglicht, jedoch nicht so wie es war, sondern wie es im Licht der jetzigen Situation gesehen wird" (KALITZKUS et al. 2009: 19). Erfahrungen werden in Erzählungen nicht nur zusammengefasst, sondern gleichsam sortiert, geordnet und umgeschrieben (KEUPP et al. 2006). Da das Erfahrungswissen eng mit der Person und dem Berufskontext verbunden ist, kann es sich in Geschichten (stories) am ehesten „authentisch" äußern. Im situativen Bezug dieser Geschichten zeigt sich buchstäblich inkorporiertes, „leibliches Wissen" etwa in Form eines „Gespürs" für die Sache (vgl. GUGUTZER 2006). Sehen sich die beruflichen Experten in einer Forschungssituation hingegen unter Druck, ihr Handeln im Nachhinein zu rationalisieren, distanzieren sie sich eher von den handlungswirksamen Komponenten ihres Erfahrungswissens (ROSENTHAL 2008: 139ff.). Hier hat es sich als Vorteil erwiesen, dass wir als sozialwissenschaftliche Forscher dem professionellen medizinischen Feld gegenüber prinzipiell fremd waren und insofern als Laien wahrgenommen wurden. Die Fragen, die vor dem Hintergrund der Unkenntnis des Feldes gestellt wurden, ließen erkennen, wo implizites Wissen der praktizierenden Kinder- und Jugendärzte beginnt und selbstverständlich die Handlungspraxis anleitet (vgl. auch BOLLIG 2009).

Sehr bewährt hat sich in den Interviews auch, dass der allgemeine Leitfaden bei jedem Befragten im Hinblick auf die jeweiligen Beobachtungen in den Vorsorgeuntersuchungen konkretisiert wurde. Die Diskussion über einzelne Familien erwies sich als besonders aufschlussreich und ermöglichte in den Analysen sowohl Wahrnehmungsdifferenzen von Eltern und Ärzten zu identifizieren, als auch habituelle Orientierungen von verbalisierten Einstellungen unterscheiden zu können.

2.4.2 Offene Leitfadeninterviews mit Medizinstudierenden und pädiatrischen Weiterbildungsassistenten

Entlang der Frage, welchen Stellenwert die Arzt-Patienten-Kommunikation im „Hidden Curriculum" der Medizinausbildung (HAFFERTY 1998) hat, wurden in Anlehnung an PRYBORSKI und WOHLRAB-SAHR (2014) offene Leitfadeninterviews durchgeführt. Entsprechend der Annahme, dass die medizinische Ausbildung ein spannungsreicher Prozess der Habitusentwicklung darstellt (vgl. auch REIMANN 2013), wurden Fragen zum Umgangs mit Leistungserwartungen, zur Entstehung von Berufserwartungen, dem Stellenwert der Kommunikation und der Bedeutung von Vorbildern gestellt. Auch hier wurde explizit darauf geachtet, dass die Fragen indirekt gestellt wurden, um nicht soziale Erwünschtheiten zu generieren. Zusätzlich wurden erzählgenerierende Fragen zum konkreten Erleben von Patientenkontakten während der Aus- und Weiterbildung gestellt.

2.4.3 Gruppendiskussionen und Einzelinterviews mit Eltern

Sowohl explorativ wie auch aufbauend auf den Nachgesprächen mit Eltern im Anschluss an die beobachteten Vorsorgen wurden Gruppendiskussionen mit Eltern unterschiedlicher sozialer und kultureller Milieus durchgeführt. GDs ermöglichen einen „empirischer Zugriff auf das Kollektive" (BOHN-SACK 2008: 125): Im Prozess wechselseitiger Ergänzung, Berichtigung, Entgegnung und Bestätigung lassen sich „Zentren der Erfahrung" ermitteln, die sich nicht aus der Summe der vorgetragenen Einzelansichten extrapolieren lassen.

In nicht-standardisierten, offenen GDs wurde fragetechnisch sehr ähnlich verfahren wie in den Einzelinterviews. Ziel der Diskussionen war es, sowohl elterliche Belastungserfahrungen wie auch konkrete Interaktionserfahrungen mit Kinder- und Jugendärzten im Rahmen der Vorsorgeuntersuchungen zu erschließen. Von besonderem Interesse war dabei erstens, mögliche Diskrepanzen zwischen Erwartetem und Erlebtem anzusprechen und zweitens, die Bedeutung und den Umgang mit ärztlichen Ratschlägen zu erfragen. Auch in den Elterninterviews stellte sich die Herausforderung, keine sozial erwünschten Äußerungen zu erzeugen. Je mehr sich die GD unabhängig von den Moderatoren selbstläufig entwickelte, d.h. je mehr die Eltern selbstverständlich untereinander diskutierten, desto alltagsnaher erwiesen sich die Diskussionen (vgl. auch PRYBORSKI u. WOHLRAB-SAHR 2014:93).

2.5 Auswertungsverfahren

Ein beliebtes Missverständnis hinsichtlich qualitativer Forschungsmethoden
besteht darin, dass diese in erster Linie subjektiven Meinungsäußerungen
und Sichtweisen zusammenfassend darzustellen vermögen. Zwar wird dies in
sogenannten qualitativen Inhaltsanalysen nicht selten praktiziert; hier bleibt
die qualitative Forschung aber deutlich hinter ihren Möglichkeiten zurück.

Die in der Studie verwendeten rekonstruktiven Analyseverfahren beschränken sich nicht auf reflexiv verfügbares Wissen der interviewten Akteure,
sondern zielen auf implizite, vor-reflexive Wissensbestände und Verständi-
gungsmuster „im Rücken der Akteure" (vgl. BOHNSACK 2008: 84). Diese
latenten Muster dokumentieren sich in den Erfahrungsschilderungen und den
beobachteten praktischen Tätigkeiten der Interviewten auch jenseits des in-
tendierten Erzählzusammenhangs. Mit anderen Worten: Die Interviewten
wissen stets mehr, als sie explizit berichten können und sie vermitteln mehr
Sinn als sie meinen, weil die Sprache die eigene Ausdruckskontrolle über-
steigt (BUDE 2000: 223ff.). Diese impliziten und latenten Sinngehalte gilt es
herauszukristallisieren, um erklärend verstehen zu können, warum Menschen
so handeln, wie sie handeln. Dazu sind tiefenhermeneutische Betrachtungsweise unverzichtbar: „Das heißt, es interessiert nicht, ob die Darstellungen
(faktisch) wahr oder richtig sind, sondern es interessiert, was sich in ihnen
über die darstellenden Akteure und deren Orientierungen dokumentiert"
(BOHNSACK 2008: 75). Bedeutungen, welche die Interviewten bestimmten
Situationen und Ereignissen (kognitiv unbewusst) unterlegen, werden systematisch untersucht. Hierfür unterzieht man nicht nur die Inhalte, sondern
insbesondere auch die Art und Weise des Sprechens über einen Sachverhalt,
d.h. die Form, in welcher die Betreffenden ihre Erfahrungen vorbringen,
einer methodischen Analyse. Dabei wird immer auch das Frageverhalten der
Interviewer in die Analyse einbezogen, um die Wirkungen der konkreten
Fragen kontrollieren zu können und die Gesprächsdynamik zwischen Forschern und Beforschten zugleich als Erkenntnisquelle nutzen zu können.

Zentrale Voraussetzung der beschriebenen Vorgehensweise ist die gemeinsame Auswertungsarbeit in Forschergruppen. Eine wechselnde Zusammen-
setzung dieser Gruppe bietet darüber hinaus ein Korrektiv, das etablierte
Auswertungsroutinen im Kernteam zu erkennen ermöglicht. Die gemeinsamen Analysen dienten sowohl der Differenzierung, als auch der Validierung
von entwickelten analytischen Konzepten. Argumente gegen eine bestimmte
Kodierung des Materials mussten immer dann aufgenommen werden, wenn

sie materialbegründet zu einer Falsifikation der entwickelten Kategorien führten.

2.5.1   Analyse der Gruppendiskussionen

Die Analyse der GDs erfolgte jeweils in zwei Schritten: zunächst erfolgte eine grobstrukturelle, sodann eine feinstrukturelle Auswertung vgl. 3) . Diese Unterscheidung geht auf LUCIUS-HOENE und DEPPERMANN (2002: 109ff.) zurück, wobei die hier angewandte Interpretationsstrategie im Detail von den Autoren abweicht. Vielmehr wurden Elemente der dokumentarischen Methode nach BOHNSACK (2008), der Narrationsanalyse nach SCHÜTZE (1984) sowie der Grounded Theory[10] nach STRAUSS (1994) kombiniert. Bei allen drei Auswertungsverfahren handelt es sich um langjährig erprobte tiefenanalytische Vorgehensweisen, die in unterschiedlichen Disziplinen zur Anwendung kommen. Diese Methodenkombination bietet erfahrungsgemäß die ideale Grundlage, latente Orientierungs- und Interaktionsmuster, deren Entstehungsbedingungen sowie deren unintendierte Handlungsfolgen zu ermitteln (Anhang 4; vgl. auch NITTEL u. SELTRECHT 2013).

Diese Vorgehensweise wurde, abgesehen von den gruppendynamischen Aspekten, im Wesentlichen auch bei der Analyse der Einzelinterviews angewandt.

2.5.2   Interaktionsanalyse

Ein prominenter methodischer Zugang in der medizinischen Kommunikationsforschung orientiert sich am sozialpsychologisch fundierten „Roter Interaction Analysis System" (RIAS[11]) basierend auf der „Interaction Process Analysis" (IPA). RIAS erfasst aufgabenorientierte und sozio-emotionale Inhalte von Interaktionen durch Kategorien, die typ- und kontextunabhängig formuliert sind. Auf dieser Grundlage sollen Indikatoren gelungener und gescheiterter Kommunikation benannt werden.[12] Vertreter dieses Ansatzes räumen allerdings ein, dass es sich um ein „reduktionistisches Instrument"

---

10 Die Kodiermethode der Grounded Theory wurde im Rahmen von Untersuchungen in Krankenhäusern entwickelt und verfügt über eine lange medizinsoziologische Tradition (vgl. STRAUSS u. CORBIN 1996; STRÜBING 2004)
11 Nach ROTER u. LARSON (2002).
12 Publikationsübersicht unter http://riasworks.com (letzter Aufruf: 12.10.2016); LANGEWITZ et al. 2003.

handelt und Aussagen zur Qualität eines Gesprächs „u.U. problematisch"
seien: „Um mit einem solchen quantitativen Auswertungsverfahren die Qualität des Gesprächs beurteilen zu können, haben LANGEWITZ et al. die
sequenzielle Analyse der Abfolge von Äußerungen (Reziprozität) vorge-
schlagen" (LANGEWITZ et al. 2010: 118). Ein stärker sequenzanalytischer
Zugang vermag mithin die Logik der Interaktion[13], das „Aufeinander-Bezo-
gen-Sein" besser zu untersuchen.

Ein möglicher Ansatzpunkt findet sich hier in der Konversationsanalyse, die
auch im Bereich Arzt-Patient-Kommunikation vielfältig zur Anwendung
kommt (vgl. Überblick REINEKE u. SPRANZ-FOGASY 2013; SPRANZ-
FOGASY 2010). Allerdings besteht hier eine starke Fokussierung auf formale Muster der Gesprächsführung, womit dem Zusammenspiel von Form
und Inhalt letztlich zu wenig Aufmerksamkeit zukommt. Darüber hinaus
berücksichtigen die bisherigen Erkenntnisse mit einer Ausnahme[14] nicht die
spezifische triadische Gesprächskonstellation. Die besondere Ablauflogik
allgemeinärztlicher Vorsorgeuntersuchungen war bislang nicht Gegenstand
konversationsanalytischer Untersuchungen. Deshalb wurde in Anlehnung an
SPRANZ-FOGASY (2010) ein den Anforderungen der Studie angepasster
Interpretationsleitfaden zur formalen Analyse der Vorsorgegespräche entwickelt (vgl. Anhang 4) und zusätzlich auf das oben beschriebene grob- und
feinanalytische Kodierverfahren zurückgegriffen. Weitere Anregungen zur
Durchführung der Interaktionsanalyse wurden aus zwei Studien bezogen, die
ebenfalls die praktische Durchführung von Früherkennungsuntersuchungen
in Deutschland erforschten (KELLE 2007; MARTENS-LE BOUAR et al.
2013, BARTH 2015, 2016).

Nach der vertieften Analyse einzelner Gespräche wurden diese Erkenntnisse
systematisch mit weiteren Vorsorgeuntersuchungen derselben Arztpraxis
verglichen. Dieses Vorgehen erlaubte es, den Einzelfall „Vorsorgegespräche
in Arztpraxis X" so zu durchdringen, dass dieser in seiner Komplexität verstanden werden konnte. Auf dieser Grundlage wurde in einem zweiten
Schritt *systematisch komparativ* gearbeitet. Für den Fallvergleich kam das
axiale Kodieren (STRAUSS u. CORBIN 1997) zur Anwendung. Es wurden
sogenannte Kodierparadigmata entwickelt, die Gemeinsamkeiten und Unterschiede in den Handlungsmustern identifizierten und erklärten (vgl. Beispiel

---

13 „Insofar as these systems focus on physician behaviors without attention to the logic of the
    interaction – whether the clinician is responding constructively to each patient's particularly
    needs and circumstances – they are unlikely to be either sensitive or specific for PCC [patient
    centred communication] " (WEINER et al. 2013).
14 SPRANZ-FOGASY u. WINTERSCHEID 2015.

Anhang 4). Diese wurden im Fortgang der Auswertung immer weiter differenziert, oder aber mussten modifiziert werden.

2.5.3 Wirkungsanalyse

Mit der eben beschriebenen Gesprächsanalyse konnten typische kommunikative Handlungsmuster von Ärzten und Reaktionsmustern von Eltern/Kindern ermittelt werden. Um allerdings systematische Aussagen darüber treffen zu können, inwiefern die rekonstruierten Interaktionsmuster und Dynamiken im Hinblick auf die Zielsetzung der Vorsorgeuntersuchungen funktional sind, musste das Datenmaterial systematisch mit anderen Datenquellen trianguliert werden. Die *Nachgespräche mit den jeweiligen Eltern* waren hier entscheidend: Die in der Interaktionsanalyse sich abzeichnenden Konsequenzen des kommunikativen Handelns der Ärzte konnten validiert, aber auch differenziert werden.

Zusätzlich wurde folgendes Material in die Wirkungsanalyse miteinbezogen:

■ Diskussionssequenzen von GDs und Einzelinterviews mit Eltern, in welchen über Erfahrungen mit Kinder- und Jugendärzten berichtet wurde (Rezeption [Verarbeitung, Deutung] ärztlicher Aussagen und Bewertung der Untersuchung, wie auch des Arztes insgesamt);

■ Erzählsequenzen in Ärzteinterviews zu gelungenen und misslungenen Beratungssituationen und Sequenzen zur Wahrnehmung der Vorsorge mit einzelnen beobachteten Familien.

All diese Datenquellen galten als Referenz, um die in den Vorsorgeuntersuchungen beobachteten ärztlichen Kommunikationsmuster in ihrer Wirkung zu qualifizieren und Aussagen über erforderliche personale Kompetenzen treffen zu können.

2.5.4 Habitusanalyse

Ein letzter Schritt der rekonstrutiven Kompetenzanalyse bestand darin, habituelle Voraussetzungen gelungener Elternkommunikation im Rahmen der kinderärztlichen Vorsorge zu ermitteln. Datengrundlage waren dabei nicht nur die Ärzteinterviews, sondern auch die Einzelinterviews mit ÄiPs und Medizinstudenten (vgl. Kap. 2.3.2). Zur Ermittlung der inkorporierten Denk-, Wahrnehmungs- und Bewertungsschemata (= Habitus) kam das Instrument der „pragmatischen Brechung" nach SCHÜTZE zum Einsatz: Subjektive

Theorien, Rationalisierungen und retrospektive Deutungen wie auch bewertende, reflektierende Stellungnahmen in den Ärzteinterviews wurden sowohl mit erzählten Ereignissen als auch mit beobachteten Handlungen/Handlungsabläufen in den Vorsorgeuntersuchungen verglichen und auf Konsistenzen wie Inkonsistenzen hin untersucht. Eine solche „Wissensanalyse" (SCHÜTZE 1984) vermag über den „modus operandi" (Habitus), also das, was unterhalb des Bewusstseins das Handeln selbstverständlich beeinflusst, aufzuklären.

2.6   Hinweise zur Ergebnisdarstellung und Grenzen der Studie

In den Transkripten wurde die gesprochene Sprache wortwörtlich festgehalten (vgl. Transkriptionsregeln Anhang 1). Dies ist für die rekonstruktive Forschung unerlässlich, da jede Pause, jede Wiederholung und jeder Satzabbruch von Bedeutung sein können. Für die Lesbarkeit wurden die ausgewählten Zitate insofern bereinigt, als diese zwar in ihrem Sinngehalt nicht verändert, jedoch weitestgehend in verständliche Sätze „übersetzt" wurden. Da die Verwendung der Zitate rein exemplarische Funktion hat und nicht das feinanalytische Vorgehen aufzeigen soll, sehen wir dieses Vorgehen als legitim an.

Wie oben deutlich wurde, hat die Studie nicht mit Zufallsstichproben gearbeitet. Eine Grenze der Studie liegt deshalb darin, dass keine Aussagen über statistische Häufigkeiten der identifizierten Kommunikationsmuster getroffen werden können. Auch bezüglich der Verteilung der Muster entlang unterschiedlicher Faktoren (wie etwa Rahmenbedingungen, Alter, Geschlecht) kann die Studie höchstens Tendenzen, nicht aber statistisch repräsentative Aussagen machen. Insofern verzichten wir im Bericht in der Regel auf Häufigkeitsaussagen, es sei denn, wir können im Vergleich feststellen, ob es sich eher um ein häufigeres oder weniger häufiges Phänomen im Rahmen unseres Samples handelt.

Stattdessen wurde mit exemplarischen Fällen gearbeitet, die ein möglichst breites Spektrum von Praxisrealitäten abbilden (theoretisches Sampling). Damit konnte der Anspruch dieser Berufsfeldanalyse, nämlich typisches Kommunikationsverhalten in Vorsorgeuntersuchungen zu identifizieren bzw. zu qualifizieren und dieses von singulären, stark persönlichkeitsabhängigen Kommunikationsstrategien zu unterscheiden, eingelöst werden. Zeichnen sich in der fallvergleichenden Auswertung ähnliche, aber nicht identische Verhaltensweisen ab, so verdichtet sich der Hinweis, dass es sich um Varianten ein und desselben Musters handelt. Dies erlaubt in der Folge den Schluss auf ein für das Berufsfeld typisches Muster. Im Unterschied zum numerischen Schließen in der quantitativen Forschung handelt es sich hier um ein sog. theoretisches Schließen; dies geht mit dem Anspruch einer „konzeptuellen Repräsentativität" (vgl. STRÜBING 2002) einher.

Ebenfalls einschränkend muss betont werden, dass offensichtlich nur solche Kinder- und Jugendärzte an der Studie teilgenommen haben, auf die folgende Merkmale zutreffen:

■ *engagierte Kinderärzte:* Auffällig ist, dass bei fast allen untersuchten Kinder- und Jugendarztpraxen die Eltern die Ärzte mit früheren Ärzten vergleichen und eine große Differenz hinsichtlich investierter Zeit und signalisiertem Interesse am Kind und an den Eltern feststellten.

■ *Befürwortung der Ziele der Studie*: Alle befragten Ärzte sehen das Anliegen der Studie als grundsätzlich sinnvoll und unterstützenswert an.

Eine solche Positivauswahl (Bias) ist allerdings insofern unproblematisch, als die Studie nicht auf eine Evaluation der Elternkommunikation bei niedergelassener Kinder- und Jugendärzten abzielte, sondern die Kompetenzentwicklung zum Ziel hatte: Untersucht wurden demnach Kinder- und Jugendärzte, die erstens Elternkommunikation als relevant einschätzen und die zweitens trotz begrenztem Zeitbudget dezidiert den Anspruch verfolgen, hochwertige Vorsorgeuntersuchungen durchzuführen. Dass selbst bei diesen Ärzten Stolperfallen zu finden sind, kann vom potenziellen Perfektionsanspruch entlasten und verweist darüber hinaus auf grundlegende Aspekte des Berufsfelds, die einer Professionalisierung bedürfen wie auch auf einschränkende strukturelle Rahmenbedingungen.

Ebenfalls war bei einzelnen Ärzten zu beobachten, dass die Vorsorgeuntersuchungen zeitlich etwas ausgedehnter durchgeführt wurden, als dies üblicherweise der Fall ist. Entsprechende Hinweise darauf bekamen wir von Eltern, aber auch von Ärzten selbst. Was die Auswahl der Familien anbelangt, so wurden nur in einem Fall gezielt Familien ausgewählt, zu denen der Arzt einen guten Draht hatte. Im Hinblick auf unsere Fragestellung waren allerdings solche Verzerrungen dahingehend nutzbar, als dadurch deutlich wurde, was Ärzte als ideale Vorsorge betrachten.

Die Anwesenheit eines Forschers während der Vorsorge hatte darüber hinaus sicherlich ebenfalls einen Einfluss, prägte aber vor allem den Beginn der Vorsorge. Die Anwesenheit der Forscher stellt keine potenzielle Störquelle dar, sondern muss als „Teil" des Instrumentariums begriffen werden. Die zu beobachtenden Reaktionen auf die Forscher im Feld werden im Auswertungsverfahren reflektiert und als zusätzliche Erkenntnisquelle genutzt (vgl. BERESWILL 2003).

3 Erfahrungen und Perspektiven von Eltern mit Kindern im Kleinkindalter

Wie oben erwähnt umfasst Kompetenz neben Fähigkeiten und Haltungen auch ein spezifisches Wissen. Personale Kompetenz erfordert – zwar nicht ausschließlich, aber entscheidend – lebensweltliches Wissen, d.h. Wissen über die Lebenswelt von Patientenfamilien, über deren Sorgen und Schwierigkeiten, über deren Präferenzen und Erziehungsvorstellungen. Idealiter schafft dieses Wissen eine Grundlage für die entscheidende Fähigkeit – die Fähigkeit zum Perspektivenwechsel.

Allgemein speist sich ärztliches Wissen über Patientenfamilien aus unterschiedlichen Quellen – zunächst sind es die alltäglichen Erfahrungen mit Patienten, die sich allmählich zu bestimmten Elternbildern verdichten. Zusätzlich konturieren sich solche Bilder im Austausch mit Kollegen und werden beeinflusst durch Fachliteratur, durch gesellschaftlich vermittelte Normalvorstellungen der Elternrolle und nicht zuletzt durch eigene biografische Erfahrungen (eigene Kindheit, eigenes Eltern-Sein). Bei allen diesen Bildern handelt es sich um typisiertes Wissen, d.h. um Wissen, das in der Begegnung mit einer neuen Familie als ein Wahrnehmungsschema (vgl. BERGER u. LUCKMANN 1972) zum Einsatz kommt. Mit anderen Worten: In der Konfrontation mit dem Neuen wird zunächst immer nach dem Vertrauten, dem Ähnlichen gesucht. Ein solcher Typisierungsprozess in der Wahrnehmung von Patientenfamilien bietet im konkreten Handeln eine erste Orientierung, also bspw. sinngemäß: Vor mir steht der Typus verunsicherte Akademikermutter, die zu viel gelesen hat. Diese Art von Komplexitätsreduktion ist nicht nur nicht falsch – sie ist im Umgang mit einer großen Zahl von Patientenfamilien geradezu Voraussetzung für Handlungsfähigkeit im Arbeitsalltag. Dass dabei im Blick auf den konkreten Einzelfall blinde Flecken entstehen, ist die unvermeidliche Kehrseite von Typisierungen. Problematisch wird es erst, wenn das Wissen über Patienteneltern erfahrungsresistent wird, d.h. sich in der konkreten Begegnung mit Patienten nicht mehr irritieren lässt. Man verschließt sich dann etwa davor, neue Entwicklungen bei einer Familie, die nicht ins Bild passen, oder Probleme, die man bei einem bestimmten Milieu gar nicht erwartet, angemessen zur Kenntnis zu nehmen. Bisweilen können Bilder und (Normal-)Vorstellungen von Eltern auch stereotyp werden („Kopftuchmütter") und nur noch das sehen lassen, was man sehen möchte.

Aber selbst solche Entwicklungen sind im Praxisalltag kaum vermeidbar. Ein professioneller Umgang damit besteht dann aber darin, das eigene Wissen einer Weiterentwicklung und Differenzierung zugänglich zu halten, indem es etwa regelmäßig an Wissensbeständen anderer Disziplinen im Feld der Kindergesundheit gespiegelt wird. Gewinnbringend sind hier auch sog. Lebensweltstudien, die über rein deskriptive Studien (vgl. etwa KiGGS-Studien) hinausgehen und ein vertieftes Verständnis statistisch ermittelter Zusammenhänge befördern. Solches Wissen schärft idealiter die Aufmerksamkeit für die Andersartigkeit des elterlichen Relevanzsystems und öffnet den Horizont für das, was den Eltern in der konkreten Interaktion „überhaupt ((...)) zum Problem werden kann" (NEUWEG 2005: 13). Auch lässt es die elterlichen Relevanzsetzungen, welche in Vorsorgeuntersuchungen sowohl explizit eingebracht werden als auch implizit wirken, besser nachvollziehen und kann womöglich die eigenen – häufig eher impliziten – (Normal-)Vorstellungen von Elternschaft und Familie irritieren und somit Reflexionsprozesse anregen.

Aus diesem Grund verfolgt dieses Kapitel das Ziel, die Perspektive der Eltern auf der Grundlage eigener Elternbefragungen wie auch unter Berücksichtigung aktueller Forschungsliteratur verständlich zu machen. Fokussiert wird dabei auf elterliche Verunsicherung – gibt diese doch regelmäßig Anlass zu Irritation und evoziert nicht selten Unverständnis bei Ärzten.

In einem ersten Schritt wird kurz auf den Wandel der Erziehungsleitbilder und –praktiken eingegangen, um aktuelle Quellen elterlicher Verunsicherung deutlich zu machen. In einem zweiten Schritt werden Kernthemen dieser Unsicherheit dargestellt, um daraufhin elterliche Strategien offenzulegen, mit diesen Unsicherheiten umzugehen. In einem letzten Schritt wird zusammenfassend gefragt, vor welche Herausforderungen Vorsorgeuntersuchungen für Eltern bereithalten, gerade unter der Bedingung wahrgenommener Unsicherheit, und welche impliziten wie expliziten Erwartungen Eltern hinsichtlich der Vorsorgeuntersuchung bzw. des Kinder- und Jugendarztes haben.

3.1 Wandel der Erziehungsleitbilder und -praktiken

Die Erziehungsleitbilder sind gesellschaftlichen Veränderungen unterworfen. In den letzten Jahrzehnten lässt sich ein *Wandel von der Eltern- zur Kindzentrierung* konstatieren. Die Ausübung starker elterlicher Verfügungsgewalt über das Kind geriet in den frühen 1970er Jahren zunehmend in Kritik. Dabei kamen etwa die Maßstäbe der Selbständigkeitserziehung unter Beschuss: Die frühe Reinlichkeitserziehung, die bis zur Bestrafung des Einnässens reichen konnte, wurde zunehmend als dysfunktionale Maßnahme im Hinblick auf Selbständigkeitsentwicklung und Autonomie disqualifiziert (vgl. SCHÜTZE 2002: 74). Allmählich setzte sich das Ideal der *„partizipativen Kindheit"* (PEUCKERT 2012: 285) auf der Grundlage einer Egalisierung der Eltern-Kind-Beziehung durch und transportierte das Gebot, sich von einem restriktiven, autoritären Erziehungsverhalten zu distanzieren und stattdessen das elterliche Verhalten verstärkt empathisch an den kindlichen Bedürfnissen auszurichten. Diese *Bedeutungssteigerung der familialen Beziehungsqualität* stand im Zusammenhang mit neueren wissenschaftlichen Erkenntnissen: „Auf der Ebene der Sozialisationsforschung triumphierte die Frage nach der emotionalen Qualität der frühen Mutter-Kind-Beziehung (BOWLBY 1982; WINNICOTT1992). In den 1980er Jahren „entdeckte" man dann auch den Vater, die Geschwister, Großeltern und andere Bezugspersonen als relevante Sozialisationsinstanzen" (ebd. 75).

Mit Beginn der 1990er Jahre entwickelte sich zusätzlich eine breite Diskussion um die *Bildungsbedeutsamkeit der Familie.* Damit konturierten sich zunehmend Erwartungen einer optimalen elterlichen Förderung des Kindes. Das Kind sollte frühzeitig auf sich wandelnde Arbeitsrealitäten vorbereitet werden. Gesellschaftlicher Hintergrund dieser Entwicklung sind wachsende Statusunsicherheiten und eine angeblich nie vorher dagewesene „soziale Vulnerabilität" (CASTEL 2000) in Mittelschichtsmilieus, die die Verantwortung für die Statussicherung verstärkt dem einzelnen Individuum übertrug (vgl. VINCENT u. BALL 2007; LAREAU 2003). In der Konsequenz wurde Leistungsversagen zunehmend als Resultat erzieherischer Fehlleistungen interpretiert (vgl. BECK-GERNSHEIM 1990: 171; PEUCKERT 2007)

Vor dem Hintergrund dieser Entwicklungen wurde die Elternrolle mit dem Commitment verbunden, Verantwortung für die bestmögliche Entwicklung des Kindes – sowohl emotional wie kognitiv – zu übernehmen. Dieser *„Normkomplex einer verantworteten Elternschaft"* (KAUFMANN 1995) konkretisiert sich wie folgt (vgl. auch: ZIMMERMANN u. SPRANGLER 2001):

▪ *Balance zwischen Kontrolle und Selbständigkeitserziehung*
  ▪ spielerische Anregung des Kindes anstelle von direkter Kontrolle und Instruktion (Förderung des Kompetenzerlebens)
  ▪ Einbindung der Kinder in Entscheidungsprozesse: Förderung des Bewusstseins eigener Urheberschaft (Selbstwirksamkeitserfahrung)

- elterliche Lenkung und Konsequenz
- moderate, aber konstante Leistungserwartungen

▦ *Gewährleistung einer „sicheren Bindung" (BOWLBY 1982)*
- „mütterliche Feinfühligkeit" bzw. elterliche Responsivität
  - zur Förderung differenzierter Vorstellungen eigener Fähigkeiten und Möglichkeiten (weder negatives noch stark idealisiertes Selbstbild);
  - zur Förderung eines effektiven Umgangs mit Emotionen
- Konstanz frühkindlicher Bezugspersonen

Dieser spannungsreiche Normkomplex der verantworteten Elternschaft findet im gegenwärtigen Ideal des *„autoritativen Erziehungsstils"* seinen Ausdruck. Dieser Stil propagiert einen Mittelweg zwischen permissivem und autoritärem Erziehungshandeln und findet eine Balance zwischen emotionaler Unterstützung, Akzeptanz sowie Feinfühligkeit gegenüber dem Kind auf der einen Seite und Verhaltensregulation durch konsistente und konsequente Disziplinierung auf der anderen Seite. Ein solches Erziehungsverständnis gestaltet die Elternrolle deutlich anspruchsvoller und schwieriger (vgl. auch PEUCKERT 2012: 264).

3.1.1   Institutionalisierung der „verantworteten Elternschaft"

Die gesellschaftliche Erwartung einer verantworteten Elternschaft wurde durch folgende Institutionalisierungsprozesse gefördert:

Vordringen schulischer Bildungsnormen in frühkindliche Kontexte

In der Sozialisationsforschung rückte die Frage der Förderung der kognitiven und sozialen Entwicklung im Kleinkindalter in den Vordergrund. Das Wissen um die Bedeutung frühkindlicher Erfahrungen für spätere Entwicklungsphasen nahm deutlich zu; im Zuge dessen entstanden vielfältige Konzepte zur „Frühen Bildung", konkretisiert in Bildungsplänen für Kindergartenkinder, in Frühförderzentren wie auch auf einem wachsenden kommerziellen Markt der frühen Bildung (musikalische Frühförderung, Frühenglisch, Haus der kleinen Forscher etc.). Manche dieser Angebote versprechen mehr Chancengerechtigkeit, andere werden eher als „Aktien" für zukünftig gute Bildungsabschlüsse gehandelt. Für Eltern ist der Förderungsimperativ und der damit einhergehende „Anrufungscharakter der Angebote" (SEE-HAUS 2014: 149) unüberhörbar geworden. Der Druck, sozusagen keine Chance zu verpassen, hat sich für Eltern erhöht (WALPER 2015). In der

Folge setzte eine „implizite Professionalisierung der Elternfigur" (LEVOLD 2002) ein. Indiz dafür ist etwa der verstärkte Gebrauch von Ausbildungsmetaphern im Rahmen der Elternbildung (vgl. LEVOLD 2002 11). Beispielhaft dafür ist die öffentliche Diskussion um einen „Elternführerschein"[15]. Ambivalent ist diese Entwicklung insofern, als elterliche Intuition entwertet wird bzw. nur noch als quasi „vernunftgeleitete Intuition" legitim erscheint, d.h. als eine, die auf der Grundlage von Wissen/Informiertheit erlernt werden soll.

Gewachsener Stellenwert der Frühprävention

Stichworte wie „Gefährdung des Kindeswohls" und „Bildungsgerechtigkeit" legitimierten immer frühere Interventionen in kindliche Entwicklungsprozesse. Gemäß KELLE (20097 hat kein institutioneller Bereich der Kindheit in der jüngsten Zeit international einen derartigen Ausbau und Institutionalisierungsschub erfahren wie die Maßnahmen zur Früherkennung und Prävention von Entwicklungs- und Lernstörungen. Der Ausbau von kinder- und jugendärztlichen Entwicklungsbeobachtungen orientiert sich an den sogenannten „neuen Morbiditäten", womit psychosoziale Störungsbilder bei Kindern verstärkt in den Fokus der Aufmerksamkeit rücken. Die Ausprägungen des Institutionalisierungsschubs sind in Deutschland z.B. an der aktuellen, länderübergreifenden Diskussion um die gesetzliche Verpflichtung der Eltern zur Teilnahme an Kindervorsorgeuntersuchungen (U1 bis U9) abzulesen. Etliche Autoren weisen in diesem Zusammenhang darauf hin, dass Familien staatlicherseits vermehrt eine „Haltung des Verdachts" (WINKLER 2007 in HILDENBRAND 2011) vorfinden und sie insgesamt deutlich stärker als früher unter Beobachtung stehen.

3.1.2   Kehrseiten der Kindzentrierung

Seit Anfang des 21. Jahrhunderts wird nun verstärkt auf die Kehrseiten des Wandels von der Eltern- und Kindzentrierung hingewiesen: So wird konstatiert, dass eine zunehmende Emotionalisierung der Eltern-Kind-Beziehung mit einem „gesellschaftlich tolerierten, wenn nicht sogar geförderten –
„massiven elterlichen Autoritäts- und Machtverlust" einher ging (vgl. LEVOLD 2002: 12). Auch wird festgestellt, dass die Paarbeziehung als Quelle emotionaler Bedürfnisbefriedigung stark in den Hintergrund gerückt ist, was umgekehrt dazu führte, dass das *Kind verstärkt einen „psychischen Nutzen"*

---

15 http://www.elternfuehrerschein.com (letzter Aufruf: 12.11.2016).

(NAUCK 1992) für die Eltern zu erbringen hat: Die elterliche Investition ins Kind muss sich auszahlen, zumal wenn die ebenfalls hoch bewerteten Selbstverwirklichungsbedürfnisse vollständig zurückgestellt wurden (vgl. FOLTYS 2010: 41ff.).

Schließlich konkretisieren sich die Anforderungen an eine verantwortete Elternschaft häufig als geschlechterungleiche Investitionserwartung. Ob man so weit gehen muss, mit der zunehmenden Kindzentrierung Emanzipationsprozesse aufs Spiel gesetzt zu sehen, soll hier nicht verhandelt werden. Auffällig bleibt mit Blick auf zeitgenössische Literatur und aktuelle Debatten zur Elternschaft jedoch, dass – mehr oder weniger automatisch und unhinterfragt – eine *Engführung der verantworteten Elternschaft hin zu einer verantworteten Mutterschaft* (vgl. VINCENT u. BALL „intensive mothering", „total mothering") erfolgte. Ein Beispiel dafür bietet etwa die Grundlagenliteratur, wie sie im Rahmen der Frühen Hilfen einer breiten professionellen Öffentlichkeit zur Verfügung gestellt wird. Hier bleibt die Bedeutung der Väter für die frühkindliche Entwicklung letztlich eher eine Randerscheinung. (vgl. kritisch SANDNER u. THIESSEN 2010). Auch angewandte Instrumente zur Messung von Feinfühligkeit fokussieren in der Regel ausschließlich auf Mütter, obwohl Studien zeigen, dass gerade etwa in Situationen (ja nicht seltener) mütterlicher postpartaler Depression die Bindungsfähigkeit des Vaters eine relevante Ressource darstellt. Ebenfalls ist hinlänglich bekannt, dass die Zufriedenheit in der Partnerschaft und die Qualität der partnerschaftlichen Bindung erheblichen Einfluss auf die mütterliche Bindungsbeziehung zum Kind hat. Dessen ungeachtet konzentrieren sich die Angebote der Frühen Hilfen nach wie vor primär auf die Verbesserung der mütterlichen Feinfühligkeit und Bindungsfähigkeit.

3.1.3 *Moralisierung der Elternschaft*

Über das, was im Detail tatsächlich für die kindliche Entwicklung förderlich ist, bestehen wissenschaftlich wie auch aus Sicht professionell Tätiger im frühkindlichen Bildungs- und Gesundheitsbereich unterschiedliche Einschätzungen. Ein Paradebeispiel stellt hier die Diskussion um das „richtige" mütterliche Stillverhalten dar (vgl. SEEHAUS 2014: 218). Sie kumuliert im Streitpunkt, ob Stillen vorrangig eine Bindungsangelegenheit sei oder immer auch einen ersten zentralen Erziehungsakt darstelle. Demzufolge stehen sich mit „Stillen nach Bedarf" versus „Stillen nach mütterlichem Fahrplan" zwei Imperative mehr oder weniger unvereinbar gegenüber.

Eine weitere beispielhafte Kontroverse dreht sich um die Frage, ob möglichst frühe Bildungsanstrengungen – angefangen bei Mozart in der Schwangerschaft – zur Förderung der kognitiven Entwicklung sinnvoll sind oder ob nicht vielmehr die intensive und sichere emotionale Zuwendung im frühkindlichen Alter als (elterliche bzw. mütterliche) Kernaufgabe zu präferieren ist. Die letztere Position betont die emotionalen Bedingungen, die den Kindern angemessene Loslösungs- und Entwicklungsprozesse auf dem Boden sicherer Bindung ermöglichen – ganz nach dem Motto: Ohne Beziehung keine Lernmotivation. Aber sowohl der Zusammenhang von emotionaler Bindung und innerer Selbständigkeit der Kinder (SCHÜTZE 2002) als auch die Auswirkungen unsicherer Bindung auf Leistungsmotivation (ZIMMERMANN u. SPRANGLER 2001) gelten in weiten Teilen als ungeklärt. Ungeachtet der unbefriedigenden Forschungslage werden zur Untermauerung der jeweiligen Positionen Erkenntnisse selektiv herangezogen und damit verzerrt.

Nicht zuletzt erklären sich alle Positionen dem Kindeswohl verpflichtet, was eine versachlichte Debatte außerordentlich erschwert und elterliche Unsicherheit und mithin Orientierungsschwierigkeiten zusätzlich befördert. Eine aktuelle Studie zum Informations- und Unterstützungsbedarf von Eltern unterstreicht eine schichtübergreifende, zunehmende Unsicherheit bei Erziehungsfragen (vgl. WALPER 2015: 3).

3.2 Kernthemen elterlicher Unsicherheit in der frühkindlichen Phase

Anhand des erhobenen empirischen Materials (Nachgespräche, Einzel- sowie Gruppeninterviews, vgl. Kap. 2) lassen sich elterliche Fragen feststellen, die regelmäßig zu Verunsicherung Anlass geben. Zentral beziehen sich die Unsicherheiten auf den angemessenen Bedarf mütterlicher und väterlicher Präsenz (Kap. 3.2.1), den Stellenwert kindlicher Bedürfnisse (Kap. 3.2.2), den Normen kindlicher Entwicklung (Kap. 3.2.3), auf die Notwendigkeit elterlicher (Früh-)Förderung (Kap. 3.2.4) und die Relevanz der Selbständigkeitserziehung (Kap. 3.2.5).

3.2.1 Bedarf an elterlicher Präsenz

Eine weitere bedeutsame Quelle der Verunsicherung betrifft die – auch wissenschaftlich – höchst umstrittene und nicht selten ideologisch aufgeladene Frage des angemessenen Maßes an frühkindlicher Fremdbetreuung. Gerade in Milieus mit hohem SES kreisen viele Fragen um die Qualität und den Umfang einer U-3-Betreuung. Als Entscheidungshilfe werden unterschiedliche Einschätzungen Professioneller konsultiert, Ratgeber gelesen oder gar wissenschaftliche Studien herangezogen. Diejenigen, die sich dann für Fremdbetreuung im Alter zwischen 3 Monaten und 3 Jahren entschieden haben, artikulieren ihre Verunsicherung dahingehend, dass *ein hoher Rechtfertigungsdruck* sichtbar wird: So berichten diese Eltern etwa ausführlich, wie problemlos die Eingewöhnung verlief, wie zufrieden das Kind in der Fremdbetreuung sei und/oder wie selbstverständlich das Kind sich Fremden zuwende – alles Argumente, die offensichtlich einen kindlichen Trennungsschmerz entkräften und die eigenen Schuldgefühle abmildern sollen. Gerade Müttern, die ihre Arbeitstätigkeit sehr früh wiederaufnehmen, wird nach wie vor mit Skepsis begegnet; dafür finden sich in den Interviews zahlreiche Belege. Quelle von Verunsicherung sind vor allem auch eigene (Schwieger-)Mütter und Eltern im nahräumlichen Kontext, die sich gegen eine intensivere und frühe Fremdbetreuung entschieden haben und sich mehr oder weniger offen unter dem Stichwort „Wohlstands-Vernachlässigung" kritisch positionieren.

Bei berufstätigen Müttern im Kleinkindalter findet sich das Ideal des Ausbalancierens von Ansprüchen an eine gute Mutterschaft und denjenigen an eine gute Arbeitnehmerin. Die Erfahrung, dass diese Balance immer wieder gefährdet ist, scheint regelmäßig zu verunsichern und von Schuldgefühlen begleitet zu sein.

In diesem Zusammenhang tauchen regelmäßig auch Fragen *der innerfamiliären Teilung der Sorgearbeit* auf. Sie verunsichern nicht nur Eltern mit hohem SES, sondern wurden auch von Müttern mit niedrigem SES regelmäßig angesprochen: Einerseits beanspruchten diese zwar selbstverständlich eine Hauptverantwortung für die Kindererziehung, gleichzeitig formulierten sie aber ebenfalls eine dezidierte *Entlastungserwartung* vonseiten des Partners. Wie diese Entlastung dann konkret auszusehen hat, scheint in der Definitionshoheit der Frau zu liegen, was nicht selten konflikthafte Situationen hervorruft – insbesondere dann, wenn Väter bezüglich der Kinder ebenfalls einen Kompetenzanspruch artikulieren und dem mütterlichen Erziehungshandeln punktuell kritisch gegenüberstehen (vgl. Kap. 3.3.1)

Weniger verunsichernd hingegen verhält sich die Verantwortungsfrage bei den befragten muslimischen, türkischstämmigen Müttern, die über geringe oder keine Berufsqualifikation verfügen. Dies bestätigen auch andere Studien, wonach der Übergang zur Elternschaft bei Ehen mit traditionellen Beziehungsformen weniger konflikthaft verläuft (vgl. HOFER et al. 2002: 176). Der Anspruch der Entlastung gegenüber dem Partner wird wesentlich seltener geäußert. Vielmehr wird die Arbeitstätigkeit des Mannes als umfangreich und belastend dargestellt (teilweise zwei Jobs aufgrund der working poor-Situation). Erwartungen hinsichtlich einer legitimen Entlastung sind eher an die eigene Mutter, Schwiegermutter oder Verwandte adressiert. Besteht dieses familiäre Netz nicht, kann allerdings nur im Notfall auf andere Personen, wie Nachbarn und Freundinnen zurückgegriffen werden. Prototypisch für die *Ratlosigkeit hinsichtlich alternativer Entlastungsmöglichkeiten* ist folgender Auszug aus der GD mit muslimischen Frauen:

M3: Bei mir zum Beispiel gab es keine Familie, bei der ich die Kinder lassen konnte. Das war mein allergrößtes Problem, als ich die Kinder bekommen habe. Nicht mal ne Stunde, fünf Minuten konnte ich die Kinder alleine lassen. Auch wenn ich was zu tun hatte. Und das war mein allergrößtes Problem. ((...))

M9: Was ist mit Freunden oder Nachbarn?

M3: Ne, da würde ich die nicht lassen. Würde ich nicht lassen.

M2: Solange es kein Notfall ist, muss man eben auch nicht die Nachbarn stören. Denen die Kinder geben. Das wäre ja nicht gut. ((...))

M3: Aber was willst du denn machen?

M8: Das ist schwer, man muss sich halt um die Kinder kümmern.

M5:   └ Wenn du niemanden hast und dich allein drum kümmern musst

M6:   └ Eine Mutter strengt das sehr an.

M5:   └ Der Körper wird sehr müde. Vom ganzen Bemühen.

M3: └ Und dann weinst du und setzt dich hin. Was willst du machen?

M5: Das ist dann die schwierigste Phase. Denn der Körper ist da am Ende. Dein Rücken ist am Ende. So wie auch dein Körper am Ende ist. Also eine kleine Hilfe will man da schon.

Zwar spielt die Eingebundenheit in eine Solidargemeinschaft ähnlich Gesinnter gerade bei den zitierten muslimischen Frauen eine wichtige Rolle und stellt auch eine stabilisierende Ressource dar – ob sie allerdings in Situationen der Überlastung darauf zurückgreifen, muss angesichts ihrer Schilderungen von Überforderungssituationen bezweifelt werden. Auf diese Entlastungsressource scheinen benachteiligte deutsche Mütter wiederum viel selbstverständlicher zurückgreifen zu können: Gerade befreundete Mütter erweisen sich als eine wichtige Unterstützungsressource.

3.2.2   Stellenwert der kindlichen Bedürfnisse

Das oben dargelegte „Feinfühligkeitsgebot" stellt die Orientierung an kindlichen Bedürfnissen in den Vordergrund. Offensichtlich befördert dieses Gebot die handlungsleitende *„Figur des kompetenten Kindes"* (SEEHAUS 2014: 217; vgl. auch DORNES 2015), und stellt diejenige der „kompetenten Eltern" ein Stück weit in den Hintergrund: Stehen die Bedürfnisse des Kindes im Zentrum, so wird dem Kind eine Kompetenz in der klaren Artikulation seiner Bedürfnisse zugeschrieben. Genau diese Deutung birgt nun allerdings ein großes Verunsicherungspotential: Anders als in der Literatur unterstellt, erleben Eltern etwa die Signale des Babys weit weniger eindeutig. Entsprechend lässt die Forderung, die Signale „richtig zu interpretieren" (CIERPKA 2014: 7) elterliche Unzulänglichkeitsgefühle eher zur Regel denn zur Ausnahme werden.

In der Entwicklung des Kleinkindes stellt sich regelmäßig die Frage, ob kindliche Willenssignale bzw. die Reaktion des Kindes auf elterliche Bedürfnisexploration tatsächlich ureigene Bedürfnisse zur Artikulation bringen, die man als Eltern nicht übergehen darf, oder ob es sich um Scheinbedürfnisse im Sinne etwa von überzogenen Autonomiebekundungen handelt, die zum Wohle des Kindes vielmehr umgekehrt der elterlichen Korrektur bedürfen. Wo nun die wahren, beachtenswerten kindlichen Bedürfnisse enden und die Scheinbedürfnisse beginnen, stellt im Erziehungsalltag eine außerordentliche Herausforderung dar und erschwert die Handlungssicherheit enorm.

Eine besonders verunsichernde Herausforderung im Kleinkindalter stellt die Trotzphase dar. Gerade Eltern mit hohem SES werden in ihren Selbstwirksamkeitserwartungen deutlich irritiert. So berichtet bspw. ein junges Mediziner-Elternpaar von gescheiterten nächtlichen Beruhigungsversuchen in der Trotzphase ihres ersten Kindes. Hier wird sichtbar, wie ihre planvolle, dialogorientierte Erziehungspraxis ins Wanken gerät und sie die Grenzen ihrer ausgeprägten Kontrollüberzeugung zu spüren bekamen:

> M: Ja, also das Schlimmste ist, wenn sie nachts aufwacht. Ja:, und dann ist es halt total schwierig, weil sie von uns Sachen möchte, die wir einfach als Regel haben. Also zum

Beispiel jetzt eben Apfelsaft nach Zähneputzen, geht nicht, aber sie schreit so lange, bis... ja: wirklich lange. Dann versuchen wir so unterschiedliche Sachen. Erst mal natürlich: „Naja, das geht nicht, weil du Zähne geputzt hast, möchtest du Wasser haben?" Nein, Apfelsaft, blablabla, dann dies und das, und dann irgendwann, wenn wir nicht mehr wissen, versuchen wir sie so ein bisschen abzulenken. Irgendwie: „Guck mal durch das Fenster, da schlafen alle". Und dann ist sie natürlich immer: „Der schläft, die schläft, guck mal der Mann geht auch jetzt schlafen" ((lachen)). Das Problem ist aber, da gibt's immer jemand, wo Licht an ist, ein Zimmer, wo Licht an ist und dann wird immer diskutiert: „Aber der schläft jetzt nicht". ((...)) Das ist wirklich schwierig. Also da hab ich auch in der Tat schon einmal- da hat sie mich angeschrien, dass der Papa kommen soll und dann nach einer Stunde Rumschreien konnte ich nicht mehr und habe ihn heimlich angerufen und gesagt: „Jetzt kommst du bitte, aber sie soll nicht erfahren, dass ich dich angerufen habe". Also ich wusste jetzt einfach nicht weiter.

Im Zitat manifestiert sich sehr schön die außerordentlich *anspruchsvolle Gratwanderung eines autoritativen Erziehungsstils*: Zunächst wird ein artikuliertes Bedürfnis (Apfelsaft-Trinken) des Kindes unter Angabe von Gründen (Verweis auf Regeln) mehr oder weniger erfolgreich versagt, nach gescheiterten Beruhigungsversuchen kapituliert die Mutter dann aber und folgt dem aggressiv artikulierten Willen des Kindes („Papa soll kommen"), versucht dann jedoch durch eine kleine Lüge einen Autoritätsverlust zu vermeiden. Aus den geschilderten Erfahrungen zieht sie Schlüsse, wobei der Erfolg dieser Verhaltensänderungen ungewiss bleibt:

Ich glaub, man macht sich als Eltern heutzutage auch ein bisschen zu viel Gedanken einfach. Manchmal sag ich jetzt einfach: „Bleib hier und schrei weiter. Ja ich kann es dir jetzt wirklich nicht Recht machen". Und ja, aber das funktioniert nicht immer, es bricht einem dann das Herz.

In welchen Alltagssituationen idealiter kindlichen Willensäußerungen gefolgt und wo elterliche Autorität beansprucht und auch durchgesetzt werden soll, sind Fragen, die auf der Grundlage impliziter *„parentaler Ethnotheorien"* (vgl. DEMUTH et al. 2015) beantwortet werden. Es handelt sich um kulturell ausdifferenzierte und verinnerlichte „Alltagsvorstellungen von Eltern darüber, was gut für ein Kind ist und welche Erziehungsziele man verfolgen sollte, um ein Kind optimal für das Leben in der jeweiligen Gesellschaft vorzubereiten" (ebd.).[16]

So ist regelmäßig zu beobachten, dass deutsche Mütter (v.a. mittlerer und hoher SES) stärker auf die Einhaltung von Alltagsroutinen und Tagesabläufen Wert legen – wie etwa eine regelmäßige und frühe Zubettgeh-Zeit. Diesbe-

---

16 „What is normative in one cultural environment is regarded as a pathological condition in another" (KELLER 2013: 8).

züglich erscheint es legitim, sich als Eltern durchzusetzen und auch eine Strenge an den Tag zu legen, gerade wenn es in der weichen Form der Ritualisierung gelingt. Umgekehrt sind bei diesem Thema oder auch bezüglich Süßigkeiten Mütter, die in einer Kultur des Mittelmeerraums verwurzelt sind, eher bereit, dem artikulierten Willen des Kindes zu folgen. Andererseits fordern sie von den Kindern dezidiert Gesten des Respekts gegenüber älteren Familienangehörigen ein und legen an dieser Stelle selbstverständlich Strenge an den Tag (vgl. auch DEMUTH 2015: 39). Kindliche Bedürfnisse sind bei stärker kollektivistisch geprägten elterlichen Ethnotheorien so lange eine Referenz für die Erziehungspraxis, so lange sie nicht den sozialen Zusammenhalt in der Familie gefährden.

In der Frage der Anerkennung kindlicher Bedürfnisse und Willensbekundungen ergeben sich nicht selten auch *intergenerationelle Konflikte*: Ein typischer Streitpunkt etwa ist das Thema „Verwöhnen". Einerseits sehen sich Eltern bspw. mit einem „Verwöhnverdacht" hinsichtlich übermäßiger körperlicher Zuwendung konfrontiert; umgekehrt beanspruchen Großeltern einen Blankoscheck für das Verwöhnen des Enkelkindes hinsichtlich materieller Wünsche und/oder Essensvorlieben – es sei denn, man sieht sich in der Verantwortung, quasi kompensatorisch Strenge anzuwenden. In Milieus mit hohem SES herrscht diesbezüglich die Haltung vor, die eigene Elternrolle im Sinne eines „korrigierenden Skripts" (CIERPKA 2014) zu verstehen und elterlichen Ratschlägen grundsätzlich eher skeptisch gegenüber zu stehen (vgl. auch RADICKE 2014). Gleichwohl ist hoher Rechtfertigungsbedarf gegenüber den eigenen Eltern unübersehbar:

> Was ich auch ganz schlimm finde, ist mit dem Verwöhnen, wenn ich mit meiner Mutter telefoniere und ich hab den Lukas dann irgendwie umgebunden und sie hört ihn dann quaken: „Trägst du den schon wieder rum?" ((Mutter nachahmend)) Ich sag: „Eh ja ((zaghaft))?" „Ja du verwöhnst den! Der gewöhnt sich da dran." ((Mutter nachahmend)) Ich sag: „Hallo? Das ist ein Baby!? Das sind Traglinge! Die sind daran gewöhnt, dass man sie nah am Körper hat, die wollen ja diese Nähe haben. Man kann die doch nicht mit Nähe verwöhnen?" Meine Mutter: „Leg den ab, lass den schreien. Das ist gut für die! Das ist so."

In Migrationsmilieus scheint die Verpflichtung zur Generationen- und Familiensolidarität größer – und gewinnt gerade in eher schwierigen sozioökonomischen Verhältnissen in der Fremde „stärker an Bedeutung, da er als Schutzfaktor in der neuen Umgebung dient" (DEMUTH 2015: 32):

> M: Ich wollte voll stillen und sie hat immer den Eindruck gehabt, dass die Kinder nicht satt werden, aber die haben zugenommen. Sie wollte trotzdem, dass ich die Flasche gebe. So dass ich mich unsicher gefühlt habe und dann die Flasche gegeben habe

I: Okay, also hast du nachgegeben?

M: Ja und dann wollten die Kinder nicht mehr die Brust nehmen, weil die haben sich ja an die Flasche gewöhnt. Dann habe ich mich so ein bisschen mit ihr gestritten, aber es war schön, dass sie da war, und sie hat viel geholfen.

Im Zitat kommt ein typisches Konfliktthema in Migrationsmilieus zur Sprache: Die Einschätzung der Gewichtszunahme von Kleinkindern. Hier wird exemplarisch deutlich, dass trotz aller objektiver Indizien („haben zugenommen") gegenteilige Einschätzungen der eigenen Eltern nachhaltig verunsichern können. Im Beispiel sieht sich die junge, in Deutschland eher isoliert lebende Mutter zu Dank verpflichtet und übergeht dabei nicht nur ein kindliches Bedürfnis, sondern auch ihr eigenes.

Nicht immer werden kindliche und elterliche Bedürfnisse allerdings als deckungsgleich wahrgenommen: Selbst, wenn der gesellschaftlichen Erwartung, die eigenen Selbstverwirklichungsbedürfnisse zugunsten des Kindes zurückzustellen, mehr oder weniger selbstverständlich gefolgt wird, ist stellenweise Unbehagen spürbar: Insbesondere die Vernachlässigung der Partnerschaft, der *Verlust an Zuneigung in der Partnerschaft* verunsichert junge Eltern. Ein solches Absinken der partnerschaftlichen Zufriedenheit im Zuge der Familiengründung ist durch zahlreiche Studien belegt (vgl. HOFER et al. 2002: 175ff.). Die konstatierte Verschlechterung der Partnerschaft ist verbunden mit der latenten Frage, inwiefern eine starke Kindzentrierung die Pflege der Partnerschaft überhaupt noch als legitimes Bedürfnis vorsieht: Gibt es eine legitime Zweisamkeit in der Familie, hat die Paarbeziehung noch einen Eigenwert und ist der punktuelle Ausschluss des Kindes legitim – etwa was Schlafen der Kinder im gemeinsamen Schlafzimmer anbelangt?

Was im folgenden Zitat eines zweifachen türkischstämmigen Vaters und Bildungsaufsteigers sehr explizit – quasi als *„regretting fatherhood"* – benannt wird, taucht zwar selten so explizit, aber öfter implizit als Spannungsfeld zwischen Paar- und Kindorientierung auf:

Wie gesagt, ich liebe meine Kinder, es ist su:uper schön, wenn ich nach Hause komme und sehe dann die strahlenden Augen meiner Töchter. Die Ältere (ganz am Anfang) und schreit dann halt: „Papa, Papa" und ähh springt auf mich und umarmt mich und küsst mich und die Kleine schreit dann hinterher und äfft dann die Schwester nach und das ist ein wunderschönes Gefühl. Mit denen auch zu spielen, zusammen im Sand zu liegen, ist sehr schönes Gefühl. Aber dennoch, man opfert sein Leben, um ein neues Leben zu beginnen mit dem Schlüsselmerkmal: das Kind steht im Vordergrund.

Als ebenfalls problematische Nebenfolgen einer Kindzentrierung werden die *Vernachlässigung des eigenen Wohlbefindens, der eigenen Gesundheit* sowie *der eigenen sozialen Kontakte* genannt. So zeigt sich etwa ein Vater (niedriger SES) besorgt über den Rückzug der Partnerin, die ihm umgekehrt Freiräume zugesteht – damit er nicht „depressiv" wird:

> Ja mein Leben vorher war so, dass ich auch vieles mit meinen Freunden unternommen hatte. Ich habe es geliebt zu Leben, das Leben zu genießen, ich hatte viel Nachtleben und jetzt ist alles vorbei. Natürlich machen wir das auch so, dass ich auch ab und zu raus gehe mit meinen Freunden, weil wenn man nichts unternimmt, wird man auch irgendwann depressiv. Man muss auch die Zeit für sich nehmen, um etwas machen zu können. Aber meine Frau, die macht sehr sehr sehr selten was, weil sie kommt einfach nicht dazu, irgendwas zu machen. Wenn ich zu Hause bin mit den Kindern, will sie auch direkt rausgehen, aber danach hat sie doch keine Lust, irgendwas kommt immer dazwischen.

Um den Stellenwert eigener Bedürfnisse geht es auch in der GD mit muslimischen Müttern. Hier scheint die Orientierung an persönlichen Bedürfnissen noch deutlich umstrittener. Einige beharren auf mütterlicher Selbstlosigkeit, die sie teilweise bei deutschen Eltern nicht angemessen verfolgt sehen. Andere bekunden aber gerade in dieser Frage einen *persönlichen Lernprozess* und stellen auch bei der älteren Generation ein zunehmendes Verständnis für die Wünsche junger Eltern, „auch mal Zeit für sich zu haben" fest. Sie problematisieren im Laufe der Diskussion die Selbstaufgabe und auch die Vernachlässigung der Partnerschaft, was zu einer auffällig positiven Irritation derjenigen Teilnehmerinnen führte, die zunächst auf das Aufopferungsgebot pochten:

> M5: Man lernt ja auch, für sich selbst die Zeit zu nehmen. Ab dreißig, sag ich mal. Bis dreißig ist man noch viel naiver. Die Kinder, alles kommt einem viel schwerer vor. Aber nach dreißig sagst du dir dann irgendwann "Ach, mich gibt's ja auch noch". Ich lese sehr gerne. Wenn ich dann alle zu Bett gebracht habe, lese ich gerne fünf, sechs Seiten. Dann fallen dir die Augen zu, weil viel mehr kannst du eh nicht lesen. Aber das erleichtert dich immerhin. Dann wertschätzt du dich auch selbst. Du denkst dir, heute habe ich was für mich getan. Hab mir ein Tässchen Kaffee nur für mich selbst zubereitet und es getrunken. Zehn Minuten. Wenn es auch nur zehn Minuten sind. Das ist ein Luft-Holen. Oder die Kinder sind halt groß und man kann mit dem Ehemann einen Film zusammen schauen. Letztens ist zum Beispiel Düğün Derneği ins Kino gekommen. Da gehste hin und verbringst ein wenig Zeit. Das macht sehr viel Spaß. Die kleinen Kinder haben ja ihre Brüder und Schwestern, um auf die aufzupassen.

> M4: Hast du Popcorn gegessen? Und auch eine Cola getrunken? ((lachen)) Wie romantisch.

3.2.3 Normen altersgemäßer Entwicklung

Die Frage der altersgemäßen Entwicklung betrifft mittlerweile nicht mehr nur die körperliche und kognitive, sondern auch die emotionale Entwicklung. Den Eltern sind die Entwicklungsnormen mehr oder weniger detailliert bekannt; die Orientierungsfunktion dieser Normen kollidiert aber regelmäßig mit der elterlichen Überzeugung, dass die Entwicklung des eigenen Kindes nur bedingt an Normwerten zu messen ist, zumal sie erleben, dass diese von Professionellen nicht immer deckungsgleich kommuniziert werden (Kinderarzt so, Kita-Erzieher anders und Ratgeber nochmals anders etc.). Unzweifelhaft ist aber eine gewisse Nervosität hinsichtlich der Frage der altersgemäßen Entwicklung des eigenen Kindes festzustellen, und je größer der elterliche Bewährungsdruck, desto drängender wird die Frage nach Normalität. Gerade sog. Risikogruppen, die eine solche Zuschreibung als stigmatisierend empfinden, setzen sich entsprechend unter Druck, das Gegenteil zu beweisen – wie im folgenden Beispiel eine 21jährigen Mutter mit MH:

> Man macht sich vor allem Sorgen um die Entwicklung. Also da war Google wirklich mein bester Freund, wo ich dann immer so geguckt habe: Ok ist das jetzt normal, dass er jetzt noch nicht angefangen hat zu brabbeln oder so was? Oder dass er jetzt noch nicht anfängt, irgendwas zu greifen oder sonst was. Also da macht man sich so besonders viele Sorgen. Ich möchte dem Kind auch nicht so einen Druck machen, weil ich weiß ja auch eigentlich, dass sich jedes Kind anders entwickelt. Aber so ein bisschen im Unterbewusstsein und im Hinterkopf ist das irgendwie trotzdem, dass man sich da Gedanken zu macht und vergleicht und so was.

Der angesprochene soziale Vergleich, der im Falle dieser jungen Mutter, die eher isoliert lebt und typischerweise Google als „bester Freund" bezeichnet, stellt die sog. „altersgemäße Entwicklung" eine milieuübergreifende Quelle von Verunsicherung dar. SEEHAUS stellt fest, dass Eltern länderübergreifend „Entwicklungsvergleiche" erwähnten (SEEHAUS 2014: 156). Sie beschreibt die elterliche Realität allgemein als „reziproker Beobachtungsraum", der durch ständige informelle Evaluation des Könnens der eigenen Kinder und der Bewertung eigener elterlicher Unterstützungsaktivitäten gekennzeichnet ist. Die Verunsicherung entspringt vor allem dem Vergleich mit Eltern ähnlicher Milieuzugehörigkeit. Eine solche informelle Vergleichspraxis schafft einen besonderen Handlungsdruck und provoziert Rückschlüsse auf eigenes fehlerhaftes Verhalten, wie im folgenden Zitat einer Berufsschullehrerin mit einem drei Monate alten Kind deutlich wird:

> Wenn ich in so <u>Rückbildungskursen</u> bin und alle Babys schlafen und unsere hängt da und schreit, ne. Das ist dann natürlich auch so, eh, ne, so, wir sind schlechte Eltern, was machen wir falsch. Das ist dann natürlich auch nicht gerade förderlich.

Der direkte Bezug zu eigenem elterlichen Fehlverhalten markiert deutlich, dass heute mehr denn je die normgerechte Entwicklung als abhängige Variable elterlicher Kompetenz begriffen wird und genau deshalb verunsichernd wirkt.

3.2.4   Notwendigkeit elterlicher (Früh-)Förderung

Besonders bei Milieus mit hohem SES und aufstiegsorientierten Milieus findet sich ein Rollenverständnis, das SEEHAUS als „Entwicklungsassistenz" (SEEHAUS 2015) bezeichnet. Diese Eltern sehen sich dem Ideal einer *„concerted cultivation"* (LAREAU 2002) der eigenen Kinder verpflichtet – oder müssen sich zumindest mit dem Ideal auseinandersetzen. Diesem Erziehungsleitbild oder parentaler Ethnotheorie zufolge werden Talente und Fähigkeiten quasi als Produkte eigener Investition von Zeit und kulturellem Kapital gesehen; gleichzeitig sollen diese Bemühungen jedoch möglichst den „Schein des Natürlichen" (BOURDIEU 1987) bewahren, um nicht als zu angestrengt bzw. leistungsorientiert zu wirken, und vor allem, um nicht die befürwortete Figur des „kompetenten Kindes", das in einem guten Umfeld ohne eigenes Zutun aus sich heraus Talente entwickelt, zu konterkarieren.

Vor diesem Hintergrund stellt sich für Eltern regelmäßig die Frage der eigenen Verantwortung im Sinne einer „fristgerechten Unterstützung" (vgl. SEEHAUS 2014: 131) der kindlichen Entwicklung. Bei Kleinkindern steht demnach zur Debatte, welche elterlichen Aktivitäten die körperliche, kognitive und emotionale Entwicklung tatsächlich fördern und welche eher nicht – so etwa bei der Unterstützung der Feinmotorik, des Trocken-Werdens oder des Fahrradfahrens und Schwimmens – um nur einige zentrale Themen zu nennen.

Die Unsicherheit bezüglich des elterlichen Unterstützungsbedarfs kindlicher (Kompetenz-) Entwicklung zeigt sich dann auch in intensiven Auseinandersetzungen mit der Kindergarten- und Grundschulwahl. So sind gebildete oder aufstiegsorientierte Eltern sehr darauf bedacht, durch diese Wahl ihr Kind nicht potenziell selbstverschuldet zu benachteiligen.

Wie zahlreiche andere Studien ebenfalls bestätigen (vgl. etwa WALPER 2015), herrscht in Milieus mit niedrigem SES hinsichtlich der Förderung eher ein *„accomplishment of natural growth"* (LAREAU 2002) vor, d.h. eine mehr oder weniger offensiv vertretene Überzeugung, dass Liebe, Essen und Sicherheit ausreichen, um Kinder gedeihen zu lassen. Diese Haltung verbindet sich gleichzeitig mit einem „Sense of constraints", was mit Blick auf die Entwicklung der Kinder durchaus eine Quelle des Stolzes sein kann: Man hat es geschafft, die Kinder trotz schwieriger Lebensbedingungen groß werden zu lassen; die Überzeugung, dass man die Entwicklung des Kindes in der Hand hat und entsprechend auch steuerungsmächtig ist, erscheint eher fremd. Zwar sind Aufstiegshoffnungen bezüglich der eigenen Kinder durchaus Thema, man sieht dies aber eher von glücklichen Umständen abhängig denn vom eigenen elterlichen Handeln.

Die elterlichen Schulerfahrungen und der internalisierte „sense of one's place" (BOURDIEU 1992: 141), d.h. das soziale Gespür dafür, wo man hingehört und wo nicht, spielen in der Einschätzung der eigenen Förderungsmöglichkeiten[17] wie auch des Förderbedarfs der Kinder eine entscheidende Rolle. Herausfordernd wird es, wenn Institutionen und Professionelle auf den Förderbedarf des eigenen Kindes explizit hinweisen und den Glauben an den natürlichen, wenig beeinflussbaren Verlauf kindlicher Entwicklung irritieren.

3.2.5　Selbstständigkeit versus Schutz/Kontrolle

Selbständigkeitserziehung gilt in modernen westlichen Gesellschaften als Ideal. Auch in unserer Untersuchung bestätigt sich: Je höher die formale Bildung, desto relevanter werden psychologische Autonomie und positives Selbstbild. Gleichzeitig lässt sich aktuell aber in der elterlichen Praxis gebildeter Milieus – und hier stimmen wir mit ethnografischen Langzeitstudien von LAREAU (2003) wie auch VINCENT und BALL (2007) überein – eine ausgeprägte Ambivalenz gegenüber der Selbständigkeitserziehung feststellen: Brüchig wird das Selbständigkeitsideal beispielsweise hinsichtlich schulischer Belange und Freizeitgestaltung: Eine durchorganisierte Freizeit der Kinder, wie sie in diesen Milieus typisch ist (vgl. WEININGER u. LAREAU 2009) und sich auch in unserem Sample zeigt, konterkariert das Ideal der selbständigen Exploration des Kindes.

Basis einer unentschiedenen Selbstständigkeitserziehung ist nicht ein gesteigerter elterlicher Förderanspruch, sondern auch eine verstärkte Fokussierung auf die kindliche Schutzbedürftigkeit, wie sie im Zuge der Verkleinerung von Familien zu beobachten ist. So kollidiert die Befürwortung von Selb-

---

17　„Die Sicherheit, die ein Mensch als Kind aus dem Glauben an den hohen Status seiner Familie gewinnt, färbt oft genug seine Selbstsicherheit im späteren Leben, auch wenn sein eigener sozialer Status weniger gesichert oder abgesunken ist. Ebenso hinterlässt die Erfahrung eines Kindes, dass seiner Familie ein niedriger Rang zugeschrieben wird, ihre Spuren in seinem späteren Selbstbild, seiner späteren Selbstsicherheit" (ELIAS u. SCOTSON 1993: 271)

ständigkeit nicht selten mit dem wahrgenommenen Behütungsbedarf und erzeugt entsprechende Verunsicherungen. Oder wie es eine Mutter (hoher SES) selbstkritisch ausdrückt: „Also ich seh dann hinter jeder Ecke einen Triebtäter sitzen, ne?".

Für kollektivistisch geprägte Migrationsmilieus mit niedrigem SES gilt die Schutzbedürftigkeit des Kleinkindes demgegenüber als selbstverständlich und eine entsprechende „Überbehütung" durch die Mutter oder durch andere Familienmitglieder in der frühkindlichen Phase wird eher als normal angesehen (vgl. DEMUTH et al. 2015). Verunsichernd ist dann aber im Migrationskontext die Konfrontation mit Selbständigkeitspraxen einheimischer Mütter im Kleinkindalter:

> Wenn ich mich mit deutschen Müttern vergleiche, dann fühle ich mich übertrieben behütend. Ich mache mir große Sorgen, dass er die Treppen runterfällt oder etwas passiert ((lachen)). Anstelle dieser Mütter will ich immer gleich zum Kind hinlaufen. „Lass es", sagen sie. „Lass es in Ruhe, damit es sich daran gewöhnt". Ich denke, dass sie das Richtige tun. Aber ich kann das nicht. Irgendwie. Ich schaffe das nicht. Was ich in mir habe, ist in die andere Richtung. Mehr Richtung Behütung. Sonst machen sie nichts, womit sie ihre Kinder in Gefahr bringen würden, aber sie erziehen ihre Kinder etwas freier. Zum Beispiel bei einem Kind, das gerade laufen lernt, können sie es an der Hand halten und die Treppe laufen lassen. Im Vergleich zu uns. Und deswegen sind unsere Kinder etwas passiv im Vergleich zu ihnen.

Diese türkische Mutter nimmt geradezu körperlich wahr, welche Persistenz „parentale Ethnotheorien" (ebd.) haben.

Zu dieser angesprochenen Ethnotheorie gehört dann aber auch, dass die ausgeprägte Schutzbedürftigkeit des Kleinkindes „nur" ungefähr bis zum Eintritt in die Schule gilt: Ab dann soll das Kind eigenverantwortlich und selbständig handeln, allerdings immer mit Blick auf das Wohl des familiären Kollektivs (vgl. KÄRTNER u. BORKE 2015: 233). Elterliche Kontrolle wird aus dieser Perspektive vornehmlich dort relevant, wo die „emotionale Interdependenz" (DRÖGE 2015) auf dem Spiel steht, d.h. wo Kinder die familiäre Verbundenheit nicht mehr hoch zu halten scheinen und sich emotional weg zu bewegen drohen – etwa, wenn sie mit Freunden einheimischer, sozial besser gestellten Familien verkehren und sich von Werten der Herkunftsfamilie zu distanzieren beginnen. Die Frage, wie das Kind in solchen Situationen wieder an die Familie zurückgebunden werden kann, ohne das Gegenteil zu erreichen, ist ein Kernthema der Unsicherheit dieser Eltern.

3.3 Elterliche Strategien zur Bewältigung von Unsicherheit

Wie Eltern mit den beschriebenen Unsicherheiten umgehen, soll im Folgenden aufgezeigt werden. Mit Blick auf die kindliche Entwicklung sind diese Bewältigungsstrategien unterschiedlich effektiv. Nicht wenige elterliche Strategien verweisen eher auf eine Immunisierung denn auf eine produktive Bearbeitung von Unsicherheit. Gerade diese Formen stellen für Instanzen professioneller Gesundheitsförderung eine besondere Herausforderung dar. Sie zu ignorieren wäre im Hinblick auf einen nachhaltigen Ressourceneinsatz aber fatal.

3.3.1 Kooperatives Co-Parenting

In der Literatur wird unter Co-Parenting „die Qualität der Koordination der beiden Partner in Bezug auf ihre Rolle als Eltern" (CIERPKA 2012: 121) verstanden. Die Qualität wird zwischen den Polen Kooperation und Antagonismus beschrieben. Unstrittig ist aufgrund zahlreicher Studien, dass ähnliche Wertorientierungen hinsichtlich Erziehung einerseits wie auch das Vertrauen der Mutter in die Erziehungs- und Sorgekompetenz des Vaters andererseits „sowohl das Erziehen erleichtert als auch die elterliche Paarbeziehung stärkt" (KALICKI 2003: 501). Deutlich wurde in unseren Interviews allerdings, dass mütterliches Vertrauen in die väterliche Rollenkompetenz nicht – wie das Konzept des „maternal gatekeeping" (ALLEN et al. 1999; HOLMES et al. 2013) suggeriert – eine einseitige Leistung der Mutter darstellt, sondern auf Gegenseitigkeit beruht: Wenn der Vater seine Sorgearbeit – etwa in Form von Elternzeit – nicht nur als Pflicht und Zugeständnis versteht, sondern auch emotional involviert ist und daraus dann auch einen entsprechenden Mehrwert zieht, wird die Chance einer substanziellen mütterlichen Verantwortungsübertragung größer. Dies lässt sich anhand unterschiedlicher Motivlagen der befragten Elternzeitväter zeigen: einzelne verstehen die Elternzeit als eine einmalige Sequenz im Lebenslauf, andere hingegen haben die Rolle des aktiven Vaters eher verinnerlicht, so dass mit einem nachhaltigeren Engagement innerhalb der Familie zu rechnen ist.

Förderlich für ein unsicherheitsreduzierendes kooperatives Co-Parenting erscheint die *Bereitschaft zu Lernprozessen*: So ist man durchaus auch einmal bereit, dem Partner in seinen anders gelagerten Prioritäten in der Erziehung Folge zu leisten und differente Ansichten nicht als Angriff auf den eigenen Kompetenzanspruch zu empfinden, wie bspw. in folgender Bemerkung einer Mutter zum Ausdruck kommt: „Wir achten jetzt mehr auf Gesundes, weil Papa das wichtig ist".

Gerade wenn sich das Gefühl der Erleichterung durch Gemeinsamkeit einstellt, erweist sich das kooperative Co-Parenting als besonders tragfähig und vermag das *Belastungsempfinden zu reduzieren* (vgl. POTTHOFF 2016: 16). Diese Erleichterung angesichts einer gut funktionierenden Partnerschaft kommt in den folgenden Schilderungen einer 33jährigen Mutter (niedriger SES) exemplarisch zum Ausdruck:

> Bei uns war's richtig Hardcore: Kennengelernt, schwanger geworden, dann haben wir uns überlegt, wir bleiben zusammen so nach dem Motto. Dann haben wir geheiratet. Also, war eigentlich voll gut. Ich hätte nur überhaupt nie gedacht, dass das dann am Ende so super funktioniert ((...)). Ne also hat sich alles zum Guten gewendet. Und er liebt sein Kind abgöttisch. Es hätte aber auch richtig in die Butz gehen können, ne, hätte auch so enden können, dass ich dann wirklich alleinerziehend gewesen wäre und dann glaub ich, hätte ich mich extrem alleine gelassen gefühlt.

Die stabilisierende Ressource eines kooperativen Co-Parenting wird umso deutlicher, wenn Kontrasterfahrungen betrachtet werden:

> M: Bevor der Kleine da war, war bei uns alles super gut. Also wirklich, der war wirklich alles für mich und ich für ihn. Aber seitdem der Kleine da ist, haben wir uns nur gestritten und so. Wir haben uns bestimmt schon zwei Mal getrennt, immer wieder zusammengerauft so. Also er ist derjenige, der dann auch sagt: „Ich mach viele Fehler". Ich bin ängstlich und anstatt mich aufzubauen und zu sagen „Du machst das schon, du machst das schon richtig", macht er mir noch Angst. Also er weiß schon, dass ich ängstlich bin und baut mich nicht auf und das sind so die Punkte, wo ich mich dann halt nicht gut an seiner Seite so gefühlt habe, weil ich denke, eigentlich müsste er mich bestärken und nicht noch runterziehen halt, ja. Also er ist auch ein super Vater, er kümmert sich gut um den Kleinen und das war auch ein Wunschkind, also wir wollten das und ja ((seufzt)). Aber es ist halt so, jeder will glaube ich besser sein, als der Andere. (2) Also, wir sind nicht zusammen und sagen, wir versuchen das gemeinsam, sondern jeder will immer zeigen: Ich bin immer noch besser mit dem Kleinen, als du. Also, er versucht mich auch zu besänftigen, also er achtet auch auf viel, nicht so viel Süßigkeiten und so Sachen auch. Mit Impfungen haben wir uns ganz, ganz schwer getan am Anfang. Ob wir ihn impfen lassen, oder nicht. So Sachen und er ist halt so mit Krankheiten sehr ängstlich und so, ja. Aber mittlerweile setz ich mich da auch durch, da sag ich: „So::, du hast mir jetzt genug gesagt und wie ich was zu machen habe halt". Ich bin 24 Stunden mit dem Kind zusammen und er will mir sagen, wie ich mit dem Kind umzugehen habe. Oder er will mir sagen, was das Kind hat, dann sage ich „Hallo? Ich bin die Mama, ich weiß was mein Kind hat. Du musst mir das nicht sagen".

Die Erfahrung eines *kompetitiven, ja antagonistischen Co-Parenting*, die hier eine 25jährige Mutter auf den Punkt bringt, entspricht einer Erfahrung, die zwar selten so offen ausgesprochen wird, sich aber vielfach andeutet und in zahlreichen anderen Studien bestätigt wird (vgl. Überblick CIERPKA 2014: 124ff.). Für die ehemalige Verkäuferin, die für sich die Mutterschaft als „Beruf" betrachtet, in den sie sich nach einer ersten Phase übermäßiger Ängstlichkeit „so ein bisschen jetzt reingearbeitet" hat, erhält das sogenannte „maternal gatekeeping" eine zweifache Bedeutung: Einerseits ist für sie die Mutterschaft die Kernidentität und insofern zentrale Quelle von Stolz, die sie so in ihrer Erwerbsarbeit nie hatte. Andererseits schildert sie die Partnerschaft primär als kompetitiv, nicht emotional unterstützend und kaum anerkennend, was sie alsbald mit einer Distinktionsstrategie unter Rückgriff auf einen exklusiven mütterlichen Kompetenzanspruch beantwortet. Bezeichnend ist im Zitat, dass die Fehleranerkennung des Partners als Grund für die wiederholte Rettung der prekären Partnerschaft genannt wird. Typisch für diese Logik ist, dass eigene Fehler nicht in den Blick geraten; vielmehr werden väterliche Fürsorgebestrebungen und abweichende Erziehungsvorstellungen, gerade wenn sie eine Korrektur des eigenen Erziehungsverhaltens (Süßigkeiten) implizieren, delegitimiert. Solche Beispiele finden sich etliche: Der Vater wird zurückgedrängt zugunsten klarer mütterlicher Zuständigkeit. Dass die Mutter in der Konsequenz auf Entlastung in prekären Situationen verzichten muss, scheint ein hoher Preis zu sein – der sie dann aber auch nicht davon abhält, sich regelmäßig doch wieder über fehlende Entlastung vonseiten des Vaters zu beklagen (Diffusionsproblematik).

Väterlicherseits emergiert in solchen konfliktiven Partnerschaften bisweilen ebenfalls eine Form von Gatekeeping, etwa bezogen auf die Verfügbarkeit finanzieller Ressourcen. So problematisieren gerade Mütter mit niedrigem SES ihre Bittstellerrolle bezüglich Haushaltsgeld, womit der Teufelskreis wechselseitiger Missachtung besiegelt wäre.

Auch in Milieus mit hohem SES lassen sich solche Distinktions- und Exklusionspraktiken erkennen, wenngleich zumeist subtiler. Dies hängt sicherlich damit zusammen, dass die Mutterrolle für diese Milieus oftmals keine selbstverständliche Exklusionsressource mehr darstellt, gleichwohl aber – wie auch in der Studie von SEEHAUS bestätigt (2014: 82ff.; 109ff.) – traditionelle Rollenbilder und Mütterlichkeitsideale weiterwirken und bei Bedarf auch in Anschlag gebracht werden. Konkret geschieht dies vonseiten der Mütter in einer Art „Dauerevaluation" väterlicher Aktivitäten, insbesondere derjenigen Aktivitäten, die traditionell als mütterliche Tätigkeiten gelten, wie Trösten, Kleiderwahl und Termine der Kinder im Blick haben etc. Auffällig ist auch, dass oftmals wohlwollend bewertend über den väterlichen Beitrag gesprochen wird („er hat super auf die Kinder aufgepasst, ganz klasse").

Diese Anerkennung ist insofern ambivalent, als sie eine Asymmetrie markiert: In der Gatekeeping-Praxis gerieren sich Mütter selbstverständlich als Bewertungsinstanz und als Zugangskontrolleurin des Sorgeterritoriums, womit der Vater gewissermaßen zum „outsider within" (ebd. 127) degradiert wird.

Um nun den Bogen zum kooperativen Co-Parenting zurückzuschlagen: Wird das Familienwunschbild einer partnerschaftlichen Aufgabenteilung von beiden Elternteilen als Herausforderung für die eigene Praxis gesehen und nicht nur als Anlass zur Dauerklage angesichts der Differenz zwischen Wunschbild und tatsächlicher Familienpraxis genutzt, vergrößern sich die Chancen eines unsicherheitsreduzierenden kooperativen Co-Parenting.

3.3.2   Selbstwertdienliche soziale Vergleiche

Informelle soziale Vergleiche im eigenen Milieu erhalten dann eine unsicherheitsreduzierende Funktion, wenn sie als Beruhigungs- und Bestätigungsstrategie eingesetzt werden. Selbstwertdienlich werden Kinder nach überlegenen Kompetenzen quasi informell gescreent. In den Worten einer Akademikerin „Da wird schon geguckt. Ahh das Kind ist nicht so schlau wie meins ((lachen))".

Die kompetitive Logik des informellen Vergleichens garantiert aber keine nachhaltige Beruhigung, vielmehr begründet diese lediglich eine fragile Bewältigungsform: Auch wenn das eigene Kind in einer Hinsicht als überlegen dasteht und entsprechend Stolz evoziert, können sich im Gegenzug hinsichtlich anderer Vergleichsdimensionen schnell Mangelgefühle einstellen.

> M: Also so dieses Vergleichen, was ich nie wollte. Aber trotzdem, wenn meine Freundin mit ihrem Kind da ist, dann gucke ich immer: Was macht die jetzt grade in der Grundschulklasse und die hat eine andere Lehrerin, wie weit sind die da?
>
> K: Ich bin die beste Zweitklässlerin gewesen.
>
> I: W::ow
>
> ((alle lachen))
>
> M: Jetzt haben wir's. Laut bitte! ((lachen))

Typisch ist, dass diese Mutter den informellen Entwicklungswettbewerb der Eltern zwar ironisiert, aber dennoch nicht frei davon ist, die Substanz von Vergleichen zu ignorieren.

3.3.3   Normalisierung von Entwicklungsrückständen und Erziehungsschwierigkeiten

Die Kehrseite der Selbstzuschreibung einer positiven Entwicklung des Kindes ist, wie bereits erwähnt, die potenzielle persönliche Schuldzuschreibung bei Entwicklungsverzögerungen, wie im folgenden Zitat einer Medizinstudentin und zweifachen Mutter sehr plastisch wird:

> Also zum Beispiel: Ich war eine Zeit lang so ein bisschen hilflos, dass meine Tochter dann, obwohl sie trocken war, irgendwie mal vergessen hat, „Pipi" zu rufen und dann einfach in die Hose gemacht hat. Und dann hab ich das mal einer Freundin erzählt, und dann kam halt raus, dass sie genau das gleiche Problem mit ihrer Tochter hat. Hm man erzählt das so ungerne irgendwie von seinen Niederlagen in Anführungszeichen. Ich glaube das würde einiges einfacher machen. Es ist einfach gut manchmal zu wissen: Das machen Kinder in dem Alter, ja, das ist normal. Also das ist jetzt nicht so, dass mein Kind so toll ohne Windeln jetzt rumläuft, sondern ja das passiert einfach nochmal manchmal und ja.

Je eher Entwicklungsverzögerungen als persönliche „Niederlagen" begriffen werden, desto dringlicher wird dann auch die Abwehr drohender eigener oder fremder Schuldzuschreibungen. Eine entsprechend große Bedeutung erhalten Normalisierungen zur Unsicherheitsreduzierung – dies gilt grundsätzlich milieuübergreifend. Triebfeder der Normalisierung ist bei Milieus mit niedrigem SES aber weniger der hohe Selbstanspruch als vielmehr drohende beschämende Fremdzuschreibungen als mangelhafte/r, vernachlässigende/r Mutter/Vater.

Im Folgenden sollen einige typische Normalisierungsstrategien benannt werden:

Distanzierung von Maßstäben der Normalentwicklung: Dies kann sich etwa darin äußern, dass man sich von Durchschnittswerten betont unbeeindruckt zeigt und – gerne akademisch informiert – auf die Fragwürdigkeit der Bewertungsmaßstäbe verweist. Sehr verbreitet ist diesbezüglich auch die lapidare Bemerkung „jedes Kind ist anders" – gerade auch bei Eltern mit niedrigem SES.

Kritik an Testverfahren: Eine andere Form, Entwicklungsauffälligkeiten zu normalisieren, zeigt sich in der dezidierten Kritik an standardisierten Verfahren, die über den Entwicklungsstand Auskunft geben sollten und inzwischen nicht nur in Vorsorgeuntersuchungen, sondern auch in Kindergärten zum Einsatz kommen. Problematisiert werden sowohl ungerechtfertigte Rückschlüsse von der situativen Performanz eines Kindes in der Testsituation auf

deren allgemeine Kompetenz als auch alltagsfremde Setting, nicht-kindge-
rechten Fragen oder die mangelnde Berücksichtigung der besonderen Ver-
fassung des Kindes (gestern war ein stressiger Tag etc.).

„Temporalisierung von Entwicklungsschritten" (SEEHAUS 2014: 168):
Unter Betonung eines individuellen Entwicklungstempos des eigenen Kindes
wird selbstberuhigend eine Zuversicht dahingehend geäußert, dass sich beim
eigenen Kind zu einem etwas späteren Zeitpunkt doch noch alles im erwarteten Sinne einstellen wird. Unsicherheitsreduzierend ist diese Normalisierung
vor allem für diejenigen Eltern, die andere Entwicklungserwartungen internalisiert haben und so den erwarteten Zeitpunkt der jeweiligen Entwicklungsschritte mit Referenz auf die eigene Kultur relativieren (vgl. auch O-
TYAKMAZ u. KARAKAŞOĞLU 2015).

Stärken-Schwächen-Ausgleich: Entwicklungsrückstände werden hier dahingehend normalisiert, als sie einer Übererfüllung anderer Entwicklungsnormen gegenübergestellt werden. Rückstände erscheinen dann durch andere
Entwicklungsschritte, die sich früher als erwartet zeigen, kompensierbar: Das
Kind hat sehr früh sehr gut gesprochen, so dass das noch ausbleibende Rad-
fahren nicht beunruhigen muss. Oder in den Worten eines Vaters: „Die kann
labern wie ein Wasserfall, dafür hapert es manchmal beim Zählen".

Erziehungsprobleme/Belastungen als phasentypisch begreifen: Hier wird
entweder auf bisherige Erfahrungen mit dem Kind/den Kindern, oder aber
auf Ratgeber etc. zurückgegriffen, um die momentan schwierige Situation als
eine alterstypische Phase zu normalisieren – als eine, die vorbeigeht, die
nicht auf eigenes Versagen zurückgeführt werden muss oder in den Worten
einer Ärztin und Mutter:

> Ich hab letztens im Internet nachgeschaut, aber das war eher so: Wie schaffen das an-
> dere Eltern? Und das war auch schon wieder so, da wurde gesagt, dass man da einfach
> durch muss und es nicht persönlich nehmen. Das dachte ich mir schon.

*Familien- und milieutypische Priorisierung von bestimmten Entwicklungs-
schritten:* Eltern legen unterschiedlichen Wert auf die Entwicklung bestimmter Kompetenzen. So wird dann bspw. zwischen den Zeilen sinngemäß deutlich: Uns ist nicht so wichtig, dass der Junge grobmotorisch weit vorne ist,
viel wichtiger ist uns seine Auffassungsgabe. Diese Normalisierungsform
verweist darauf, dass Eltern aufgrund der eigenen familiären und beruflichen
Sozialisation bestimmte Kompetenzen als fördernswerter erachten als andere. In den Worten von MANSEL:

„Da Erziehende im Rahmen des Familienalltags nicht einfach ihre schulische und berufliche Sozialisation vergessen bzw. ungeschehen machen können, werden sie nach wie vor unterschiedliche, den schulischen Erfolg mehr oder minder garantierende Fähigkeiten und Fertigkeiten als nützlich erachten und bei ihren Kindern zu fördern versuchen" (MANSEL 1993: 56).

Biografisch begründete Normalisierung von problematisierten elterlichen Verhaltensweisen: Diese Normalisierungsform soll etwas eingehender thematisiert werden, da sie im Hinblick auf Gesundheitsprävention eine besondere Herausforderung für Professionelle darstellt: Regelmäßig ist zu beobachten, dass elterliche Verhaltensweisen, die als nicht unbedingt gesundheitsförderlich gelten, vor dem Hintergrund eigener biografischer Erfahrungen normalisiert werden, vor allem dann, wenn diese in der Erinnerung positiv besetzt sind. So heißt es etwa sinngemäß: Mir hat der regelmäßige Konsum von selbst gepresstem Apfelsaft als Einjähriger auch nicht geschadet, im Gegenteil oder: Aus mir ist auch was geworden, obwohl ich sehr viel ferngesehen habe. Offen ausgesprochen finden wir solche Normalisierungsformeln häufiger bei Eltern mit niedrigem SES; sie zeigen sich aber grundsätzlich milieuübergreifend. Mit dem Verweis auf Familientraditionen werden problematische Verhaltensweisen mehr oder weniger selbstverständlich „weg-normalisiert", und es deutet sich an, dass gegen eine solche Tradierungslogik nur schwer anzukommen ist, zumal sie gegenüber Professionellen eher selten offengelegt wird. Besonders plastisch wird dies in folgendem Beispiel einer 33jährigen zweifachen Mutter:

> Meine Mutter hat mich großgezogen, meine Mutter muss es wissen. Ich bin gesund und fertig, Feierabend. So, mein Mann war früher das krasse Gegenteil, bis ein Jahr durfte ich nichts Gesalzenes dem Jungen geben, ähm nichts vom Tisch am besten oder weg vom Tisch. Also nichts Gesalzenes und gar nicht. Und da hab ich mir dann auch gedacht, meine Güte du kannst mich mal am Arsch lecken. Ich hab ihn vom Tisch mitessen lassen, konnte ich aber halt nur machen, wenn er nicht da war, ne? So ich bin dann aber auch diesem::: Streit immer etwas aus dem Weg gegangen, weil mein Mann war bescheuert in der Hinsicht. Also ich hab auch gesagt: „Hallo? Was ist da so schlimmes dran?" Und er: „Ja::::, im Internet". Ich sag: „Boah, (2) im Internet steht auch viel Scheiße."

Obwohl es sich beim salzarmen Essen im ersten Lebensjahr um eine gängige Gesundheitsempfehlung handelt, wird diese mit Verweis auf die eigene Gesundheit und die Quelle der Information (Internet) vollständig zurückgewiesen. Das Beispiel unterstreicht eine Form der Immunisierung, die offensichtlich nur schwer zu durchbrechen ist. Umso interessanter ist zu fragen, welche Funktion solche Normalisierungen haben. Dabei fällt Folgendes auf: Die besagte Mutter beschließt ihre Ausführungen zum Thema „Salz" mit dem Satz:

> So und jetzt mittlerweile kriegt er ((16Monate alt)) Pepperonipizza und haste nich gesehen.

Hier schwingt Stolz und auch Genugtuung mit. Ähnlich normalisiert sie auch den Vorwurf des Kindergartens, dass ihr Sohn andere Kinder schlagen würde: heißt es dann: „Der Kleine hat sich eben gewehrt, um seine Freundin nicht mit einem anderen Kind teilen zu müssen – wo ist das Problem? Kinder „prügeln" eben ab und an, haben wir früher auch gemacht. Ein solch normalisierender Rückgriff auf Familientraditionen kann für Eltern mit niedrigem SES eine selbstwertdienliche und entlastende Funktion haben – und zwar gerade angesichts der oben beschriebenen hohen Anforderungen an eine verantwortete Elternschaft. Es zeigt sich dann so etwas wie eine nonchalant-selektive Zurückweisung derjenigen Normen, denen man – in der eigenen Einschätzung – sowieso nicht gerecht werden kann, wo der Abstand zwischen Ideal und Realität so groß ist, dass man sie auch einfach ignorieren kann. Der Gewinn ist, sich nicht defizitär fühlen zu müssen. Gerade hier unterscheiden sich Eltern mit einer Aufstiegsorientierung, die solche Normen internalisiert haben und daraus einen Handlungsdruck ableiten.

Die zu Tage tretende Souveränität im Zurückweisen von Gesundheits- und Erziehungsnormen kann aber tendenziell nur unter Seinesgleichen „ausgelebt" werden: So hält etwa die erwähnte Mutter gegenüber den Erzieherinnen im Kindergarten „lieber die Schnauze" und vermeidet möglichst den Kontakt mit ihnen wie auch mit „Schicki-Micki-Mamis", womit eine weitere Strategie zur Bewältigung von Unsicherheit angesprochen wäre.

3.3.4   Kontaktvermeidung

Die genannten Unsicherheiten führen bei Eltern sämtlicher sozialer Milieus zu Homogenisierungstendenzen. Elternschaft bzw. Familiengründung erweist sich zunehmend als Klärungsprozess dahingehend, wo man sozial „dazugehört" und wo nicht (vgl. auch MERKLE u. WIPPERMANN 2008). Die scheinbar unverfängliche Frage nach dem Wohnort der Familie manifestiert sich für Milieus mit hohem SES häufig in einer verstärkten sozialräumlichen Segregation; implizites Ziel eines solchen *„social cocooning"* (VINCENT u. BALL 2007: 1074) ist es, eine „soziale Ansteckung" (ELIAS u. SCOTSON 1993) der eigenen Kinder zu vermeiden. Auch in Milieus mit niedrigem SES finden sich solche „Ansteckungsängste" in Bezug auf Familien, die sozial noch weiter unten stehen. Die Chancen einer Realisierung sozialräumlicher Segregationswünsche sind hier aber weitaus weniger realistisch, und umso mehr versuchen diese Eltern, im sozialen Nahraum den Umgang mit „solchen" Familien zu meiden.

Vermieden wird tendenziell aber auch der Kontakt mit statushöheren Gruppen. Allgemein lässt sich beobachten, dass überall dort, wo Beschämung droht und das Eigene als defizitär erscheint, Abstand gehalten wird oder aber im Kontakt strategisch verdeckend agiert wird. Hinlänglich bekannt ist, dass kursähnlich organisierte Elternangebote primär von Mittelschichteltern genutzt werden (vgl. STROHMEIER et al. 2016). Nicht selten bleibt bei dieser Feststellung unberücksichtigt, dass solche Eltern mehr oder weniger selbstverständlich damit rechnen können, dass die Angebote auf sie zugeschnitten sind und sich entsprechend auch eine relativ homogene Gruppe einfinden wird. Bei Babyangeboten ist die Homogenisierungstendenz noch etwas geringer, verstärkt sich aber mit zunehmendem Alter des Kindes. Für Eltern mit niedrigem SES ist die Teilnahme an (überregionalen) Eltern(-Kind)-Angeboten nicht selten mit kulturellen und sozialen Fremdheitserfahrungen verbunden, da die angesprochenen Themen und Sorgen an der eigenen Lebensrealität vorbei gehen (vgl. VALITUTTO 2016). Im Rahmen einer GD berichtet bspw. eine muslimische Mutter von einem Elternkurs, der im benachbarten, eher privilegierten Stadtteil angeboten wurde und zeigt sich von den „Luxusproblemen" der anwesenden Eltern befremdet. Oder eine sehr junge Mutter bemerkt, dass ihre Altersgruppe bei den Angeboten im Stadtteil kaum vertreten ist und sie deshalb trotz drohender Isolation fast selbstverständlich davon Abstand nimmt. Gründe dafür, sich möglichst homogen mit anderen, ähnlich benachteiligten Eltern auszutauschen, liegen nicht zuletzt auch in eigenen biographischen Erfahrungen mit Bildungsinstitutionen, wo sie die Überlegenheit von Eltern anderer Milieus in unterschiedlichen Formen zu spüren bekommen haben. Was im folgenden Beispiel äußerst emotional zum Ausdruck gebracht wird, entspricht einem geteilten Grundgefühl:

I: Wie ist das mit anderen Elternangeboten, so von außen?

M: Also was ich ja gar nicht leiden kann sind diese Schicki-Micki-Mamis, weißte, die morgens um halb acht am Kindergarten stehen, aufgetakelt bis zum geht nicht mehr, als wären sie grade in ne Disko gegangen. Solche kann ich schon mal gar nicht leiden. Mein Kind ist das beste und ne? Mein Kind schlägt nicht, mein Kind haut nicht. Boah, wenn ich solche Mütter sehe, da krieg ich Plaque. Ganz ehrlich.

Wenn hingegen gerade in Kleinkindgruppen mit Eltern in ähnlichen sozialen Situationen zu rechnen ist und die Konfrontation mit elterlichen Perfektionsansprüchen der Mittelschicht vermeidbar ist, werden Angebote durchaus angenommen. Auch Konzepte mit einem Multiplikatorenansatz wie etwa „Stadtteilmütter" scheinen erfolgversprechend, da hier idealerweise Frauen, die selbst in benachteiligten Stadtteilen wohnen, befähigt werden, niederschwellige Elternbildung zu betreiben (vgl. STROHMEIER et al. 2016).

Eine andere Form der Kontaktvermeidung manifestiert sich in der *Präferenz anonymer Informationsquellen im Internet* zur Reduzierung von Unsicherheit. Auffällig regelmäßig findet sich dieses Verhalten bei Eltern mit MH und niedrigem SES, die eher isoliert leben, teilweise die deutsche Sprache nicht beherrschen oder aber aufgrund ihrer frühen Mutterschaft wenig Elternkontakte haben und sich einem hohen Erwartungsdruck ausgesetzt erleben. Reizvoll an der Orientierungsquelle Internet scheint für diese Eltern gerade die Möglichkeit, anonym bleiben zu können und sich keinen Bewertungs- oder gar Beschämungssituationen aussetzen zu müssen. Die sozialen Netzwerke kompensieren darüber hinaus ein Stück weit die fehlenden Kontakte: So ist etwa für eine 22jährige alleinerziehende Mutter eines fünf Monate alten Kindes der Austausch in Foren ein probater Ersatz für die fehlenden Kontakte mit Gleichaltrigen. Sie signalisiert im Interview eher implizit, dass sie sich in ihrem Stadtteil gar nicht wirklich über Angebote informiert hat und den face-to-face-Kontakt lieber vermeidet. Hintergrund ist, dass sie sowohl in ihrer Familie als auch gesellschaftlich einen hohen Bewährungsdruck erlebt und entsprechend Angst vor Versagenssituationen in der Öffentlichkeit äußert:

> Wenn ich mit ihm einkaufen gehe, hab ich manchmal so richtig tierisch Angst, dass er anfängt zu schrei:::n und ich ihn nicht beruhigen kann.

Delikat an der mehr oder weniger anonymen Form der Orientierungssuche ist, dass das Internet geradezu dazu auffordert, Informationen quasi zu den eigenen Gunsten zu selegieren: Man findet immer etwas, was einen bestätigt – oder in den Worten eines 38jährigen türkischstämmigen Vaters:

> Also meine Frau recherchiert sehr viel. Google ist ihr bester Freund. Wir haben uns aber auch Fachliteratur geholt. Da war meine Frau natürlich mit den Inhalten manchmal nicht einig. Sie hat da ihre eigenen Vorstellungen, wie es sein sollte und hat dementsprechend dann halt weiter recherchiert, bis sie eine Seite gefunden hat, die ihre Meinung vertritt ((lachen)).

In Situationen unvermeidlicher Kontakte mit statushöheren Gruppen – insbesondere mit Professionellen – zeigt sich eine weitere Strategie, potenzielle Beschämung zu vermeiden: Der Kontakt wird bewusst auf Abstand gehalten, und es wird versucht, möglichst wenig Kontakt- bzw. Angriffsfläche zu bieten. Dies erfolgt durch mehr oder weniger ausgeprägte *Verdeckungsmanöver*. Aufschlussreich ist hier folgende Schilderung einer zweifachen Mutter ihrer postpartalen Depression als 21jährige:

> Ich hatte nach meinem ersten Baby einen absoluten Babyblues. Ich war so in meinem größten Tief. Ich stand auf dem Balkon – da hab ich noch geraucht, hab's irgendwann sein lassen – und da hatte ich echt das Gefühl, ich werde nie wieder glücklich in meinem Leben. Mir ging es so schlecht. Ich dachte echt so, ne ist jetzt vorbei. Lieb ich das Kind überhaupt? Was ist das? Ist das mein Kind? Also ich hatte gar keine Emotionen. Ich hätte mir da echt gewünscht, weil ich war irgendwie zu stolz, das zu äußern, ich hätte mir da echt gewünscht, dass das jemand sieht.

Kurz vor dieser Äußerung offenbart sie indirekt, ihrer damaligen Hebamme Kompetenz und Stabilität vorgetäuscht zu haben:

> Ich fand meine sowieso so gut, weil die meinte zu mir, ich mach das so toll, ich brauch bei Ihnen gar nicht mehr zu kommen ((lachen)).

Die junge Mutter ist die Hebamme so „losgeworden", obwohl sie diese eigentlich dringend gebraucht hätte. Das Lob der Hebamme und der oben angesprochene Stolz zeigen, was bei der Sichtbarmachung ihrer Verzweiflung auf dem Spiel gestanden hätte: eine Beschädigung ihres mütterlichen Kompetenzanspruchs und die Zerstörung der Hoffnung, dass die Mutterschaft die bislang eher ausgebliebene soziale Anerkennung einträgt (vgl. dazu auch HILDENBRAND 2011: 30).

Verdeckungsmanöver können auch aus der Angst vor kulturellen Missverständnissen in institutionellen Kontexten erwachsen. So entscheiden sich bspw. muslimische Eltern nicht selten dafür, ihr Kind für vegetarisches Essen im Kindergarten anzumelden, um der Gefahr zu entgehen, aufgrund eines Sonderwunsches (kein Schweinefleisch) mit Ressentiments konfrontiert zu werden. Oder: Obwohl das Eingewöhnungsritual im Kindergarten einem widerstrebt, weil es nicht den eigenen Vorstellungen einer idealen Trennung (eher kurz und heftig) entspricht, wird tendenziell darauf verzichtet, dieses Unbehagen anzusprechen:

> Im Kindergarten war es die Regel, dass man bis das Kind aufhört zu weinen, bei dem Kind bleibt. Dieses Verhalten hatte mir nicht gefallen. Aber dennoch habe ich mich damals eine Zeit lang mit meinem Kind hingesetzt und mein Kind war ein sehr schüchternes Kind.

3.3.5   Orientierung an vertrauenswürdigen Experten

Wie erwähnt, verlassen sich gerade akademisch gebildete und aufstiegsorientierte Eltern gegenwärtig selten auf eine einzige Expertenquelle, wenn es um den Zugewinn an Handlungssicherheit geht. Dies hängt zum einen damit zusammen, dass man als informierte Eltern seit Familiengründung mit einem Neben- und Gegeneinander von Expertenmeinungen konfrontiert ist. Zum anderen würde der hohe elterliche Kompetenzanspruch dieser Eltern es – trotz aller Verunsicherung – gar nicht zulassen, auf eine „Metabewertung" der Expertenmeinungen zu verzichten. Wie wenig selbstverständlich heute der Rückgriff auf Experten ist, zeigt folgende Bemerkung einer Juristin:

> Ja, aber das ist die neutrale Profimeinung, die man noch mehr schätzt in der Regel als das Internet oder sonstige Sachen, die man irgendwo findet. Und wenn man seinem Arzt vertraut, dann sollte man sich selbst zu Liebe dann auch auf die Meinung was geben, und wenn er dann in dem Moment sagt: „Das ist so und so meiner Meinung nach". Und dann muss man sich selber dadurch auch ein bisschen beruhigen können. Auf wen soll man sich sonst noch verlassen können, also, klar.

Das hier angesprochene *Vertrauen* wird zum zentralen Bewertungsmaßstab von Expertenäußerungen. Vertrauen ist in jedem Fall ein Wagnis und es zeigt sich: Fachliche Kompetenz eines Experten allein reicht für elterliche Vertrauensbekundungen nicht aus; Vertrauen stellt sich erst ein, wenn auch „die Beziehung stimmt", und zwar auf ganzer Linie. Dies kann gar so weit gehen, dass eine Art *„Gefolgschaft"* gegenüber einem Experten bekundet wird. Im Hinblick auf Kinder- und Jugendärzte ist dies verstärkt bei Eltern mit niedrigem SES zu beobachten: Wenn das Vertrauen zum Arzt stabil ist, dann ist man quasi zu allem bereit:

> Bei uns weiß der Kinderarzt über alles Bescheid. Bin ja zugezogen. Und kam dann da an, der Arzt wurde mir empfohlen, und hab auch direkt gesagt, wie es ist, und dass auch ich vom Arzt Medikamente bekomme, die auch mal aufs Gemüt schlagen usw., usf. Und auch bei mir, wenn ihm da was auffallen sollte, oder er meint, ja die spinnt aber momentan grad ein bisschen, oder irgendwas, dann soll er's bitte auch sagen.

Entscheidend ist für diese Milieus – so zeigen die Schilderungen dieser Eltern – dass nicht nur eine vertrauensbasierte Bindung besteht, sondern der Arzt als eine *Quelle von Anerkennung und Individualisierung* erlebt werden kann. Sinngemäß heißt es dann etwa: Er hat sich exklusiv für mich Zeit genommen und Fehleinschätzungen eines desinteressierten Arztes aufgedeckt; er hat sich ganz besonders um mein (krankes) Kind gekümmert, es besonders umsorgt; er hat mir Schützenhilfe gegeben gegenüber anderen Institutionen. Genau solche Erfahrungen begründen das erwähnte Gefolgschaftsverhältnis:

Indem man als Dank für das exklusive Umsorgt-Werden dem ärztlichen Rat, der ärztlichen Orientierung Folge leistet, entsteht immer auch ein Reziprozitätsgefühl. Eine solche Form der Autoritätsanerkennung (POPITZ 1987) kann beispielhaft so weit gehen, dass die Ärztin zum Rollenvorbild für die eigene Tochter wird, auch wenn die ökonomischen Verhältnisse prekär sind. Besteht dieses Vertrauen hingegen nicht, wird auch gegenüber Kinder- und Jugendärzten eher ein Vermeidungsverhalten gezeigt (vgl. auch . Vor diesem Hintergrund müssten die „erkennbaren Probleme der Inanspruchnahmen von Vorsorgeuntersuchungen in armen Vierteln mit hohem Migrantenanteilen" (STROHMEIER et al. 2016: 44) auch mit der Frage nach Bedingungen eines Vertrauensaufbaus verbunden werden.

3.3.6 Delegation an professionelle Frühförderung

Wenn elterliche Normalisierungsstrategien an Grenzen stoßen und die Befürchtung entsteht, dass das eigene Kind tatsächlich Entwicklungsrückstande hat, ergeben sich für Eltern deutliche Zugzwänge hinsichtlich des Förder- und Unterstützungsbedarfs. In dieser Situation bietet die Absicherung durch Experten wie auch die Delegation der Förderung des Kindes an Experten eine wichtige *Entlastungsfunktion*. Für gebildete und aufstiegsorientierte Milieus gilt: im Zweifel lieber zu früh als zu spät handeln. Dies erklärt, warum gebildete und aufstiegsorientierte Milieus bei Kinderärzten nicht selten auf frühzeitige Überweisungen drängen (GEENE 2016: 9; HÄNSSLER 2015): Sich später ein Versäumnis vorwerfen lassen zu müssen, ist vor dem Hintergrund eines elterlichen Selbstverständnisses als „Entwicklungsassistenten" (SEEHAUS, 2014) und eines internalisierten Perfektionsanspruchs eine kaum erträgliche Vorstellung. Es gilt, Fehlentscheidungen, Fehlentwicklungen wie auch Fehleinschätzungen um jeden Preis zu vermeiden und den gefährdeten Erfolg der Kindererziehung durch zeitnahe therapeutische Maßnahmen zu sichern:

> Natürlich ist es so, dass diese Eltern ihre Karriere aufgebaut haben, beruflich sehr erfolgreich sind oder waren und jetzt ein Kind bekommen. Und das muss natürlich auch perfekt sein.

Delegierte Förderung im Dienste der Reduzierung von Unsicherheit geschieht in den angesprochenen Milieus auch in Form der Nutzung institutionalisierter Angebote der Frühförderung – angefangen bei der gezielten Suche nach optimal förderlichen Fremdbetreuungsangeboten nach dem Motto: „Also man will ja eben das Kind nicht irgendwem geben, n:e.", bis hin zur Inanspruchnahme zahlreicher Eltern-Kind-Angebote. Diese Delegation setzt sich auch im späten Kindergarten- und Grundschulalter fort; es bestätigt sich durchaus eine „Scholarisierung der Familien- und Freizeitpraxis", wie sie in der Familiensoziologie beschrieben wird (vgl. PEUCKERT 2012: 295). Wichtig scheint bei der Förderung dann aber auch der stete Verweis auf die ureigenen Bedürfnisse des Kindes, die man bei der Förderung konsequent berücksichtigen würde – ein offensives elterliches Förderbestreben ist eher tabu, obwohl der Normierungsdruck unübersehbar ist. Dies zeigt sich gerade auch bei denjenigen akademisch gebildeten Eltern, die sich in den Gesprächen explizit vom „Förderwahn" abzugrenzen suchen. Ihre demonstrative Gelassenheit wirkt teilweise angestrengt und offenbart eine nur bedingt effektive Beruhigungsstrategie: Beruhigender ist dann vielmehr ein Eingeständnis des Drucks und die Entscheidung, sich davon zu lösen.

Für Milieus mit niedrigem SES und MH sind kompensatorische Fördermaßnahmen etwa in Form von Logopädie oder Frühförderung deutlich weniger selbstverständlich. Obwohl in diesen Milieus weit verbreitet, sind Förderempfehlungen vonseiten des Kindergartens und/oder des Kinder- und Jugendarztes zunächst verunsichernd. Hier spielen die oben angesprochenen parentalen Ethnotheorien eine Rolle, die Frühförderung grundsätzlich als eher ungerechtfertigt bzw. unnötig erscheinen lassen. Ein weiterer Grund für die Zurückhaltung liegt in der Angst, das Kind könnte beeinflusst werden und anschließend den eigenen Erziehungsstil nicht mehr akzeptieren. Zusätzlich genährt wird die Skepsis durch einen artikulierten Diskriminierungsverdacht oder durch Unkenntnis der empfohlenen Therapie:

> Also ich bin da nicht verschlossen, wenn mein Arzt sagt, dein Kind braucht dieses. Da sag ich dann nicht "Nein, das braucht es nicht". Nur der Vater sagte mal "Ja, die machen das nur, weil wir Türken sind". Aber nein, ich habe ihn dann dahin gebracht. Als ich das erste Mal dahingegangen bin, war Papa nicht dabei. Da konnte ich ihn noch nicht überreden. Ich habe erst mal herausgefunden, was Logopädie heißt. Wie gesagt, ich hatte dann eine türkische Lehrerin gefragt.

Im weiteren Gespräch wird deutlich, dass sich der Vater gegenüber seinen Eltern unter Rechtfertigungsdruck sieht und eine solche Maßnahme eher schambesetzt war.

Die Chancen der Akzeptanz solcher therapeutischen Maßnahmen erhöhen sich, wenn die empfohlenen Fördermaßnahmen in einen Zusammenhang mit den besonderen Herausforderungen der Zweisprachigkeit gestellt werden können oder aber, wenn selbst Handlungsbedarf gesehen wird. Wird dieser Bedarf nicht gesehen, scheint für die Akzeptanz dann vor allem das Vertrauensverhältnis zum Arzt, der eine Maßnahme empfiehlt, wie auch die erfahrene (kompensatorische) Anerkennung im Rahmen der Therapie entscheidend zu sein:

> Dann sind wir zur Logopädie und die Frau hat schön den Test gemacht: „Dies braucht er, dies macht er sehr gut. Dies macht er nicht so gut. Dies muss er bis zur Grundschule hinbekommen. Dies bis zu seinem zehnten Lebensjahr". Wir waren auch sehr mit dieser Frau zufrieden. Später habe ich mein viertes Kind zur Sprachtherapie an dieselbe Stelle gebracht.

Allgemein fällt auf, dass therapeutische Fördermaßnahmen, die biomedizinisch begründet werden, eher Akzeptanz finden als solche, die psychische Ursachen benennen. Dies hat sicherlich u.a. selbstwertdienliche Gründe, da die Verantwortung für die Entwicklungsverzögerung etc. dann nicht mit elterlichem (Fehl-)Verhalten in Verbindung gebracht werden muss. Auch in unserer Studie bestätigt sich, dass gerade Milieus mit niedrigem SES eher Hilfen bevorzugen, die dem Gesundheitssystem zuzurechnen sind und nicht dem Jugendhilfesystem (vgl. GEENE 2016; STROHMEIER et al. 2016: 40ff.). Hier ist die Akzeptanz von interdisziplinärer Frühförderung auffällig: Stärker als andere Angebote verfolgen sie einen familienbezogenen Ansatz, können aber von Eltern gleichwohl eindeutig dem Gesundheitssystem zugerechnet werden.

3.4 Fazit: Bedeutung der kinderärztlichen Vorsorgeuntersuchungen

Die Anforderungen an Eltern sind gegenwärtig hoch und bringen zahlreiche Verunsicherungen mit sich. Entwicklungsbezogene Elternaufgaben sind deutlicher umrissen als in früheren Jahrzehnten. Damit geht ein größeres Potenzial an Schuldzuschreibungen einher, was die hohe Empfindlichkeit hinsichtlich einer professionellen Bewertung des eigenen Kindes erklärt. Durch den Ausbau von Maßnahmen zur Früherkennung und Prävention von Entwicklungs- und Lernstörungen wurde diese Bewertung des eigenen Kindes auf unterschiedlichste Entwicklungsbereiche ausgedehnt.

Nur vor dem Hintergrund dieser Entwicklung lässt sich die aktuelle Bedeutung der kinderärztlichen Vorsorgeuntersuchungen für Eltern angemessen verstehen: Unabhängig von der konkreten Durchführung der Vorsorgeuntersuchungen existiert für Eltern ein Druck, sich als verantwortliche Eltern zeigen zu müssen. Die Vorsorgeuntersuchungen werden als *„potenzieller Prüfstand der Elternleistung"* (SEEHAUS 2014) empfunden – Eltern nehmen die

Vorsorge mehr oder weniger ausgeprägt als Prüfungssituation wahr. Indiz dafür ist u.a. die geäußerte Erleichterung über das Ergebnis der Vorsorge im Nachgespräch mit den Beobachtern. Diese elterliche Anspannung findet ihren Widerhall oftmals auch in einer Anspannung des Kindes angesichts der erlebten Prüfungssituation.

3.4.1 Anforderungen im Rahmen der Vorsorgeuntersuchungen

In den Vorsorgen ergeben sich für Eltern mehrere Herausforderungen.

Performanz des Kindes

Grundsätzlich wird in der Vorsorgeuntersuchung – zumindest zum Teil – von der situativen Performanz des Kindes auf die altersgemäße Entwicklung geschlossen. Umso mehr beschäftigt Eltern die Frage, ob das Kind angemessen mitmacht, ob es zeigt, was es kann oder sich schlimmstenfalls gar verweigert:

> M: Das ist ja auch ein bisschen Druck: Du ((bezogen auf das Kind)) weißt das doch. Jetzt zeig doch, was du kannst.
>
> I: ˩ Ja. Warum ist das so?
>
> M: Warum ist das so? Ich weiß nicht. Weil das ((leichtes lachen)) Kind in dieser kurzen Zeit sein Bestes zeigen soll, damit die U gut läuft. Und wenn es jetzt darum geht, Förmchen in diesen Steckwürfel zu stecken und ich weiß ganz genau, das Kind kann das. Und macht das da aber nicht richtig. Dann weiß ich nicht genau, was kann die Ärztin da jetzt draus lesen. Das ist vielleicht irgendwie so das Label naja, vielleicht ist der da noch nicht so weit. Aber ich weiß ganz genau, ne da ist der super drin. Man hat halt so ein Druck irgendwie so ein bisschen.

Die Rede von einem „Label" ist bezeichnend. Typisch ist die Angst, der Arzt könnte dem Kind eventuell ungerechtfertigt einen Stempel aufdrücken. In unseren Interviews schildern Eltern regelmäßig Stresssituationen, in denen sich das Kind „schlecht verkauft", nicht „kooperiert" hat etc. Eltern sehen sich einerseits aufgefordert, Assistenz zu leisten, d.h. das Kind zum Mitmachen zu bewegen; andererseits erleben sie sich als zur Zurückhaltung aufgefordert. Manche artikulieren Schwierigkeiten, sich bei Fragen an das Kind und bei Tests nicht als „Übersetzerin" zu betätigen, vor allem wenn sie merken, dass es eigentlich mehr kann als es in der Situation zeigt. Performt das Kind umgekehrt besser als die Eltern es erwarten, stellt sich ein Gefühl des Stolzes ein. Oder in den Worten einer vierfachen türkischstämmigen Mutter:

Der Kleine ist ja prima durchgekommen, das hätte ich nicht gedacht – da ist man stolz darauf.

Inwieweit andere Eltern die Kinder auf Vorsorgeuntersuchungen vorbereiten, ist ein Thema, das gerade leistungsorientierte Eltern umtreibt. Vorbereiten kann Unterschiedliches bedeuten: Entweder gestaltet sie sich als eine Form der Weitergabe von Druck: „Du musst heute zeigen, dass du ein Vorschulkind bist" oder aber die Vermeidung von Underperformance steht im Vordergrund. Darüber hinaus kann sogar noch „geübt" werden, dass das Kind besonders gut performt.

Für Eltern mit niedrigem SES wird die Vorsorgeuntersuchung immer auch mit einer Kontrollfunktion verbunden – Vorsorgeuntersuchungen werden von sozial benachteiligten Milieus mehr oder weniger bewusst als staatliches Kontrollinstrument wahrgenommen. Ob diese Wahrnehmung auch handlungswirksam wird und gar eine Teilnahmeabstinenz[18] zur Folge hat, entscheidet sich u.a. entlang der Frage, inwiefern ein substanzielles Vertrauensverhältnis zum Arzt besteht. So fiel sowohl in Einzelgesprächen wie auch in GDs auf, dass diese Eltern entweder voller Stolz über ihr „sehr gutes Verhältnis" berichten (vgl. „Gefolgschaft", Kap. 3.3.5) oder sich umgekehrt sehr distanziert zeigen. Im Vordergrund steht bei diesen Eltern dann, ob man glatt durch die Kontrolle kommt, vergleichbar mit einer Zollkontrolle, wo man – metaphorisch gesprochen – vielleicht auch mal eine Kleinigkeit vorbeischmuggeln möchte. Im Hintergrund geht es immer auch um die Angst vor Sanktionen: Auch, wenn folgende Mutter diese Angst eher als Übertreibung markiert, entspricht sie einer realen Befürchtung:

> Bei der Tagesmutter beißen und kratzen die, ich hab meine Tochter ausgezogen, die läuft zum Kinderarzt und ich denk: Was hat die denn am Rücken? Ne blutige Bisswunde. Ich denk so: Oh ne:in! Läuft perfekt! Ich hatte einen super Lauf an diesem Tag ((ironisch)). Ich hab gedacht, der Kinderarzt, der schaltet's Jugendamt ein oder so ((lachend)), ich weiß es nicht. Was sie perfekt gemacht hat. Der Kinderarzt kam rein und sie sagt: „Guten Tag" und er sagt: „Ok dann hat sich das mit den zweisilbigen Wörtern dann erledigt". ((lachen))

Zwar ist die Performanz des Kindes auch für Eltern mit mittlerem und hohem SES eine Herausforderung, diese haben aber deutlich effektivere „Strategien der Grenzmarkierung" (SEEHAUS 2014), um schwierige Situationen zu normalisieren. Mehr oder weniger selbstbewusst wird reklamiert, das

---

18 Aktuelle KiGGS-Studien stellen heraus, dass bei Eltern der niedrigen Sozialstatusgruppe und – besonders auffällig – bei Eltern mit Migrationshintergrund die Teilnahme an Vorsorgeuntersuchungen insbesondere nach vollendetem zweiten Lebensjahr nach wie vor zurückgeht, wenn auch in geringerem Maß als noch vor zehn Jahren (KIGGS 2008: 107ff.).

eigene Kind aufgrund der Nähe und der zeitlichen Präsenz am besten beurteilen zu können:

> Also ich kenn ja mein Kind und weiß, wie der halt entwickelt ist und sehe den ja auch mit anderen Kindern halt in dem Alter im Vergleich und weiß halt, dass der auch motorisch und sprachlich und so gut entwickelt ist, ne?

Unter-Beweis-Stellen elterlicher Beobachtungsfähigkeit

Über die zugeschriebene Rolle als Entwicklungsbeobachter – Eltern sollen detailliert über ihr Kind Auskunft geben – wird indirekt auch elterliche Kompetenz geprüft. Bei dieser Anforderung stehen aufstiegsorientierte Eltern und solche mit hohem SES deutlich stärker unter Druck:

> Ich bin immer wieder verblüfft über die Fragen, also ich find die sehr gut. Aber ich muss ganz oft überlegen, macht mein Kind das jetzt wirklich schon? Ah - kann der das? Oder bilde ich mir das ein? Also das find ich sehr schwierig, das so im Nachhinein. Dann denk ich immer meine Güte, beobachtest du so ungenau ((lachen)) dass du das gar nicht weißt?

Dass die Fragen bisweilen voraussetzungsvoll sind, wird auch von Eltern aus Milieus mit niedrigem SES vermerkt. Allerdings widerspricht eine genaue Entwicklungsbeobachtung eher dem eigenen elterlichen Selbstverständnis, und entsprechend erzeugen diesbezügliche Fragen auch weniger Erwartungsdruck:

> M3: Der hat mich gefragt: „Fährt der Bobbycar rückwärts?" Der fährt vorwärts, ich hab keine Ahnung ((lachen)), ist der schon mal rückwärts gefahren? Keine Ahnung! Ich weiß nicht.

> M2: Die machen so viel am Tag, das merkt man sich nicht ((lachen)).

Platzierung von Sorgen

Im Rahmen der Vorsorgeuntersuchung ist grundsätzlich vorgesehen, dass Eltern auch ihre Sorgen bezüglich der Entwicklung ihres Kindes vorbringen können. Manche bereiten sich regelrecht darauf vor, indem sie sich explizit – u.a. in Absprache mit dem Partner – Themen vornehmen, die sie ansprechen möchten. Andere erinnern Sorgen eher spontan im Verlauf der Vorsorgen und manche äußern diese nur auf gezielte ärztliche Fragen hin. Für Letztere stellt sich die Herausforderung, Raum für die eigenen Themen zu schaffen und gleichzeitig den Regelverlauf einer Untersuchung nicht zu stören, am geringsten.

Unabhängig vom Verhalten des Arztes werden Sorgen sehr unterschiedlich selbstverständlich vorgebracht: Einzelne Eltern deponieren sie fast schon entschuldigend, verweisen etwa auf den Partner, den ein bestimmtes kindliches Verhalten irritiert. Andere wiederum nehmen sich Themen vor, bringen dann aber nur einige zur Sprache – weil entweder die Zeit fehlt, sich die Fragen erledigt haben oder aber im Kontext unangebracht erscheinen. Gewisse Sorgen werden dann auch einfach nur angedeutet (vgl. Kap. 4.1.3). Implizit geht es immer um die Frage, inwiefern die eigenen Sorgen tatsächlich „doctorable", d.h. im Rahmen eines Arzt-Patienten-Gesprächs als legitim erscheinen (vgl. SCHÖFFLER et al. 2012: 11). Eltern, die stärker eine Anspruchshaltung gegenüber Ärzten verinnerlicht haben, verschaffen sich selbstbewusster Raum und sprengen eher mal die im Rahmen des Gesprächstypus klassischerweise zugedachte Rolle.

3.4.2   Explizite und implizite Erwartungen an die Vorsorgeuntersuchung

Die Ausführungen zu den elterlichen Unsicherheiten machen deutlich, dass Vorsorgeuntersuchungen aus Sicht der Eltern häufig eine höchst emotionale und druckbeladene Situation darstellen und sie mit einer mehr oder weniger ausgeprägten Erwartungshaltung zur Vorsorge erscheinen. Bei diesen Erwartungen gilt es, zwischen expliziten und impliziten Erwartungen der Eltern zu unterscheiden. Beide spielen in der Elternkommunikation eine wichtige Rolle.

Explizite Erwartungen

Gerade vor dem Hintergrund der beschriebenen Verunsicherungen hinsichtlich der Frage, ob das Kind altersgemäß entwickelt ist und den im sozialen Umfeld grassierenden Vergleichsdiskursen wird eine *gründliche Überprüfung des Entwicklungsstands* des Kindes erwartet (und damit eine effektive Unsicherheitsreduzierung): „Der Arzt macht auch wirklich alle Übungen, es ist ihm egal, ob das Wartezimmer voll ist, ob Stress ist". Von anderen Eltern weiß man, was in einer bestimmten Vorsorge gemacht wird und zeigt sich teilweise irritiert, wenn bestimmte Elemente beim eigenen Kind ausgelassen werden – v.a. wenn keine Transparenz hinsichtlich der Gründe besteht. Die Einschätzung der Seriosität hängt aber nicht allein von der Vollständigkeit ab, sondern auch vom *Einzelfallbezug*, also davon, ob der Arzt das konkrete Kind „genau anguckt", es zu involvieren vermag und entsprechend einen guten Kontakt aufbauen konnte:

> Wenn ich mit Freunden spreche, die andere Kinderärzte haben und ihn zufällig mal erlebt haben in der Notarztpraxis oder so, dann fällt denen das sofort auf, dass der mit den Kindern so persönlich und sehr kindgerecht auch umgeht.

Als „kindgerecht" wird bspw. auch die ärztliche Fähigkeit qualifiziert, auf Performanzprobleme beim Kind angemessen zu reagieren. So berichtet eine Mutter, wie überzeugend ihr Arzt mit der anfänglichen Schüchternheit ihres Kindes umgegangen ist und es zum Reden gebracht hat. Es wird deutlich, dass die Performanz des eigenen Kindes immer in Abhängigkeit vom Verhalten des Arztes gesehen wird.

Ein weiteres Indiz für die Seriosität der Untersuchung ist für Eltern die *Transparenz hinsichtlich des ärztlichen Vorgehens* und eine individualisierte Erläuterung des Urteils zum Entwicklungsstand des Kindes, insbesondere wenn ein Entwicklungsrisiko besteht (vgl. Kap. 4.5). In den Worten von Eltern eines Frühchens:

> M: Also wir fahren ungefähr ne dreiviertel Stunde, das ist schon sehr weit. Und mit dem Kinderarzt, wo wir vorher halt waren, da fand ich die ganzen, ja, Erklärungen einfach sehr dürftig. Der hat untersucht, aber halt so für sich dann halt alles gemacht, so. Ja.

> V: Und hier ist immer dann alles direkt, du kriegst halt ein Feedback.

Zweifeln an der Seriosität lässt manche Eltern auch ein (vor-)schnelles abschließendes Urteil, wie eine dreifache Mutter (hoher SES) es bei früheren Kinderärzten beobachtet hat:

> Die anderen gucken sich das Kind an. Alles gut. Und fertig. Die gehen auf vieles aber gar nicht ein. Das ist, glaub ich, denen auch egal. Ganz vielen.

Wie oben erwähnt, zeigen sich Eltern angesichts vielfältiger und teilweise widersprüchlicher Informationen zu relevanten Themen (Ess- und Schlafverhalten[19]) verunsichert. Angesichts des Misstrauens bezüglich der Neutralität von Informationen im Internet erhält eine *Face-to-face-Beratung* einen besonderen Stellenwert (vgl. auch WALPER 2015[20]).

Für Eltern mit mittlerem und hohem SES gehört es zum elterlichen Selbstverständnis, gut informiert zu sein. Wie oben erwähnt, beruft man sich bei

---

19 Vgl. auch Studie JENNI et al.: "Today's parents expect that their pediatrician is competent not only in the management oft physical conditions but also capable of counseling for behavioral abnormalities, feeding, eating, sleep problems and many other issues" (JENNI et al. 2016: 208).

20 „Die große Mehrheit der Eltern aus allen sozialen Schichten erachtet es als hilfreicher, wenn sie sich über ihre Fragen und Probleme mit jemandem persönlich austauschen und beraten können" (WALPER 2015: 15).

schwierigen Fragen selten auf eine Expertenquelle. Die Aufklärungserwartung in der Vorsorge bezieht sich dann vor allem auf Fragen, die die besondere Situation des eigenen Kindes bzw. der Familie betrifft. Besonders geschätzt wird eine individualisierte Beratung.

Sich selbsttätig zu informieren, etwa mittels Gesundheits- und Erziehungsratgeber, ist für Eltern mit niedrigem SES deutlich weniger selbstverständlich. Umso mehr wird persönliche Beratung durch den Kinder- und Jugendarzt geschätzt, vor allem, wenn man ihm vertraut und die Inhalte anschlussfähig sind (vgl. dazu ausführlich Kap. 4.6.3).

Zur elterlichen Wahrnehmung von Angemessenheit einer Aufklärung tragen nicht nur der konkrete Fallbezug, sondern auch die *persönliche Positionierung des Arztes* und der eingeräumte Entscheidungsspielraum bei. Erwartet wird *Orientierungshilfe*, auf deren Grundlage man selbsttätig Entscheidungen treffen kann, nicht aber zu einer Entscheidung gedrängt wird:

> M: Beim Stillen gehen unsere Meinungen bisschen auseinander. Ich hab die Zwillinge glaub ich 14 Monate voll gestillt. Die wollten nix anderes. Er wollte das schon, aber die sind halt fit und gesund und dann hab ich gesagt „Ne, mach ich anders". Also, er ist dann auch nicht beleidigt. ((...)) Er hat dann gesagt „Ich kann Ihnen das ja nur empfehlen oder aus meiner Praxis berichten". Er sagte „Wenn Sie das Gefühl haben, die brauchen das so, dann ist das auch in Ordnung. Ist noch kein Kind verhungert und die sehen toll aus". Das ist dann so. Er kann da ganz gut mit umgehen.

Bezüglich der erwarteten *Zeit zur Platzierung eigener Sorgen* besteht auffällig großes Verständnis für den Zeitdruck der Ärzte und demgemäß sind die Erwartungen oft auch nicht sehr hoch. Entscheidend ist aber, dass sich ein Gefühl des „Gut-aufgehoben-Seins" einstellt. Diese Formulierung ist typisch und deutet an, dass für die Qualifizierung einer guten Vorsorge auch eine emotionale Komponente relevant ist, die dann nicht nur das gute Gefühl des Kindes, sondern auch das der Eltern umfasst. Wenn Sorgen in der Vorsorgeuntersuchung sichtbar werden können und vom Arzt auch aufgegriffen werden, vermittelt dies ein Sicherheitsgefühl, welches gerade für verunsicherte Eltern von besonderer Bedeutung ist. Umgekehrt führt das Übergehen/Bagatellisieren von Sorgen zu Enttäuschung und Irritation (vgl. genauer Kap. 4):

> M: Er hat so raue Haut, auch an den Fingern. Er kaut viel drauf und so. Und das wurde so abgetan, dass ich mir denke: Das kann doch nicht nichts sein. Also ich hatte Angst, dass das Neurodermitis ist. Warum soll ich denn jetzt abwarten, bis es passiert? Gibt's nicht irgendwie eine Möglichkeit, dass jetzt zu behandeln? Die Ärzte tun das so ab und Hauptsache, er hat'n Gummibärchen in den Mund gekriegt und eh noch'n Gummibär-

chen und noch'n Gummibärchchen. Also ich hab kein vernünftigen Kinderarzt, wo ich sage, da fühl ich mich sicher. Also da ist mein Kind gut aufgehoben.

Bezeichnend ist, dass diese Mutter (niedriger SES) dann in der Situation nicht insistierte, um eine für sie befriedigende Antwort zu erhalten. Eltern mit höherem SES treten in solchen Situationen tendenziell selbstbewusster auf (vgl. auch GEENE et al. 2014).

Implizite Erwartungen

Allgemein fällt auf, dass eine in der Vorsorge erfahrene *Bestätigung der eigenen Einschätzung* eines verunsichernden kindlichen Verhaltens besonders positiv aufgenommen wird, wie etwa folgender Kommentar einer Mutter (hoher SES) zur Bewertung der Ärztin zum Ausdruck bringt:

> I: Sie hatten da ja auch die Trotzphase angesprochen, dass er da Grenzen austestet und so.

> M: Ja, dass er sehr emotional oft reagiert.

> I: Und hat Ihnen das geholfen, was Frau Meier dazu jetzt gesagt hat?

> M: Ja schon. Also das ist ja auch manchmal schön, wenn sie dann die eigene Auffassung bestätigt – natürlich weiß ich, dass ich, wenn ich Aufmerksamkeit schenke, das Verhalten positiv verstärke und es eben vielleicht ein Verhalten ist, was ich gar nicht verstärken möchte. Aber es ist doch sehr hilfreich, wenn ich das nochmal höre und denk: Ja, richtig so.

Die Mutter markiert hier deutlich, dass sie keine unwissende Mutter ist, sondern durchaus selbstständig nach Erklärungen für ihre misslungenen Erziehungsstrategien gesucht hat. Die Erläuterungen der Ärztin kann sie als Bestätigung begreifen, auch wenn sie de facto den Zusammenhang zwischen dem eigenen und dem kindlichen Verhalten evtl. nicht in der Deutlichkeit gesehen hat. Zentral ist letztlich, dass sie sich nicht infrage gestellt fühlen muss.

Für Eltern mit niedrigem SES steht in der Vorsorgeuntersuchung die *Bescheinigung von Normalität* im Vordergrund (vgl. auch GEENE u. WOLF-KÜHN 2014). Wie oben erwähnt, gilt dies in besonderem Maß für Eltern, die sich ungerechtfertigt einer Zuschreibung als Risikogruppe ausgesetzt sehen. Verbunden ist diese implizite Entwertung mit dem Wunsch einer expliziten *Kompetenzanerkennung*: Die Vorsorgeuntersuchung stellt hier gleichsam ein gesellschaftliches Angebot an die Mutter dar, sich ihrer „Normgerechtigkeit als gute Mutter" zu versichern (ebd.: 12).

Mir hat die Ärztin gesagt, ich muss halt drauf achten, dass ich auch Pofalten aufmache und da saubermache, weil sich das entzündet. Beispielsweise so dumme Dinge, worauf man nicht achtet. Aber sonst sagt sie mir, ich mach alles gut ((lachen)).

Nicht selten hat die latente Anerkennungserwartung auch *kompensatorische Funktion*. Gerade sozial benachteiligte Eltern erhalten ansonsten eher geringe gesellschaftliche Anerkennung, weil sie etwa Tätigkeiten ausüben, die wenig Wertschätzungspotenzial haben, an Orten wohnen, die mit einem eher schlechten Image verbunden sind etc. Für manche dieser Frauen scheint die Mutterrolle mit der Erwartung verknüpft zu sein, eine neue Quelle von Stolz zu finden. Umso wichtiger ist in dieser Situation die Anerkennung mütterlicher Kompetenz, die allein schon über die explizite Bescheinigung einer altersgemäßen Entwicklung erfolgen kann. Wenn sich dann der Arzt auch noch besonders viel Zeit für das eigene Kind nimmt und einem schon dadurch Anerkennung entgegenbringt, dann werden manche geradezu euphorisch formulierten Bewertungen von Kinder- und Jugendärzten („sie ist die beste Frau überhaupt") umso verständlicher.

Mehr als eine Normalitätsbescheinigung wird von diesen Eltern zumeist nicht erwartet und es ist fast schon irritierend für solche Eltern, wenn der Arzt darauf besteht, dass sich das Kind „nicht nur normal", sondern „super entwickelt" hat. Ganz anders für aufstiegsorientierte Eltern und solche mit hohem SES: Sie erhoffen sich viel eher die Bescheinigung eines überdurchschnittlichen Leistungspotenzials beim Kind und die *Zuerkennung einer erfolgreichen Elternschaft*. Eigentlich scheint hier erst eine Übererfüllung der Standards tatsächlich beruhigend zu wirken.

Also meine Kinder sind sehr weit entwickelt für ihr Alter und deswegen brauch sie mir jetzt keine Tipps geben, wie ich auf was gucke oder wie ich mit denen spielerisch irgendwas mache, weil die quasseln mir jetzt schon beide ein Kotelett ans Ohr. Die ist zwar noch nicht mal zwei und redet schon in ganzen Sätzen.

Werden die Standards demgegenüber nicht übererfüllt, erhält der ärztliche Verweis auf Entwicklungsnormen eine beruhigende Funktion. Dieser begrenzt die Erwartungen an das Kind und führt – zumindest tendenziell – zu einer *Entlastung von Perfektionsansprüchen*.

Eine Entlastungsfunktion erhält die Vorsorgeuntersuchung auch dann, wenn man sich als Eltern ein Stück weit außerhalb der Normalerwartung befindet. Auch wenn diese Normalerwartung heute brüchiger ist denn je, ist sie immer noch Anlass zu Verunsicherungen und entsprechend erhält die Vorsorge eben auch die latente Funktion einer *Entlastung von Schuldgefühlen*, wie sich im folgenden Beispiel einer berufstätigen Mutter (hoher SES) abzeichnet:

Es gibt mir ein gutes Gefühl, dass man hier gespiegelt bekommt, dass alles in Ordnung ist. Es ist schön, dass sie sich gut entwickelt hat, da bin sehr froh, eben auch weil sie schon relativ früh jetzt in den Kindergarten gegangen ist, so ab anderthalb und da hat man auch immer so ein bisschen, ja was heißt ‚schlechtes Gewissen'. Aber manche Kinder sind halt viel länger bei Mama und deswegen freut es mich dreifach so sehr, dass sie sich trotzdem so gut entwickelt, ne? Dass der Kindergarten gut tut.

Auf Nachfrage berichtet diese Mutter von den großen Bedenken ihrer eigenen Mutter angesichts der frühen Berufstätigkeit. Die Oma brachte gar explizit die Befürchtung eines „Zurückbleibens" aufgrund mangelnder mütterlicher, frühkindlicher Förderung vor. Umso erleichternder ist der „objektive" Nachweis einer guten kindlichen Entwicklung.

Noch dringlicher kann diese Schuldentlastung für diejenigen Eltern sein, die als sog. Risikofamilien gelten und wissen, dass ihr Familienleben nicht so ist, wie es sein sollte und sie dem Kind nicht das bieten können, was man eigentlich möchte. Vor diesem Hintergrund birgt die Vorsorge neben der Gefahr einer Bestätigung der Abweichung von der Normalität umgekehrt auch die Chance, attestiert zu bekommen, dass beim Kind trotz widriger Umstände alles in bester Ordnung ist und man sich nicht auch noch ständig mit Schuldgefühlen quälen muss.

Ebenfalls eine Form der gewünschten Schuldentlastung stellt eine Medizinalisierung von kindlichen Entwicklungsschwierigkeiten dar: Stellt sich heraus, dass ein Kind therapiebedürftige Verhaltensauffälligkeiten zeigt, so besteht ein selbstwertdienlicher elterlicher Reflex darin, sich als potenzielle Verursacher aus dem Spiel zu bringen, zumindest fürs Erste. Sie erwarten bzw. erhoffen dann, im Rahmen der Vorsorge eine *biomedizinische Begründung psychosozialer Auffälligkeiten* zu erhalten, die entlastend ist und eher eine elterliche Handlungsperspektive eröffnet: Man weiß jetzt, dass das Kind eine „Krankheit" hat, kann dies gegenüber Freunden auch so ohne Gesichtsverlust kommunizieren und kann schlussendlich dem „kranken Kind", das nun nicht mehr einfach störrisch oder sonst wie unerträglich ist, eher Verständnis entgegenbringen.

Bei Eltern allgemein eher unentschieden ist die Frage, ob die eigenen *elterlichen Belastungen* in die Vorsorgeuntersuchung „hineingehören" oder eher nicht. Die Entlastungserwartung ist ambivalent, denn die Artikulation eigener Belastungen geht immer auch mit einer potenziellen Imagegefährdung einher – oder in den Worten von Eltern (hoher SES), bei deren Kind in der Vorsorgeuntersuchung eine Regulationsstörung diagnostiziert wurde:

V: Zu sagen, dass man überfordert ist oder so. Ich finde das auch ne mutige Aussage muss ich ehrlich sagen.

M: Also ich würd's sagen. (2)

V: Ich auch. Ich glaube auch. Aber ich glaube nicht, dass es jeder so tun würde.

Obwohl diese Eltern in der Vorsorge ihre Überforderung sehr deutlich zum Ausdruck gebracht haben, führen sie im Nachgespräch mit der Beobachterin eine hypothetische Diskussion – sie würden sich selbst nicht als „überfordert" bezeichnen. Dies zeigt, wie schwierig für Eltern Zugeständnisse einer Überlastung sind und wie eng sie bisweilen mit Versagensgefühlen verknüpft sind.

Wurden in Nachgesprächen Mütter, denen die Belastung geradezu ins Gesicht geschrieben war, auf ihre Erwartungen gegenüber dem Kinder- und Jugendarzt angesprochen, war Folgendes zu beobachten: Zunächst verwiesen Mütter darauf, dass man angesichts der Zeitnot während der Vorsorge keine Hilfe erwarten würde bzw. möchte, da man es „selber hinkriegen" würde oder müsste. Interessant ist aber, dass eine empathische Ansprache einer Belastungssituation, wie sie in den Nachgesprächen durch die Beobachter erfolgte, als „erleichternd" erlebt wurde:

I: Würden Sie sich dann manchmal auch wünschen, dass Sie bei der Frau Jürgens, wenn Sie belastet sind, über so was auch reden könnten?

M: Ehrlich gesagt schon. Aber ich kann auf der anderen Seite auch verstehen, dass im gedrängten Zeitraum einfach auch nicht geht. Also es ist extremer gewesen, wir hatten nen kleinen Krankenhausaufenthalt und dann kommt man quasi von jetzt auf gleich aus dem Krankenhaus raus in die Praxis rein, um noch irgendwelche Dinge sich verschreiben zu lassen oder so. Und dann ist man da so voll von diesen Erlebnissen und dann ist es schon bitter, wenn dann so das Gegenüber völlig zur Tagesordnung übergeht. Ich finde dann ist es eben schon auch an der Zeit, mal nochmal nachzufragen, was denn war, und ist jetzt wieder okay oder so. Aber- ich weiß nicht vielleicht ist es auch zu viel verlangt.

Auch in einer GD mit belasteten Eltern, die zahlreiche enttäuschte Unterstützungserwartungen schilderten – angefangen beim Krankenhaus, über die Hebamme bis hin zum Kinder- und Jugendarzt –, manifestierte sich eine Unentschiedenheit. Explizit danach gefragt, ob man denn beim Kinder- und Jugendarzt elterliche Belastungen deponieren könne, reagierten sie eher mit Verwunderung:

M1: Also ich würd jetzt trotzdem nicht sagen, dass er auf mich so eingeht wie auf den Kleinen. Also der kümmert sich wirklich nur um den (2) und wenn ich Fragen hab, beantwortet der mir die auch und so. Der nimmt sich auch Zeit. Aber ich hab jetzt nicht das Gefühl, also ich hör zum ersten Mal, dass er sich auch um mich kümmern könnte.

M3: Das stimmt doch aber auch nicht. Also wenn ich beim Kinderarzt bin, mein Kind ist krank und es ist ganz klar ersichtlich, dass ich auch krank bin, wird das doch nicht thematisiert. Auch wenn das jeder sehen kann. ((...)) Dafür ist in der Regel keine Zeit: Also die kommen schon rein mit wehenden Kitteln.

Für Eltern mit niedrigem SES sind Belastungsbekundungen gegenüber dem Kinder- und Jugendarzt erst dann denkbar, wenn das Vertrauen besteht, dass in der Folge keine Maßnahmen gegen den eigenen Willen eingeleitet werden.

Also ich hab da damals meiner Ärztin von erzählt, dass ich mich mit meinem Partner nicht so einigen kann, dass es eigentlich alles ziemlich schlecht war und wir uns oft gestritten haben und sie hatte mir dann von der Stadt eine Beraterin dazu geholt. Also sie hat natürlich gefragt, ob ich das möchte. ((...)) Und ich fand das immer ganz gut, wenn man das dem Arzt sagt und der die Möglichkeit hat, einem dabei zu helfen, und man sollte sich eigentlich auch nicht darum schämen, dass man Hilfe in Anspruch nimmt, ne? Also es ist nicht immer alles ganz gelb und gold und glitzernd, ne ((lachen))?

Bezeichnend ist, dass die Mutter nicht von Jugendamt spricht, obwohl die Familienberatung dort angesiedelt ist. Je weniger ein Hilfsangebot mit Einbußen an Selbstbestimmung und staatlicher Kontrolle in Verbindung gebracht werden muss, desto normalisierbarer erscheint es.

4 Elternkommunikation in frühkindlichen Vorsorgeuntersuchungen

Elternkommunikation in der pädiatrischen Vorsorge ist höchst anspruchsvoll. Ähnlich wie die beschriebenen Erwartungen und Anforderungen an Eltern derzeit ausgesprochen hoch sind, gilt gleiches auch für Kinder- und Jugendärzte. Im folgenden Kapitel soll in einem ersten Schritt aufgezeigt werden, worin *allgemeine* kommunikative Herausforderungen (Kap. 4.1) bestehen. Ein zweiter Schritt konkretisiert diese Herausforderungen entlang unterschiedlicher *kommunikativen Aufgaben* im Vorsorgekontext und zeigt erstens, wie diese von Ärzten bewältigt werden und zweitens welche *Effekte dies im Hinblick auf präventive Wirksamkeit* hat (vgl. Kap. 4.3.ff.).

4.1 Kommunikative Herausforderungen in der Elternkommunikation

4.1.1 Grundlegende Asymmetrien

Arzt-Patienten-Gespräche zeichnen sich zunächst durch einige *grundlegende Asymmetrien*[21] aus, die die Interaktion mitprägen. Dies bezieht sich zunächst auf die Wissensebene, wo die Patienten (bzw. die Eltern) über das *in ihrer konkreten Lebens- bzw. Alltagspraxis verankerte Erfahrungswissen* (von und mit ihrem Kind) verfügen, der Arzt sich hingegen vornehmlich – insbesondere im Hinblick auf sein ärztliches Urteil – an *medizinisch-wissenschaftlichem Wissen* orientiert und hinsichtlich seiner professionellen Begründungspflicht auch orientieren muss. Hinzu kommt, dass die Eltern auf (all-)tägliche Erfahrungen mit dem Kind zurückgreifen können, während der Pädiater das Kind nur ausschnitthaft in der Untersuchungssituation erlebt.

Weiter führen Kinder- und Jugendärzte allein an einem einzelnen Tag zahlreiche solcher Vorsorgeuntersuchungen (und Gespräche) mit Familien durch, es ist also für sie auch immer ein gewisses *Routinegeschehen*, während es für die Familien um ein *singuläres und bedeutsames Ereignis* handelt, das bis-

---

21 Die Darstellung dieser Asymmetrien erfolgt dabei in Anlehnung an SPRANZ-FOGASY (2010: 32ff.).

weilen auch lange beschäftigt. Während Eltern stets persönlich betroffen sind (subjektiv-emotionale Aspekte; emotionale Involviertheit), nimmt der Arzt in der Regel eine professionell-distanzierte Haltung ein.

4.1.2   Triadische Gesprächsstruktur

In der pädiatrischen Kommunikation wird die asymmetrische Beziehungs-konstellation aufgrund der *triadischen Gesprächsstruktur* (Eltern, Kind, Arzt) zusätzlich verkompliziert: Die eigentlich untersuchten Patienten, also die Kinder, sind nicht bzw. nur eingeschränkt in der Lage, verbal über Be-findlichkeiten und Kompetenzen Auskunft zu geben. Trotz differenzierter Testinstrumente, die diesem Umstand gerecht werden sollen, bleiben Eltern (gezwungenermaßen) relevante Ansprechpersonen hinsichtlich der Fähig-keiten und Befindlichkeit des Kindes, aber auch hinsichtlich der Umsetzung pädiatrischer Ratschläge und Empfehlungen. Aus der triadischen Gesprächs-konstellation ergeben sich für das kinderärztliche Handeln *zusätzliche* kom-plexe kommunikative Anforderungen (vgl. „zwei- oder mehrfach gesplittete Gesprächspartnerschaft": SPRANZ-FOGASY u. WINTERSCHEID 2013). Zunächst einmal muss der Arzt die Aufmerksamkeit aufteilen, da sowohl Wahrnehmung und Erleben des Kindes als auch der Eltern fokussiert werden müssen; daneben spielt auch die Eltern-Kind-Interaktion eine Rolle.

Auch wenn es um ärztliche Empfehlungen geht, stellt die triadische Ge-sprächssituation den Arzt vor eine besondere Herausforderung: Gerade die Frage, ob und inwieweit die (zumindest älteren) Kinder hier ebenfalls anzu-sprechen sind – sei es als jemand, der ebenfalls etwas machen soll, oder auch als jemand, der damit einverstanden sein soll, dass etwas mit ihm gemacht wird –, muss der Arzt in der Vorsorgehandlung entscheiden (vgl. ALBERT 2009).

4.1.3   Formen elterlicher Relevanzsetzungen

Eltern bringen sich auf vielfältige Weise in die Vorsorgehandlung ein. Unter elterlichen Relevanzsetzungen wird im Folgenden alles verstanden, was aus Sicht der Eltern wichtig ist und was sie in die Vorsorge einführen. Solch elterliche Relevanzen werden nicht selten lediglich angedeutet bzw. indirekt signalisiert. Im Folgenden sollen verschiedene Formen der elterlichen Rele-vanzsetzung dargestellt werden.

4.1.3.1 Explizite Äußerung elterlicher Relevanzen

Die offensichtlichste Form elterlicher Relevanzsetzung ist die explizite Äußerung von Sorgen oder anderen Problemen. Eltern nutzen die Vorsorgeuntersuchung häufig in der Erwartung eines gewinnbringenden Austauschs mit ihrem Kinderarzt, als Gelegenheit, etwaige Sorgen und problematische Themen direkt einzubringen und zu bearbeiten. Im folgenden Beispiel einer U3 (mittlerer SES) bringt der Vater auf die offene Frage der Ärztin das Essverhalten des Säuglings und die damit verbundenen Sorgen in die Vorsorgehandlung ein:

A: Gibt es irgendwelche Fragen, die sich bei Ihnen schon angesammelt haben in der Zeit?

V: (3) Außer, dass die, find ich, sehr sehr hungrig ist und wir gefühlt denken, wir haben ein überfülliges Kind

Typischerweise werden explizite elterliche Relevanzsetzungen durch Fragen der Ärzte initiiert.

4.1.3.2 Widerspruchssignale

Auch wurde beobachtet, dass Eltern einer Äußerung des Arztes (bspw. Beratungsinhalt/ Empfehlung, Erläuterung eines Sachverhalts, Mitteilung über den kindlichen Entwicklungsstand), die sie nicht teilen oder nicht nachvollziehen können, mehr oder weniger offen widersprechen. Perspektivendifferenzen[22] zwischen Arzt und Eltern evozieren hier Widerspruch, wie in folgendem Beispiel einer U7 (mittlerer SES) deutlich wird. Die Ärztin empfiehlt aufgrund des bereits leicht lutschoffenen Bisses, mit der Abgewöhnung des Schnullers zu beginnen, woraufhin die Mutter auf ihr Erfahrungswissen mit dem älteren Bruder zurückgreift und die kinderärztliche Empfehlung kommunikativ ins Leere laufen lässt:

A: Schöne Zähne! Lutscht sie noch an irgendwas? Sie hat so ein bisschen lutschoffenen Biss. Gucken Sie, dass Sie den bald abgewöhnen. Es ist nicht das Saugbedürfnis der Säuglinge, es ist die Gewohnheit

M: Ja er war ja auch so spät, ne? ((älterer Bruder des Kindes)) Er war ja auch schon drei beim Abgewöhnen.

A: Ja. Je früher man's-

M: Dann hat's auch sehr gut geklappt.

---

22 Perspektivendifferenzen zwischen Arzt und Eltern meinen etwa eine unterschiedliche Problemgewichtung oder unterschiedliche Einschätzung der Dringlichkeit eines Handlungsbedarfs.

Oftmals wurde auch beobachtet, dass Eltern einer kinderärztlichen Handlungsempfehlung widersprechen, indem sie andeuten, dass sie den Beratungsinhalt als gegenüber dem Kind schwer umsetzbar erleben, wie im folgenden Beispiel einer U5 (niedriger SES):

A: Die wichtigste Lage ist diese. Ich komm' auf den Bauch.

M: mhm

A: Ne? Ich kann mich mit Sachen beschäftigen, kann mich abstützen-

M: └die liegt nicht so gerne so

Als Erklärung für die Umsetzungsschwierigkeiten wird der Säugling als „aktiver Handlungspartner" ins Spiel gebracht, dessen Empfindungen als eine Voraussetzung für das Glücken des Unterfangens „Bauchlage" gedeutet werden (vgl. Kap. 3.2.2).

4.1.3.3   Signale der Informiertheit

Eine weitere Form elterlicher Relevanzsetzungen sind Signale der Informiertheit: Eltern geben zu erkennen, dass ihnen eine kinderärztliche Erklärung oder Empfehlung nicht neu ist. Zwar widersprechen sie der ärztlichen Äußerung nicht direkt, deuten jedoch an, dass sie den Inhalt bereits kennen, was eine weitere Ausführung des Arztes eigentlich überflüssig macht. In folgendem Beispiel einer U10 (niedriger SES) signalisiert der Vater dem Arzt, dass er Empfehlungen zum gesunden Ess- und Trinkverhalten des korpulenten Kindes bereits kennt und sich offensichtlich schon mit diesem Thema beschäftigt hat:

A: Und Getränke: lassen Sie diese zuckerhaltigen Getränke weg.

V: Säfte und so was.

A: Das darf er mal. Aber es sollte die Ausnahme sein. Die Regel ist Wasser und Tee.

V: Ja.

A: Ja? Säfte sind zusätzlich noch gezuckert, das haut rein.

V: Ich weiß

4.1.3.4   „Verkappte Enthüllungen"

Nicht selten bringen Eltern ihre Themen lediglich indirekt ein oder deuten sie nur an. Dies gilt gerade für problematische Themen. Sie werden in Form „verkappter Enthüllungen" (KAUFMANN 1999: 103) in das Gespräch mit dem Arzt eingebracht, so etwa durch ein Lachen, eine ironische Bemerkung oder mittels ambivalenter Begrifflichkeiten. In folgendem Beispiel einer U9 (hoher SES) bringt die Mutter das problematische Essverhalten ihrer Tochter über eine verniedlichende Redewendung ein:

A: Essen und Trinken?

M: Wie ein Spatz. Also Trinken: Wasser oder Apfelschorle

Dass Eltern problematische Themen nicht immer direkt ansprechen, sondern lediglich andeuten, wird auch in der folgenden Sequenz einer U5 (hoher SES) deutlich. Hier wird eine problematische Erfahrung quasi „weggelacht":

A: Wie klappt das mit dem Schlafen?

M: Ja, also, richtige Schlafzeiten haben wir noch nicht ((lachen))

Solche elterlichen Relevanzsetzungen sind in der direkten Interaktion mit den Eltern schwerer zu identifizieren.

4.1.3.5 Reduziertes Antwortverhalten

Reduzieren sich die Antworten bzw. Artikulationen der Eltern auf kurze Rückmeldesignale („mhm" oder ähnliches), so kann auch darin eine –indirekte – Form elterlicher Relevanzmarkierung gesehen werden. Wie auch SPRANZ-FOGASY und WINTERSCHEID feststellten, zeigt sich eine solche Form des Antwortens bei Themen, die für die Patienten bzw. Familien tendenziell unangenehm sind bzw. insbesondere dann, wenn zwischen Arzt und Familie eine ausgeprägte Status-Asymmetrie besteht (SPRANZ-FOGASY u. WINTERSCHEID 2013: 27).

Gerade *psychosoziale Belastungen* und Probleme werden oftmals nicht einfach direkt und explizit von Eltern eingebracht. Gerade Eltern mit niedrigem SES zeigen sich nicht selten sehr zurückhaltend. Vor dem Hintergrund, dass neue Morbiditäten gerade bei diesen Familien, zwar überproportional häufig diagnostiziert werden („soziogene Krankheitsrisiken"), aber zu selten bzw. zu spät mit entsprechenden Hilfs- und Unterstützungsangeboten erreicht werden (GEENE 2016: 9; BARTH 2016: 1315), stellt das reduzierte Antwortverhalten eine besondere Herausforderung dar.

4.1.4   Komplexer Verlauf von Vorsorgeuntersuchungen

Elterliche Relevanzsetzungen sind offenkundig vom Arzt nur bedingt „steuerbar"; sie enthalten immer *unkontrollierbare Irritationsmomente* („schlecht definierte Situationen", Kap. 2.1) in ansonsten größtenteils strukturierten Vorsorgehandlungen. Neben anamnestischen Teilen der Vorsorge und der körperlichen Untersuchung, welche teilweise standardisiert sind, existieren elterliche Relevanzsetzungen als potenziell subjektive Maßstäbe quasi nebenher. Ohnehin schon kommunikativ herausfordernde Situationen wie ärztliche Erklärungen, Mitteilungen und Beratungen werden aufgrund ungefragter elterlicher Relevanzsetzungen (Andeuten von Umsetzungsschwierigkeiten, Signale der Informiertheit etc) zusätzlich verkompliziert bzw. sind umso weniger routinisierbar. Dies soll Abbildung 1 verdeutlichen.

Angesichts des dargestellten komplexen Verlaufs von Vorsorgen stellt sich nun die Frage, wie der Arzt mit den genannten Irritationsmomenten umgeht. Nutzt er elterliche und kindliche Relevanzsetzungen als (weitere) Quelle der Urteilsfindung produktiv oder betrachtet er sie vielmehr als „Störfaktoren" im einem von Routine geprägten Geschehen, die es eher zu vermeiden gilt?

Selbstredend kann der Arzt nicht jede elterliche und kindliche Relevanzsetzung aufgreifen und bearbeiten, sondern ist immer auch seinen eigenen Vorgaben und fachlichen Ansprüchen verpflichtet. Für den Arzt besteht die Herausforderung im *Spannungsfeld zwischen elterlichem und ärztlichem Erwartungs- und Relevanzsystem* abzuwägen, wann er elterliche Relevanzsetzungen verfolgt und wann dies seiner professionellen Einschätzung nach nicht nötig ist.

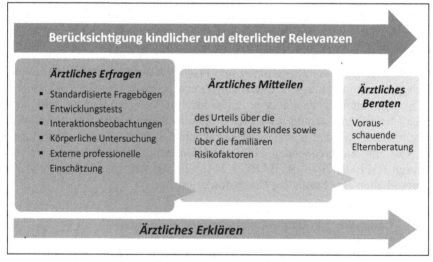

Abbildung 1:   Komplexer Verlauf von Vorsorgeuntersuchungen (eigene Darstellung).

4.2 Kommunikative ärztliche Aufgaben und ihre fachliche Funktion

Es lassen sich vier Aufgabenbereiche des ärztlichen Handelns unterscheiden, in denen Elternkommunikation eine besondere Relevanz hat. Diese Bereiche fließen in der Praxis zwar ineinander, haben allerdings eine etwas unterschiedliche Ausrichtung und werden deshalb getrennt behandelt. Der erste Bereich betrifft das ärztliche *Frageverhalten* (Kap. 4.3). Es dient neben anderen anamnestischen Instrumenten wie Tests und Beobachtung des kindlichen Verhaltens sowohl dazu, den Entwicklungsstand valide einschätzen als auch Risikofaktoren identifizieren zu können. Ärztliche *Erklärungen* (Kap. 4.4) adressieren im frühkindlichen Alter vornehmlich die Eltern und haben die Aufgabe, medizinisch relevante Zusammenhänge aufzuzeigen. Ein weiterer zentraler Bereich, in dem die Kommunikation mit Eltern eine entscheidende Rolle spielt, betrifft die Art und Weise, wie *Mitteilungen* über den Entwicklungsstand (Kap. 4.5) erfolgen. Zu guter Letzt gehört die präventive *Beratung* (Kap. 4.6) zu einem Kernbereich der Elternkommunikation im Rahmen der Vorsorgeuntersuchung.

Fragt man nun nach *Qualitätskriterien der Elternkommunikation*, so könnten verschiedene Aspekte in Betracht gezogen werden. Man kann sich bspw. ganz und gar darauf beschränken, die Qualität entlang der elterlichen Zufriedenheit zu beurteilen. Für die vorliegende Studie hätte dies bedeutet, dass die Antwort auf die erste Frage des Nachgesprächs ausgereicht hätte ("Wie fanden Sie jetzt diese Vorsorge"), um die Elternkommunikation im Einzelfall zu qualifizieren. Eine solche Orientierung birgt allerdings die Gefahr, Elternzufriedenheit zu verabsolutieren. Wäre sie die alleinige Referenz, hieße dies im Extremfall, dass der Arzt auch dann die Wünsche der Eltern zu befriedigen hat, wenn er deren Erfüllung in fachlicher Hinsicht nicht verantworten kann. Hier leuchtet unmittelbar ein, dass die Zufriedenheit der Eltern, die sich an den oben genannten impliziten und expliziten Erwartungen (vgl. Kap. 3.4.2) bemisst, keineswegs die Qualitätsbeurteilung von Elternkommunikation allein bestimmen kann. Genauso wenig können nun im Kontrast dazu Effizienz- bzw. Wirtschaftlichkeitskriterien als alleiniger Maßstab guter Elternkommunikation gelten. Vielmehr ist die Qualität in erster Linie an den *fachlichen Zielen der Vorsorgeuntersuchungen* zu bemessen, die dann aber weder ohne eine gewisse Elternzufriedenheit noch ohne eine – den zeitlichen Vorgaben – angemessene Effizienz zu erreichen ist.

Tabelle 1:   Kommunikative Aufgaben und ihre Funktion

Kommunikative Aufgabe	Funktionalität im Hinblick auf präventive Wirksamkeit
Erfragen	**Aufdecken** von Risikofaktoren der kindlichen Entwicklung (familiäre Belastungen etc.)
Erklären	**Steigerung** elterlicher Aneignung von ärztlichen Erklärungen
Mitteilen	**Aktivieren der Elternverantwortung** und **effektive Beruhigung** elterlicher Sorgen
Beraten	**Förderung elterlicher Umsetzung** von Beratungsinhalten im Sinne einer (Primär-)Prävention

Im Vordergrund eines solchen Qualitätsverständnisses steht die Frage, welche Form und Ausprägung von Elternkommunikation zu eben dieser Zielerreichung beitragen und welche diese eher unterminieren. Mit anderen Worten: Welche Kommunikationsmuster erweisen sich als tendenziell dysfunktional und welche als funktional? Um die personale Kompetenz in Vorsorgeuntersuchungen angemessen konturieren zu können, bedarf es eben dieser Klärung.

In Tabelle 1 wird veranschaulicht, worauf sich die Funktionalität der jeweiligen kommunikativen Aufgaben im Einzelnen bezieht. Im Folgenden werden insbesondere diejenigen fachlichen Zielsetzungen fokussiert, die den vom Berufsverband der Kinder- und Jugendärzte (BVKJ) geforderten „*Paradigmenwechsel* von ‚Früherkennungsuntersuchungen' und sekundärer Prävention hin zu ‚Vorsorgeuntersuchungen' und primärer Prävention" (SCHWERPUNKTTHEMA BVKJ 2012: 7) betreffen.

4.3   Ärztliches Frageverhalten

4.3.1   *Herausforderungen ärztlichen Frageverhaltens*

Fragen zu stellen gehört in der pädiatrischen Vorsorge zu einer der *zentralen anamnestischen Handlungen* von Kinder- und Jugendärzten, um zu einem validen Urteil über den Entwicklungsstand des Kindes sowie familiäre und kindliche Risikofaktoren zu kommen (vgl. Tabelle 1). Neben der Aufdeckung von klinischen Befunden geht es vor dem Hintergrund des Präventionsgedankens immer auch um *subklinische Befunde*, also um solche, die (noch) nicht klinisch relevant sind, die aber bspw. ein problematisches Verhalten bereits erkennen lassen. Das Besondere an solchen subklinischen Befunden ist, dass diese oftmals nicht leicht zu fassen sind. Auch der Versuch, diese durch quantifizierende Fragen fassbar zu machen (etwa Häufigkeit der Wutanfälle) stößt bei solchen Auffälligkeiten des Kindes an seine Grenzen, da auch eine genannte Häufigkeit allein wenig aussagt, d.h. interpretationsbedürftig bleibt. Dies betrifft in besonderem Maße auch familiäre Risikofaktoren, wie sie sich etwa in kritischen Eltern-Kind-Interaktionen zeigen oder in implizit oder explizit angedeuteten elterlichen Überforderungen, Belastungen oder Problematisierungen abzeichnen. Aus diesem Grund stellt die Aufdeckung subklinischer Befunde Ärzte vor eine besondere Herausforderung. Funktionalität zeichnet sich im ärztlichen Frageverhalten also dadurch aus, im Gespräch mit den Eltern *(potenzielle) Entwicklungsauffälligkeiten sowie kindliche und familiäre Risikofaktoren aufzudecken* und damit eine Grundlage für eine valide Beurteilung ebendieser zu schaffen.

Im Folgenden sollen einige zentrale Herausforderungen des Fragegeschehens in pädiatrischen Vorsorgeuntersuchungen konkretisiert werden, um dann anschließend anhand empirischen Materials unterschiedliche Formen ärztlichen Frageverhaltens sowie deren jeweilige – positiven und negativen – Folgen zu veranschaulichen.

4.3.1.1   Adressierung und Relevanz von Fragen

Bei den Vorsorgen kann bzw. wird zumeist nicht der eigentliche Patient, nämlich das Kind, mit den ärztlichen Fragen adressiert, sondern vielmehr die anwesenden Eltern. Während bei gewöhnlichen Arzt-Patienten-Gesprächen dabei dem Patienten gleichsam automatisch eine besondere (epistemische) Autorität zumindest über sein subjektives Erleben der Symptome zugeschrieben wird, stellt sich bei pädiatrischen Vorsorgeuntersuchungen immer auch die Frage, inwieweit Eltern in die Rolle versetzt werden, kompetent für und anstelle ihres Kindes Auskunft zu geben. Dazu kommt, dass eine Elternantwort naturgemäß immer auch eine subjektive Einschätzung ist, also bspw. die verharmlosende, entproblematisierende Antwort, welche dem „Blick der liebenden Mutter" entspringt oder auch die aus ärztlicher Perspektive womöglich dramatisierende Antwort einer verunsicherten Mutter. Hier bedarf es einer ärztlichen Beurteilung, inwiefern diese Elternantwort valide für die Einschätzung der kindlichen Entwicklung sowie familiärer Risikofaktoren sein kann. Dies ist insbesondere auch im Hinblick darauf interessant, dass Ärzten im Rahmen der Vorsorgeuntersuchungen wie beschrieben noch andere Instrumente bzw. Handlungen zur Verfügung stehen, um an die für ihr Urteil letztlich relevanten und notwendigen Informationen zu gelangen. Ein Arzt kann etwa einerseits die Eltern fragen, ob das Kind bereits eine gewisse Anzahl an Wörtern spricht, oder er kann bei der Untersuchung des bzw. Beschäftigung mit dem Kind erwarten, dass ihm das Kind dies selber „zeigt". Es stellt sich also im Vorsorgekontext stets die Frage, ob bzw. in welchem Ausmaß der Arzt relevante Informationen durch Fragen an die Eltern ermittelt und welchen Wert er in der Konsequenz Elternantworten überhaupt beimisst.

4.3.1.2   Vorgeschaltete Elternfragebögen

In der Mehrzahl der untersuchten Kinderarztpraxen wird mit vorgeschalteten Elternfragebögen gearbeitet, um Entwicklungsauffälligkeiten und Risikofaktoren aufzudecken – nur selten verzichten Ärzte gänzlich auf einen Elternfragebogen und verlagern die Besprechung der relevanten Themenfelder ausschließlich auf das Gespräch mit den Eltern. Ärzte nutzen dabei eine Vielzahl an Fragebögen – wie bspw. den Elternfragebogen zur ergänzenden Entwicklungsbeurteilung (EEE U6-U9), altersspezifische Fragebögen zu Regulations- und Bindungsstörungen nach PAPOUŠEK et al. (2004) bei Säuglingen und den Mannheimer Elternfragebogen bei Kleinkindern. Der kommunikative Umgang mit ausgefüllten Elternfragebögen stellt den Arzt nun vor eine weitere Herausforderung: Erstens stellt sich die Frage, ob er die Elternantworten als valide und ausreichend im Hinblick auf die Beurteilung der kindlichen Entwicklung betrachtet. Zweitens liegt es in der Hand des Arztes, ob und wenn ja wie er auf auffällige Antworten bzw. Kreuze im Gespräch eingeht, wie er also damit umgeht, wenn Eltern bspw. angekreuzt haben, dass ihr Kind Probleme beim Essen hat oder sie es häufig als unkonzentriert erleben und welche Nachfragen er stellt.

Diesen Herausforderungen muss sich jeder Kinder- und Jugendarzt individuell stellen. Dabei ist Frage aber nicht gleich Frage. In den untersuchten Vorsorgeuntersuchungen zeigten sich vielmehr verschiedene Muster ärztlichen Frageverhaltens, die sich systematisch voneinander unterschieden und im Hinblick auf Kriterien wie die Validität der Antworten sowie hinsichtlich des präventiven Anspruchs als mehr oder minder funktional bzw. dysfunktional erwiesen.

4.3.2   Dysfunktionales Erfragen

Dysfunktionalität im ärztlichen Frageverhalten zeichnet sich dadurch aus, dass die Perspektive und Erfahrungen der Eltern wie auch der Kinder nur sehr eingeschränkt in den Blick geratung und dadurch die Gefahr entsteht, kindliche und familiäre Risikofaktoren *unzureichend aufzudecken*. Nachfolgend werden drei Muster beschrieben, die sich als tendenziell dysfunktional erwiesen haben: Im ersten Fall wird eine Form potenziell verdeckender Normalisierung beschrieben (Kap. 4.3.2.1), im zweiten Fall wird ein Frageverhalten dargelegt, das den Antwortraum für die Eltern sehr stark einschränkt und damit unter Umständen relevante Informationen verborgen bleiben (Kap. 4.3.2.2). Ein drittes Muster problematisiert die Intransparenz einzelner Fragen, die bei manchen Eltern eher Abwehr denn Offenheit erzeugen. Zuguterletzt wird ein dysfunktionaler Umgang mit dem Antwortverhalten im Rahmen von Elternfragebögen thematisiert (Kap. 4.3.2.3).

4.3.2.1   Normalisierende Deklarativsatzfragen

In den untersuchten Vorsorgen zeigten sich ärztliche Fragen vielfach in der Form sogenannter Deklarativsatzfragen (SPRANZ-FOGASY 2010: 49) wie etwa in folgendem Beispiel aus einer U7 (niedriger SES):

> A: Und Sie haben ein glückliches Kind, Sie sind glücklich und Sie haben das Gefühl, dass sie bis jetzt die letzten zwei Jahre eine schöne Entwicklung hingelegt hat?
>
> M: └Joa.

Die Frage des Arztes, die hier gleich zu Beginn der Vorsorge – unmittelbar im Anschluss an die Begrüßung – erfolgt, gleicht dabei von der Syntax her einem Aussagesatz und ist lediglich durch sprachrhythmische bzw. nonverbale Signale überhaupt als Frage markiert. Der Arzt unterstellt dabei eine völlig unproblematische Entwicklung des Kindes, der Mutter verbleibt hier lediglich die Aufgabe, dieses scheinbar schon feststehende Urteil des Arztes durch ihre Antwort zu validieren. Einem solchen typischen ärztlichen Frageverhalten (also Deklarativsatzfrage in Zusammenhang mit unterstellter Normalität/ positiver Entwicklung des Kindes) kommt dabei eine starke Normalisierungsfunktion zu, wie sie bspw. auch BARTH beschrieben hat (BARTH 2015). Fragen wie die obige bzw. auch ähnlich gerichtete wie bspw. „Ich nehme an, Sie sind zufrieden?", oder auch „Sorgen gab's bei ihm nix, ne?" erschweren dabei die elterliche Artikulation potenziell problematischer Aspekte der kindlichen Entwicklung oder des familiären Zusammenlebens und befördern sozial erwünschte Antworten. Solche *verallgemeinernden Nor-*

malisierungen können *auf vorab festgelegten und somit geschlossenen Elterntypisierungen* beruhen (vgl. Kap. 3). Sie konnten insbesondere im Kontakt mit Patienteneltern mit einem mittlerem bis hohen SES beobachtet werden. Neben einer unproblematischen Entwicklung des Kindes wird dabei häufig auch eine hohe Elternkompetenz unterstellt. Es findet sozusagen eine „blinde Kompetenzzuschreibung" statt, wodurch die Gefahr besteht, die Lebenswelt dieser Klientel nur noch selektiv wahrzunehmen („selektive Wahrnehmungssperre"). Dieses ärztliche Frageverhalten ist besonders auch vor dem Hintergrund der Beobachtung problematisch, dass Eltern ohnehin derartige – schwierigere – Themen häufig nicht direkt und von alleine explizit ansprechen, sondern vielmehr indirekt und oftmals über Umwege einbringen. In folgendem Beispiel aus einer U8 (mittlerer SES), in der sich der Junge ausgesprochen unruhig zeigte, ständig im Untersuchungsraum hin und her rannte, auf die Liege kletterte, und wieder runtersprang, findet sich eine solche elterliche Andeutung:

A: Gibt's irgendeinen Moment, wo er ruhig ist am Tag, so lange er wach ist?

M: Mmm, ((lachen)) nicht lange. ((lachen))

A: Gibt's aber schon?

M: Ja.

Dass die kindliche Unruhe für die Mutter im Alltag belastend ist, deutet sich hier in dem – leicht gequälten – Lachen und im Verweis auf die zeitlich nur begrenzten Ruhigphasen also lediglich an. Diese „verkappte Enthüllung" (vgl. Kap. 4.1.3) wird von der Ärztin im Zuge ihrer normalisierenden Anschlussfrage gänzlich übergangen und eben nicht als potenzielle Belastungsrealität aufgedeckt, sondern eher bagatellisiert. In der Folge geht eine wichtige Information – nämlich die mütterliche Erfahrung und der Umgang mit der kindlichen Unruhe – verloren. Im Hinblick auf eine valide Risikoeinschätzung wären solche Informationen aber bedeutsam.

Eltern bewegen sich in ihren Antworten nicht selten in einem Spannungsfeld zwischen einem expliziten Ansprechen, weil ein – gewisser – Leidensdruck besteht und die Expertenmeinung wertgeschätzt wird, zugleich jedoch auch einer Tendenz zum Verheimlichen, weil derartige Themen eben auch immer potenziell ein Stück weit beschämend sind, was dann häufig in solchen indirekten, lediglich angedeuteten Relevanzsetzungen resultiert.

Die Validität der elterlichen Antworten auf obige Deklarativsatzfragen ist vor diesem Hintergrund also stark eingeschränkt. Dies zeigte sich oftmals gerade auch im weiteren Verlauf der Vorsorgen und in den Nachgesprächen mit den Eltern (wo diese impliziten elterlichen Signale von den Interviewern aufgegriffen wurden): Auch dort, wo Fragen wie die obigen zunächst die elterliche Zustimmung erhielten, offenbaren sich später wiederholt eindeutig problematische elterliche Erfahrungen – allerdings wiederum in einer zunächst nicht direkt artikulierten Art und Weise. Insgesamt verweisen normalisierende Deklarativsatzfragen auf eine gewisse ärztliche Unentschiedenheit, inwiefern den Eltern tatsächlich Raum für eigene Erfahrungen eingeräumt werden soll.

4.3.2.2 Schematisches Abarbeiten eines Leitfadens

Allerdings sind es nicht nur diese Deklarativsatzfragen, welche eine unzureichende Aufdeckung familiärer und kindlicher Risikofaktoren gefährden. Das schematische Abarbeiten eines Leitfadens schränkt die Möglichkeit zu eigenen Relevanzsetzungen und darüber hinaus den Antwortraum der befragten Eltern ein, wie folgender Auszug aus einer U5 (hoher SES) zeigt:

A: Isst Ihr Kind vom Löffel?

M: Ja.

A: Gibt es Probleme beim Essen?

M: Nein, nein.

A: Zeigt Ihr Kind, wenn es hungrig oder satt ist?

M: Mhm, ja ((lachen)).

A: Ja, das machst du, ne? Schläft Ihr Kind nachts durch?

M: Nein.

A: 6-8 Stunden?

M: Äh, sechs Stunden mal, ja, aber so alle vier still ich ihn.

A: Aber es ist Ihr Kind, Sie schaffen das, ne, oder?

Die normalisierende Deklarativsatzfrage erscheint hier lediglich zum Ende des Gesprächsauszugs und wird durch die Partikel „ne" bzw. „oder" hier auch immerhin noch etwas offengehalten. Einschränkend ist hier aber auch das vorangehende Frageverhalten. Mit jeder Frage wird von der Ärztin ein weiterer – eng umfasster – Aspekt eines Themas (zunächst Essen, dann Schlafverhalten) angesprochen. Von der konkreten Erfahrung, welche die Mutter mit ihrem Kind macht (bzw. gemacht hat), interessieren lediglich jeweils spezifische Teilaspekte, die von der Ärztin vorgegeben werden. Die Fragen der Ärztin orientieren sich dabei offensichtlich an *kategorial organi-*

siertem medizinischen Wissen. Es entsteht der Eindruck, als sollen durch eine schnelle Abfolge mehrerer Fragen, die sich an einem „hintergründig arbeitenden Anamneseschema" (LALOUSCHEK 2002) orientieren, mögliche problematische Symptome abgehakt und nicht so sehr aufgedeckt werden. Hier erscheinen die Patienten bzw. Eltern vor allem als „Träger" bestimmter, für den Arzt relevanter Informationen, die es mit einem kommunikativem Werkzeugkasten (bzw. durch Fragebögen) quasi zu bergen gilt. Immer wieder zeigte sich jedoch, dass ein solches Frageverhalten *sehr reduzierte Antworten* produziert. Die Eltern fügen sich recht schnell in die ihnen durch den Arzt zugewiesene Rolle eines – aus ärztlicher Sicht – guten Patienten, der stets nur kurz und knapp antwortet. Die Validität dieser Aussagen ist gerade bei problematischen elterlichen Themen allerdings fraglich. Eher begünstigt sie sozial erwünschte Antworten und *senkt die Hürde für beschönigende Antworten*: Wie in Kap. 3.3.3 ausgeführt, neigen Eltern in vielerlei Hinsicht zur Normalisierung von Problemen und eigenen problematischen Verhaltensweisen. In einer schematischen Befragungssituation können diese von Eltern relativ einfach verdeckt werden. Denn anders als beim Erzählen einer konkreten Situation, die es nicht erlaubt, einzelne, als problematisch betrachtete Elemente einfach wegzulassen („Zugzwänge des Erzählens" vgl. SCHÜTZE 1984) ermöglicht gerade der mangelnde innere Zusammenhang der Fragen, dass auch die Antworten darauf nicht unbedingt zusammenhängend bzw. „sinnhaft" sind bzw. sein müssen. Gerade so können dann beschönigende Antworten leichter gegeben werden – auch ohne Gefahr, dass diese aufgedeckt werden, da es ja nicht zu Widersprüchen kommen kann.

Eine schnelle Abfolge unterschiedlicher Themen wie auch abrupte Themenwechsel befördern darüber hinaus eine unidirektionale und hierarchische[23] Kommunikationsgestaltung, in welcher die Rollen des aktiv Fragenden und passiv Antwortenden fixiert sind. Elterliche Relevanzsetzungen, die sich nicht den ärztlichen Relevanzen fügen, erscheinen in einer solchen Leitfadenlogik dann immer schon als tendenziell überflüssig und zeitraubend. Unter einem präventiven Gesichtspunkt muss dies allerdings kritisch gesehen werden.

Diese ärztliche Fragetechnik, bei der mit Hilfe expliziter Fragen die für den Arzt relevanten Informationen einfach „abgegriffen" werden sollen, zeigte sich in den analysierten Vorsorgen immer wieder auch in Bezug auf das

---

23 „Diese Art der Befragung führt zu einer hierarchischen Kommunikation. Der Befragte ordnet sich dem Fragenden unter, akzeptiert seine Kategorien und wartet brav auf die nächste Frage" (KAUFMANN 1999: 70).

Thema der psychosozialen Belastung der Eltern. Die Überzeugung, dass man auf direkte, explizite Fragen verlässlich auch ebenso direkt-explizite Antworten erhält, wird in der Aussage einer Ärztin im Rahmen eines Einzelinterviews deutlich:

A: L Das muss man auch an manchen Stellen extra ansprechen.

I: Was jetzt genau?

A: Also zum Beispiel, es gibt dieses Auffälligkeitsbild der Wochenbettdepression, Baby-Blues. Und wenn ich bei einer Mutter bei der U3 den Eindruck hab, es ist schon so, dass ich sie gezielt danach frage: „Wie geht's Ihnen? Wie klappt das zu Hause? Fühlen Sie sich wohl? Haben Sie Unterstützung?" oder auch ganz konkret. Es gibt aus diesem Fragebogen dazu drei Kernfragen, die man stellen kann. ((…)) Wo man einfach sagen kann, man kann bei Müttern mit hohem Risiko das eben herausfinden mit relativ wenig Mitteln.

Eine so verstandene Abfragetechnik hinsichtlich psychosozialer Themen erwies sich in den beobachteten Vorsorgen aber selten als funktional. So wurde bspw. gleich zu Beginn einer U3 die Mutter (MH, niedriger SES), welche auch auf die anwesende Beobachterin einen ausgeprägt erschöpften und niedergeschlagenen Eindruck machte, nach ihrer Befindlichkeit gefragt:

A: Wie geht's der Mama?

M: Gut.

A: Ja?

M: Mhm.

Betrachtet man die ärztliche Einstiegsfrage isoliert, dann kann man sie zweifellos als eine zugänglich formulierte, im herkömmlichen Verständnis offene Frage klassifizieren. Auch das etwas ungläubige Nachhaken leuchtet aus gesprächstechnischer Sicht ein. Nun zeigt aber das Beispiel, dass Fragetechniken, die gängigerweise als gut gelten, nicht immer funktional sind. Hier könnte man einwenden, dass ein wortkarges Gegenüber eben auch durch gute Gesprächstechniken nicht zu erreichen ist. Dies soll keineswegs grundsätzlich in Abrede gestellt werden. Dennoch wird deutlich, dass eine Dysfunktionalität des ärztlichen Fragens auch im *Absehen vom Gesprächskontext*, in welchem die Frage gestellt wird, begründet liegen kann. Durch die Platzierung der Frage nach der mütterlichen Belastung gleich zu Beginn wird der Umstand außer Acht gelassen, dass ein Gesprächseinstieg im Allgemeinen dadurch geprägt ist, dass Vertrauen zunächst immer erst ein Stück weit hergestellt bzw. reaktiviert werden muss. Insbesondere bei sensiblen Themen ist dann alleine deshalb mit einer gewissen Zurückhaltung zu rechnen.

Vor diesem Hintergrund wird nachvollziehbar, warum die offenkundig sehr belastete Mutter dann auch die weitere ärztliche Frage, die eine postpartale Depression ausschließen will, verneint:

> A: Es gibt ja manchmal so Situationen, dass man morgens aufwacht und denkt: „Wofür ist das eigentlich gut?" Ne? Das wissen Sie, das passiert. Dass, wenn das Baby da ist, dass die erst einmal die Traurigkeitsphase bekommen, aber das ist Ihnen nicht passiert?
>
> M: Nhn, nein.

Abgesehen davon, dass die Verneinung der Mutter einmal mehr durch eine abschließende normalisierende Deklarativsatzfrage fast schon nahegelegt wird, wird deutlich, dass die Erwartung, durch gezieltes Abfragen Belastungen direkt aufdecken zu können, fraglich ist. Dies heißt nun wiederum nicht, dass die Eltern keine entsprechenden Signale senden. Im Fall dieser Mutter deuten im weiteren Verlauf der Vorsorge mehrere indirekte Signale auf ihre Belastung hin, so etwa typischerweise in Schilderungen somatischer Beschwerden.

Ähnliches wurde auch bei der unvermittelten Abfrage von Unterstützungsbedarf beobachtet. So bspw. in einer U3, wo der Arzt am Ende der Vorsorge die Mutter eines – auch während der Vorsorge – dauerschreienden Kindes unvermittelt folgende Frage stellt:

> A: Brauchen Sie zu Hause irgendwie Unterstützung, brauchen Sie Support in irgendeiner Weise?
>
> M: Nö.
>
> A: Alles gut?
>
> M: Mhm.

Auch wenn in diesem Beispiel das Thema der Belastung nicht gleich ganz zu Beginn angesprochen wird, erfolgt die Frage auch hier *gänzlich unvermittelt*: Im Verlauf eines einzelnen Gesprächs bzw. einer Vorsorge entwickelt sich stets auch immer ein bestimmter Rahmen oder eine Normalerwartung dessen, was in diesem Gespräch Thema werden kann. Da die mütterliche Belastung vorher kein einziges Mal im Fokus stand, obwohl sie indirekt etliche Hinweise darauf gibt, ist das Einbringen der eigenen Belastung dabei dezidiert erschwert.

Ein weiterer Grund, warum sich eine direkte ärztliche Abfrage von Belastungen oftmals nicht bewährt, liegt auch an der Thematik selbst: In beiden Beispielen treffen die Fragen nach psychosozialer Belastung unvermittelt auf

eine Normalerwartung der Eltern bzw. Mütter, in der das eigene Belastungs-
erleben erst gar nicht als relevantes Thema der pädiatrischen Vorsorgeuntersuchung gefasst wird, wie sich sowohl in den von uns geführten GDs mit
Eltern bzw. Müttern, als auch in den Vorsorgen immer wieder zeigte. So
meinte etwa eine Mutter (hoher SES), die im Nachgespräch auf ihre in der
Vorsorge angedeutete Belastung angesprochen wird:

> Eigentlich ist er ja der Arzt für meine Kinder. Aber klar, ein Kinderarzt behandelt auch
> mal die Eltern mit, das ist schon richtig ((leichtes lachen))

Im Ansprechen der eigenen Belastung bzw. Überlastung droht dabei gerade
für Mütter auch immer eine potenzielle Imagegefährdung: Das Idealbild der
„guten" Mutter sieht eine mögliche Überforderung (normalerweise) nicht
vor.

4.3.2.3   Intransparente, misstrauensfördernde Fragen

Für benachteiligte Milieus sind ärztliche Fragen nach Problemen oder auch
Überforderungen nicht selten zusätzlich mit der mehr oder weniger begründeten Angst vor Sanktionen verbunden ist. Eine solche Angst wird bspw. in
einer GD mit deutschen Müttern aus einem benachteiligten Stadtteil von
einer Teilnehmerin auf den Punkt gebracht:

> I: Jetzt im Vorfeld, wo wir uns mit dem Thema beschäftigt haben, kam ganz oft das
> Argument, dass Eltern gar nicht so gerne über ihre Probleme und Sorgen reden wollen
> mit Kinderärzten. Wie sehen Sie das?
>
> M1: Ja, weil die haben Angst, dass denen irgendwann die Kinder weggenommen wer-
> den, dass das Jugendamt gerufen wird, oder sowas.

Die Angst vor Interventionen kann nun noch zusätzlich befördert werden
durch die Art und Weise der ärztlichen Fragen kombiniert mit bestimmten
Inhalten, wie im Folgenden gezeigt werden soll.

Der Orientierungspunkt eines ärztlichen Frageverhaltens, das einer Leitfra-
genlogik folgt, ist, wie auch im vorherigen Abschnitt beschrieben, das eigene
wissenschaftliche Wissen. Ein Zusammenhang der Fragen und damit ihre
Sinnhaftigkeit ergibt sich dabei lediglich vor dem Hintergrund eines Symp-
tomkatalogs. Dieser ist jedoch typischerweise jeweils nur dem Arzt selber
bekannt. Für die Eltern bleibt dieser Zusammenhang hingegen zumeist un-
klar. Dieser Mangel hinsichtlich der Transparenz der Fragen, also welcher
Sinn mit ihnen letztlich verfolgt wird bzw. warum sie gestellt werden, wird
dann allerdings von den Eltern oftmals selber gefüllt: Sie lesen in die ärztlichen Fragen einen Sinn hinein. Gerade in benachteiligten Milieus wird in

ärztlichen Fragen, die einer Leitfadenlogik folgen, dann vor allem ein Kontrollinstrument gesehen, welchem dementsprechend mit *Misstrauen* begegnet wird.

Die nachfolgende Bemerkung einer dreifachen muslimischen Mutter aus einer GD in einem sozial benachteiligten Stadtteil unterstreicht dabei zum einen die erwähnte Angst und verweist zum anderen auf ein solches ärztliches Erfragen, das Misstrauen fördert:

> M1: Es gibt Sachen, die ich gehört habe. Ich weiß nicht, ob es stimmt. So Sachen, die notiert werden können. Sie verhält sich schlecht gegenüber dem Kind oder sowas. Das Kind wird schlecht behandelt oder was weiß ich. Dass die mir dann das Kind wegnehmen, wenn jemand ein Problem hat.

> I: Davor hättest du Angst?

> M1: Zum Beispiel habe ich vor der einen Sache sehr viel Angst gehabt. U11 gibt es ja. Zum Beispiel hatte ich davon gehört. Meine Große ist nicht hingegangen, aber meine Kleine war letztens da. Zum Beispiel: „Redest du mit deiner Mutter? Nimmst du Heroin?"

> M2: Ja, solche Fragen werden gestellt.

> M1: Ja, dass die dann was Falsches erzählt und sowas dann als Problem eingetragen wird. Vor sowas habe ich etwas Angst. In die Richtung. Dem Kinderarzt gegenüber dann mit sowas anzufangen, mich bei solchen Themen zu öffnen. Meine Probleme.

Das regelmäßige Registrieren von Problemen des Kindes („als Problem eintragen") wird mit einem befürchteten Sorgerechtsentzug verbunden. Der Hinweis „meine Große ist nicht hingegangen" ist insofern aufschlussreich, als er über die Abstinenz bei Vorsorgeuntersuchungen aufklärt und das oben angesprochene Vermeidungsverhalten erklärt (Kap. 3.4). Verstärkt wird dieses Verhalten nun durch einen Fragenkatalog, der direkt oder indirekt als potenzielle Problematisierung der Familie begriffen und demnach als Kontrollinstrument wahrgenommen wird. Aufschlussreich ist zusätzlich, dass die Mutter das Gespräch mit dem Kind in der U11 als eine Abfolge von kurzen geschlossenen Fragen erinnert und ein *Gefühl des Ausgefragt-Werdens* bekundet, was ihr als Mutter „sehr viel Angst" gemacht hat.

Der kritisierte Verhörcharakter von Fragen wird durch folgende Erzählung einer anderen Mutter derselben GD unterstrichen: Während eines Krankenhausaufenthalts ihrer 12jährigen Tochter, der gemäß der Schilderung der Mutter aufgrund der unregelmäßigen Einnahme von Asthmamedikamenten vom Kinderarzt empfohlen wurde, fanden auch sog. Elterngespräche statt:

Wir sind rein, mein Ehemann und ich. Die Ärztin hat uns so viele Sachen gefragt, dass es uns gestört hat. Sie ist bei so Vielem ins Detail gegangen. Also sie sagt das dann nicht offen. Aber es soll heißen "Tut ihr diesem Kind etwas an? Kümmert ihr euch nicht um das Kind? Seid ihr der Grund, dass es krank ist?" Also sie erwartete, dass das aus meinem Mund kommen sollte. So viele Antworten. Das hat mich echt geschafft. Eine Stunde lang. ((...)) Aber meine Tochter ist nur ins Krankenhaus wegen der Medikation.

Das geschilderte Elterngespräch kommt in ihrer Erinnerung also eher einem Verhör denn einem normalen Gespräch gleich. Dies liegt sowohl an einer Frageform, die sich komplett von einem Alltagsgespräch unterscheidet, als auch an der Intransparenz der Fragen: Diese werden als quasi verdeckte Ermittlung familiärer Ursachen erlebt. Ein ärztliches Frageverhalten, welches dem schematischen Abfragen eines Leitfadens gleicht, kann also Misstrauen erwecken und dementsprechend zu sozial erwünschten Antworten führen. Im Sinne eines Aufdeckens familiärer und kindlicher Risikofaktoren muss ein solches Frageverhalten demnach als tendenziell dysfunktional betrachtet werden.

4.3.2.4 Reduktionistischer Umgang mit Elternfragebögen

Diejenigen Kinder- und Jugendärzte, die mit vorgeschalteten Elternfragebögen arbeiten, sehen Fragebögen als ein gutes Hilfsmittel, um wichtige Themen sozusagen herauszufiltern und sie im Laufe der Vorsorge dann im Gespräch mit den Eltern aufzugreifen und zu thematisieren. In Anbetracht der Vielzahl an möglichen Themen, welche im Gespräch behandelt werden können, kann dieses Vorgehen für Ärzte durchaus hilfreich und auch zeitökonomisch sinnvoll sein. Elternfragebögen können eine Entscheidungshilfe sein, auf welche Themen tatsächlich in der Vorsorge eingegangen werden muss bzw. der Arzt dann auch legitimerweise eingehen darf, ohne den Eltern zu nahe zu treten. Ein ärztliches Frageverhalten, welches sich auf Elternfragebögen stützt, ist also zunächst einmal eine durchaus funktionale Strategie, um relevante Themen aufzudecken. Dieser Strategie sind jedoch auch Grenzen gesetzt: Eine *Reduktion* des ärztlichen Erfragens auf „problematisierende" Elternantworten in Fragebögen kann dazu führen, andere – durchaus wahrgenommene – Signale in der Gesamtbewertung nicht mehr zu berücksichtigen, obwohl vieles in der Vorsorge (bspw. auch Interaktionsbeobachtungen bzw. mehr oder unterschwellig signalisierte elterliche Problematisierungen) auf mögliche Probleme oder Belastungen auch dort hindeutet, wo kein „Kreuzchen" gesetzt wurde. Demzufolge kann eine valide und vollständige Aufdeckung von relevanten Themen gefährdet werden.

Anzunehmen, dass nur dort, wo von Eltern im Fragebogen eine entsprechende Antwort gegeben wird, auch tatsächlich ein Risiko besteht, ist mit
Blick auf das beschriebene entproblematisierende elterliche Antwortverhalten und dem präventiven Anspruch eher fragwürdig und wird durchaus auch
von einzelnen Ärzten kritisch bemerkt:

> Was das dann heißt, wenn da irgendwo ein Kreuzchen steht, ob das dann bedeutet,
> naja sind sie wirklich zufrieden damit, sind sie nicht zufrieden, Sie kriegen ja keine
> Feinheiten mit. Die Feinheiten kriegen Sie nur mit im Gespräch. Ich, also ich persön-
> lich, denke, das ist eine Notlösung.

Auch im Hinblick auf die Elternfragebögen entsteht für Eltern bisweilen der
Eindruck von Intransparenz der Fragen – gerade weil die Fragen zumeist
ebenfalls einer oben beschriebenen Leitfadenlogik folgen. Während gebildete
Milieus diese Intransparenz zwar ebenfalls teilweise irritiert wahrnehmen,
sich aber dadurch nicht kontrolliert fühlen, sind sie für Eltern aus benachteiligten Milieus wiederum eher misstrauensfördernd und *Anlass zu strategi-
schem Handeln* wie bspw. dem Verdecken eines vermeintlich schädlichen
kindlichen Verhaltens (hoher Fernsehkonsum, schlechtes Essverhalten, Un-
gehorsam, etc).

Weiterhin gilt es zu bedenken, dass die meisten Elternfragebögen Extremka-
tegorien bei den Antwortmöglichkeiten vorgeben (ja/nein; stimmt/stimmt
nicht). Diese vorgegebenen Antwortmöglichkeiten geben *kaum Raum für
Nuancen und Feinheiten*, weshalb Eltern sich genötigt sehen, zwischen beiden Extremen zu wählen, obwohl die empfundene Wahrheit womöglich
irgendwo dazwischenliegt. In den Worten eines Lehrerelternpaars, bei deren
Säugling in der U3-Untersuchung eine Regulationsstörung diagnostiziert
wurde:

> M: Beim Elternfragebogen fand ich eher schwierig, dass ich da gefühlt in der Mitte
> lieber angekreuzt hätte
>
> V: └ist nicht immer schwarz und weiß.
>
> M: Klar, manchmal ist das halt auch so, aber oft halt auch nicht. Da würde mir halt
> auch tatsächlich so ne Skalierung fehlen, äh, würd' ich mir wünschen.

Die spezifische Konstruktion der Elternfragebögen stellen die Eltern also oftmals vor die Herausforderung, sich sozusagen zwischen (vollständiger) Entproblematisierung und Problematisierung zu entscheiden.

Grundsätzlich können Elternfragebögen zwar durchaus eine elterliche Beschäftigung mit den verschiedenen Themen befördern, wie in folgender Aussage einer Mutter in einer U7a (hoher SES) deutlich wird:

Ja und ich meine jetzt speziell bei diesem Fragebogen, ne? Wie lange kann Ihr Kind irgend- konzentriert zuhören? Oder kann es das schon? Macht es das schon? Und dann denk ich: Ach ja. Das ist eigentlich ne gute Frage und ich muss manchmal echt überlegen.

Wie allerdings ebenfalls offensichtlich wird, gehört zu der Beantwortung der Fragen eine Interpretation ebendieser dazu. Im obigen Beispiel muss die Mutter also zunächst für sich definieren, was „konzentriert zuhören" für sie bedeutet, sie muss also einen Sinn in die Frage hineinlesen. Die Fragen in den Elternfragebögen unterliegen immer auch einer *Interpretation der Eltern*: Wie sie eine Frage deuten, kann sich daher von der ärztlichen Interpretation der Frage unterscheiden. Wird vonseiten des Arztes diese potenzielle Differenz nicht geklärt, kann dies eine valide Einschätzung gefährden bzw. zu einer vorschnellen Entscheidung für weiterführende diagnostische Abklärungen führen.

Der Vorsorge vorgeschaltete Fragebögen können also eine sinnvolle Vorstrukturierung relevanter Themen ermöglichen. Vor dem Hintergrund der subjektiven Deutung der Fragen und des beschriebenen möglicherweise strategischen Handelns der Eltern muss ein reduktionistischer Umgang mit ihnen jedoch kritisch gesehen werden. Wenn allerdings – wie wir im Folgenden zeigen werden – *Elternfragebögen als Grundlage für daran anschließende ärztliche (Nach-)Fragen* genutzt werden, weil die tatsächliche Tragweite des Problems erst im Gespräch offensichtlich wird, können (sub-)klinische Befunde gerade in psychosozialer Hinsicht potenziell bestmöglich aufgedeckt werden.

4.3.3   Funktionales Erfragen

Im Gegensatz zu den eher dysfunktionalen Mustern erwies sich vor allem ein ärztliches Frageverhalten als funktional für eine valide Einschätzung, bei dem inhaltlich Bezug genommen wird auf vorangegangene implizite oder explizite elterliche Äußerungen oder eben Elternantworten in vorgeschalteten Fragebögen. In der Literatur werden solche Fragen „*Präzisierungsfragen*" genannt (vgl. SPRANZ-FOGASY 2010). Sie zeigen an, dass der Arzt bemüht ist, seine eigene ärztliche Perspektive mit derjenigen des Patienten, in unserem Fall der Eltern, zu vermitteln und eine *Balance zwischen ärztlichen und elterlichen Relevanzen* zu finden. Durch die Orientierung an vorangegangenen elterlichen Äußerungen oder Antworten in Fragebögen wissen diese, worauf die ärztliche (Nach-)Frage abzielt, wodurch Präzisierungsfragen ein hohes Maß an Transparenz zulassen, was wiederum die Gefahr sozial erwünschter bzw. strategischer Antworten oder des Rückzugs der Eltern aus dem Gespräch reduziert (SPRANZ-FOGASY u. WINTERSCHEID 2013: 13). Durch solche Präzisierungsfragen werden Bedeutung und Ausmaß von Elternantworten genauer erkundet, es findet sozusagen ein *Gewichten der Problematisierung mittels Nachfragen* statt. Durch dieses Vorgehen wird nicht nur auf die Häufigkeit eines problematisierten kindlichen Verhaltens abgezielt, sondern auch auf die Qualität des Problems. Anhand des Datenmaterials wurden insbesondere zwei Arten von funktionalen Präzisierungsfragen offensichtlich: zum einen solche, die auf die subjektive Bedeutung einer elterlichen Problematisierung abzielen (*semantische Fragen*, Kap. 4.3.3.1) und zum anderen solche, die eine Problematisierung anhand von elterlichen Erzählungen präzisieren wollen (*narrative Fragen*, Kap. 4.3.3.2). Durch diese werden also vordergründig zwei Fragen geklärt, welche dem Arzt dabei helfen, die elterliche Problematisierung einzuschätzen:

■ Was verstehen Eltern überhaupt unter einem implizit oder explizit eingebrachten Problem?

■ Wie äußert sich dieses Problem im Familienalltag und wie gehen sie selber damit um?

Mit einer solchen Orientierung wird eine valide Einschätzung psychosozialer Risiken eher gewährleistet.

4.3.3.1   Semantisches (Nach-)Fragen

Wenn Eltern im Vorsorgekontext schwierige und/oder belastende Themen – implizit oder explizit – ansprechen oder Fragebögen nutzen, um ein auffälliges Verhalten ihres Kindes zu problematisieren, steht der Arzt vor der Herausforderung, diese elterliche Wahrnehmung soweit zu erkunden, dass ein ärztliches Urteil möglich wird. Folgendes Zitat eines Kinder- und Jugendarztes offenbart, dass es bspw. zwischen dem Kreuz im Elternfragebogen – im Beispiel im Hinblick auf die mangelnde Konzentration des Kindes – und der Beurteilung, ob und inwiefern die mangelnde Konzentration ein medizinisch relevantes Problem darstellt, einer Klärung der Begriffsbedeutung aus Sicht der Eltern bedarf:

> Für mich kommt erstmal die Frage, was meinen die eigentlich mit Konzentration? Was ist das Problem? Es ist doch ja ein Unterschied, ob ein Kind nicht am Abendbrottisch sitzen bleibt. Und der Vater kreuzt das an, weil es ihn total nervt, wenn er abends, wenn er nach Hause kommt, immer dieses Chaos hat und mal in Ruhe essen möchte. Oder ob die Kindergärtnerinnen sagen "Also das ist ein Kind, was überhaupt kein einziges Spiel zu Ende macht, keine Freunde hat und von A nach B läuft. Überhaupt nicht

konzentriert ist und dann gibt's aber auch noch das Problem und das Problem und das Problem."

Der Arzt selber konnte bei dieser Vorsorge im Rahmen seiner Untersuchung zunächst keine Hinweise auf eine Konzentrationsschwäche des Jungen feststellen. Die Eltern werden auf der Basis der eigenen ärztlichen Beobachtung jedoch nicht direkt disqualifiziert. Vielmehr besteht ein Bewusstsein, dass manche Verhaltensweisen des Kindes in den Vorsorgen gar nicht zu Tage treten und insofern Eltern erst einmal mit ihrer differenten Einschätzung ernst zu nehmen sind. Hinzu kommt nun ein Gewichten mittels semantischer Nachfragen: Diese Fragen explorieren die Bedeutung[24] eines Problems aus Sicht der Eltern, um ihre *Motive für das Ansprechen oder eben Ankreuzen dieses Problems nachvollziehen* zu können. Erst auf dieser Grundlage kann in den Augen des zitierten Arztes ein valides Urteil über einen Behandlungsbedarf erfolgen. Es geht hier also darum, die elterlichen Problematisierungen zu verstehen, um sie adäquat einschätzen zu können.

Im folgenden Beispiel problematisiert eine 29jährige Mutter (MH, mittlerer SES) die „Hibbeligkeit" ihrer Tochter und schildert eine erste Beobachtung (unvermittelt vom Stuhl fallen). Daraufhin erkundet der Arzt, wer genau diese Einschätzung vom Kind hat. Die Mutter betont, dass der Kindergarten diese Beobachtung auf Nachfrage vollumfänglich bestätigen würde. Dadurch verleiht sie ihrem eigenen Urteil zusätzliches Gewicht und es ergibt sich folgendes Gespräch:

A: Ja wibbelig, was denken Sie? Ist wibbelig wibbelig oder ist wibbelig etwas Anderes? Haben Sie Sorge, dass da irgendwas-

M: └Ne, ich weiß es nicht. Man kann auch nicht mit der normal gehen an der Hand, dann hüpft die, dann springt die, dann ist die da, die ist ähm. ((seufzt))

A: Okay, also ich sag mal so: Wenn eine Mutter das sagt, dann muss man immer als Arzt so daran denken, ob das Kind jetzt doch irgendeine Problematik hat, was in Richtung-

M: └ so nervig. ne? Ja mit der kann man nicht spazieren gehen. Die kann nicht neben einem gerade gehen im normalen Schritt.

Der Arzt greift hier die *Deutung der Mutter* auf und erkennt damit grundsätzlich ihre Relevanzsetzung an, obwohl er vorab von einem positiven Gesamtbild gesprochen hat und dabei vor allem die erfreuliche Entwicklung („we-

---

24 Der Begriff der Bedeutung verweist hier in einem doppelten Verständnis auf (a) die Relevanz und (b) den Sinn eines Problems.

sentlich an Selbstvertrauen und Mut dazugewonnen") im Vergleich zu den letzten Vorsorgen herausstellt. Mit der relativ abstrakten ärztlichen Frage, die zu einer mütterlichen Beurteilung im Spektrum klinisches oder subklinisches Problem auffordert, kann die Mutter dann allerdings nicht wirklich etwas anfangen. Sie weist eine Beurteilungskompetenz zurück und nutzt stattdessen die Frage, um eine weitere Erfahrung mit der Tochter zu schildern. Es wird offenkundig, dass sie weniger an einer medizinischen Beurteilung interessiert ist, sondern die Anstrengung (vgl. auch Seufzer) platzieren möchte. Die hier zum Ende des Auszugs hin explizit artikulierte Genervtheit über das unkontrollierbare Verhalten des Kindes unterstreicht die Mutter auch im weiteren Verlauf des Gesprächs wiederholt (so etwa auch im Hinblick darauf, dass die Tochter nicht ruhig am Tisch sitzen bleibt), während der Arzt zu dem Schluss kommt, dass eine Hyperaktivität zum jetzigen Zeitpunkt auszuschließen ist und dieses Urteil auch verhältnismäßig ausführlich begründet.

Zusammenfassend lässt sich sagen, dass die fragende Erkundung der mütterlichen Problematisierung im Beispiel in einigen Hinsichten funktional ist: Die Mutter erhält Raum für ihre eigenen Beobachtungen; diese werden dann auch nicht sogleich unterbrochen und normalisiert. Dies dient dem Vertrauensaufbau. Auch für die ärztliche Aufgabe der Diagnosefindung ist die Ermittlung der mütterlichen Erfahrungen sinnvoll, weil darin zwischen den Zeilen Motive der mütterlichen Problematisierung aufscheinen, so dass der Arzt zum Schluss kommen kann, dass eben vor allem ein Gefühl der elterlichen Genervtheit die Zuschreibung der Hibbeligkeit motiviert und die elterlichen Beobachtungen weniger auf klinisch relevante Indizien einer Hyperaktivität hindeuten. Insgesamt dauert das Gespräch zum Thema drei Minuten, aus zeitlicher Perspektive also ebenfalls eine funktionale Form der Exploration. Was im Gespräch dann aber gänzlich fehlt, sind Signale des Verständnisses für die aktuellen elterlichen Gefühle sowie Hinweise darauf, wie die Mutter einen Umgang mit der Hibbeligkeit finden könnte. Aus präventiver Sicht wäre dies eine überaus sinnvolle Strategie, zumal Hyperaktivität immer auch eine Beziehungskomponente hat und im Nachgespräch deutlich wird, dass die Mutter die empfohlene Haltung des Abwartens übernimmt und sich damit in keiner Weise im Spiel sieht, sondern vorerst passiv Erleidende bleibt.

Detaillierungsfragen, die auf die Bedeutung von elterlichen Äußerungen abzielen, haben sich auch bei elterlichen Relevanzsignalen in Form von „verkappten Enthüllungen" als effektiv erwiesen. Im Vordergrund stehen hier Nachfragen, die versuchen, Zurückhaltung abzubauen und Offenheit zu erzeugen. Im folgenden Beispiel gelingt dies dem Arzt, indem er das potenziell Ungesagte selber ausspricht und der Mutter damit eine Präzisierung entlockt. Es handelt sich um eine U9 mit einer Mutter (MH, mittlerer SES), die in der gesamten Vorsorge wie auch im Nachgespräch einen hohen Selbstanspruch zeigt und von sich und ihrem Mann als „konsequente Eltern" spricht.:

A: Was ist denn mit dem Essverhalten? Klappt das?

M: Äh::m.

A: Sie ist keine gute Esserin. Sie-

M: Doch, eigentlich schon. Aber sie sucht sich halt so spezielle Sachen raus immer. Manchmal isst die irgendwie fünf Toasts abends oder so. Dann hat die aber am Nachmittag echt wenig gegessen. Dann hat die- die findet dann keine Zeit zum Essen, ne?

A: Ja.

M: Die kriegt man dann auch nicht zur Ruhe. Die hat auch nie mal am Tag so äh-

A: Die ist, sehr sagen wir, die ist ein bisschen so lustgesteuert, ja?

M: Jaja.

Hier ist es lediglich ein zögerndes „Ähm" auf die ärztliche Frage nach dem Essverhalten, das vom Arzt aufgegriffen und in eine klare Aussage um- bzw. ausformuliert wird. Genau durch die Eindeutigkeit der Formulierung löst er bei der Mutter eine Reaktion aus, welche zwar zunächst als Widerspruch artikuliert wird, dann jedoch in eine Erzählung mündet, die von einem durchaus problematischen Essverhalten zeugt. Auf diese Erzählung nimmt der Arzt dann wiederum Bezug, indem er eine Deklarativsatzfrage formuliert („Die ist ein bisschen lustgesteuert, ja?"). Diese Deklarativsatzfrage unterscheidet sich nun von den weiter oben beschriebenen – dysfunktionalen – Deklarativsatzfragen zum einen dahingehend, dass sie gerade nicht normalisierend ist. Zum anderen geht es durch die Bezugnahme auf die vorangegangene mütterliche Erzählung bei der Ratifikation im Zuge der Deklarativsatzfrage tatsächlich darum, ob der Arzt mit seiner weiterführenden Formulierung die mütterlichen Ausführungen richtig verstanden hat. Es geht bei dieser Deklarativsatzfrage nicht um ein quasi Abnicken wie vorher, sondern um eine *vertiefte Verständnissicherung*. Das „Jaja" der Mutter muss dann hier eben auch als Bestätigung eines solchen Verständnisses gelesen werden und nicht etwa als womöglich sozial erwünschte oder unbeteiligt reduzierte Antwort. Der Arzt begibt sich hier gleichsam in den Erfahrungsraum der Mutter und zeigt ihr damit implizit auch, dass dieser keine Tabuzone ist, sondern (mit-)teilbar. So wird gerade auch der weiter oben beschriebenen Gefahr begegnet, dass mit dem Ansprechen problematischer Themen eben auch immer elterliche Imagegefährdungen drohen.

4.3.3.2 Narratives (Nach-)Fragen

Eine weiteres funktionales Frageverhalten zeigt sich in Situationen, in denen sich potenzielle Risikofaktoren andeuten, dem Arzt aber Informationen aus dem familiären Alltag fehlen, um sie valide einschätzen zu können. Hier kann sich der Arzt nun entweder darauf zurückziehen, dass er eben nicht in die Familie hineinschauen kann, oder aber er versucht es mit einer kurzen Exploration eben dieser familiären Erfahrungswelt. Hierfür eignen sich narrative (Nach-)Fragen in besonderer Weise, weil sie den Eltern *die Schilderung konkreter elterlicher Praktiken zu entlocken vermögen*. Dieses Vorgehen ist bspw. dann produktiv, wenn Eltern über das schwierige Handling ihres Kindes klagen und der Arzt den Eindruck hat, dass elterliches Verhalten zur schwierigen Situation beiträgt oder das Problem gar verschärft. Um einen solchen Eindruck zu erhärten, sind Erzählungen über das, was Eltern und Kind in konkreten Situationen tun, gewinnbringend. Durch die Schilderung konkreter Episoden aus dem Familienalltag werden in der Regel deren einzelne Elemente „kausal zueinander in Beziehung gesetzt (weil, um zu…), um die Sinnstruktur, Moral und Botschaft, die transportiert werden soll, deutlich zu machen" (KALITZKUS et al.2009:19). Auf diese Weise wird es etwa im geschilderten Beispiel dem Arzt möglich, das aus Sicht der Eltern schwierige Handling des Kindes als sinnhaft nachvollziehen und verstehen zu können. Zudem wird gemeinhin davon ausgegangen, dass Menschen sich aufgrund eines sog. „Gestaltschließungszwangs" (SCHÜTZE 1984) darum bemühen, die einmal begonnene Schilderung in einer geschlossenen und begründeten Darstellung abzuschließen und in ihren Erzählungen zudem die „sozialen Regeln der Interaktion" aufrecht zu erhalten, was auch bedeutet, die Erzählung „in einem angemessenen Zeitrahmen zu beenden" (KALITZKUS et al.2009:19). Auch aus zeitökonomischen Gründen sind Erzählungen von Eltern demnach nicht ungünstig. Einer Studie zufolge beenden Patienten ihre Erzählung, ohne vom Arzt unterbrochen worden zu sein, nach 92 Sekunden, um die Meinung des Arztes einzuholen (ebd.).

Die Funktionalität dieses narrativen Erfragens soll hier zunächst nicht an einer Arzt-Eltern-Interaktion verdeutlicht werden, sondern an einem kurzen Auszug eines Nachgesprächs, das ein Mitglied des Forschungsteams mit einer jungen Mutter geführt hat:

I: Der Arzt hat ja dann gesagt, dass man mit ihr in Verhandlung treten kann manchmal, wenn sie das nicht machen will. Machen Sie so was denn auch zu Hause?

M: Ja mach ich auch. Mhm

I: Klappt das dann auch? ((leichtes lachen))

M: Ja das klappt dann meistens. Nicht immer, aber oft.

I: Haben Sie mal ein Beispiel, wenn sie also irgendwas nicht machen will?

M: Zum Beispiel wollte sie sich heute Morgen nicht anziehen. Hab' ich gesagt: „Man kann den Bus zu deinem Geburtstag noch abbestellen" ((Kindergeburtstags-Partybus)). Ja? Und dann geht das und dann zieht sie sich an.

Im Beispiel wird sichtbar, dass die Mutter eine Erziehungsmethode anwendet, die gerade nicht dem einer „Verhandlung" entspricht, sondern vielmehr mit Drohung operiert, die im konkreten Fall vermutlich auch kaum wahrgemacht wurde. Aufgedeckt wird dies erst durch die Frage nach einer konkreten Situation. Durch die kurze Erzählung entsteht also ein „Wahrheitseffekt" (KAUFMANN 1999: 94ff.), der für das Verständnis der Mutter-Kind-Interaktion äußerst funktional ist.

In einem weiteren Beispiel (U7, hoher SES) bringt die Mutter eigeninitiativ ein problematisches Verhalten des Kindes – das nächtliche Schlafverhalten – ein. Die ärztlichen Nachfragen zielen nun auf eine Schilderung der Problematik ab, wodurch relevante Informationen zur Eltern-Kind-Dynamik offensichtlich werden:

A: Was haben Sie denn sonst noch so, was möchten Sie noch besprechen?

M: Ähm, über das Schlafverhalten würde ich gern mal sprechen.

A: Ja, erzählen Sie.

M: Wir haben uns da in eine äh Situation hineinmanövriert ((leichtes lachen))

A: Ja?

M: Durch äh Faulheit, Bequemlichkeit, er schläft halt nicht durch bei sich selber, in seinem Zimmer, in seinem Bett

A: Ja? Und was macht er dann?

M: Ja, er wird halt irgendwann wach und äh dann will er zu uns ins Bett. Sobald er bei uns auf der Matratze liegt, schläft er durch bis zum nächsten Morgen. Ja.

Zunächst einmal ist anzumerken, dass die Mutter im Beispiel einen Redebedarf schon allein deshalb signalisiert, da *sie* es ist, die das Thema einbringt und aus diesem Grund eine grundlegende Bereitschaft, gegenüber der Ärztin

Informationen preiszugeben, gegeben ist. Nichtsdestotrotz wird diese signalisierte Bereitschaft durch ein narratives Frageverhalten der Ärztin weiter gefördert. Der Mutter wird hier durch eine offene Erzählaufforderung („Erzählen Sie") zunächst die Möglichkeit gegeben, die von ihr problematisierte Schlafsituation des Kindes zu schildern. Durch Signale des aktiven Zuhörens („Ja?") wie auch einer weiterführenden Nachfrage („Und was macht er dann?") wird die Erzählung der Mutter dabei von der Ärztin weiter unterstützt. Sie vermittelt auch so einmal mehr das Gefühl, dass die Relevanzen der Mutter an dieser Stelle tatsächlich von Interesse sind. Durch die kurze Erzählung wird dann offensichtlich, dass die Eltern zum einen ihre eigene Inkonsequenz als Ursache für das Verhalten ihres Kindes betrachten und zum anderen deutet sich an, dass sie dem Willen des zweijährigen Kindes einen hohen Wert beimessen („dann will er zu uns ins Bett"). In der Folge lassen sie das Kind aus der „Bequemlichkeit" heraus, eine womöglich kräftezehrende Konfrontation mit dem Kind vermeiden zu wollen, bei sich schlafen. Das Beispiel zeigt exemplarisch ein narratives Frageverhalten, in dem es darum geht, durch Schilderungen aus dem Familienalltag die eingebrachte Problematisierung einordnen zu können. Wie sich im weiteren Verlauf der Vorsorge zeigt, greift die ärztliche Beratung im Umgang mit dem Schlafproblem dann auch eben diese angedeutete fehlende Konsequenz oder Bereitschaft im elterlichen Verhalten auf, wodurch die Beratung in hohem Maße anschlussfähig für die Eltern ist (s.u. Kap. 4.6.3).

Ein funktionales Frageverhalten zeichnet sich also dadurch aus, dass durch (semantisches und narratives) (Nach-)Fragen von Eltern im Vorsorgekontext oder auch in Elternfragebögen mehr oder minder offen platzierte Relevanzsetzungen adäquat eingeschätzt werden können. Durch die Berücksichtigung elterlicher Deutungen der Problematisierung und Schilderungen aus dem Familienalltag gelingt es dem Arzt, klinische von subklinischen Befunden zu unterscheiden und (potenzielle) Entwicklungsbeeinträchtigungen sowie Risikofaktoren bestmöglich aufzudecken.

4.4   Ärztliches Erklären

4.4.1   Herausforderungen ärztlichen Erklärens

Ärztliches Erklären gehört zu einer der zentralen kommunikativen Aufgaben nicht nur in Vorsorgehandlungen, sondern in nahezu jeder Interaktion zwischen Arzt und Eltern bzw. Kind. Funktionalität zeichnet sich dadurch aus, dass die *Erklärungen von den Eltern angeeignet* werden. Aneignung unterscheidet sich von einer bloß passiven Wissensrezeption dadurch, dass Wissen zu eigen gemacht und damit handlungswirksam wird. Mit anderen Worten: Die Eltern sind von der jeweiligen Erklärung tatsächlich *überzeugt.* Eine solche Aneignung ärztlicher Erklärungen ist eine zentrale Vorbedingung für Compliance.

Im Folgenden werden zwei zentrale Herausforderungen des ärztlichen Erklärens dargelegt.

4.4.1.1 Verständnissichernde ärztliche Erklärungen

Wie oben beschrieben (Kap. 4.1.1), kennzeichnet die Arzt-Patienten-Kommunikation eine grundlegende Wissensasymmetrie. Eine ärztliche Aufgabe besteht dann darin, durch Erklärungen diese Wissensdifferenz – soweit jeweils notwendig – zu verkleinern. Eine erste Herausforderung liegt in der Verständnissicherung: Medizinisches Wissen muss in eine verständliche Alltagssprache übersetzt werden. Der Anspruch, dieser Herausforderung nachzukommen, wurde grundsätzlich bei allen Ärzten unseres Samples sichtbar (hohe Vermittlungskompetenz).

Es zeigte sich nun aber, dass diese Übersetzungsleistung allein nicht ausreicht, um bei den Eltern eine Aneignung zu erreichen. Neben der sprachlichen Verständlichkeit müssen ärztliche Erklärungen für Eltern sinnhaft und damit anschlussfähig sein. Funktionales Erklären meint also eine Erweiterung des Erklärens von der reinen Vermittlung hin zur *Ermöglichung einer elterlichen Aneignung.* Entscheidend ist dabei, dass sie mit den subjektiven Theorien, welche die Eltern oftmals in die Vorsorge mitbringen, vereinbart werden können. Dies soll näher im Folgenden erläutert werden.

4.4.1.2 Divergierende Erklärungen

Gerade für den Bereich der Vorsorgeuntersuchungen ist neben der oben erwähnten grundlegenden Wissensasymmetrie auf der Ebene des medizinisch-wissenschaftlichen Wissens jedoch festzustellen, dass die einfache Dichotomie zwischen dem Arzt als Experten und den Eltern als Laien, denen Wissen rund um das Kind vermittelt wird, nicht uneingeschränkt gilt. Eltern können zunächst einmal in vielerlei Hinsicht im Grunde gar als Experten für ihre eigenen Kinder bezeichnet werden, allein schon dadurch, dass sie es sind, die im tagtäglichen Umgang mit ihnen Erfahrungen machen. Zudem werden vielfach zahlreiche Ratgeber gelesen bzw. sonstige Informationsquellen zu

Rate gezogen (Internet, Verwandte und Freunde, etc). Doch verbleiben auch dabei natürlich immer noch Unklarheiten bzw. Wissenslücken. Auch können aufgrund der *Vielzahl* an Informationsquellen – neue – Unsicherheiten entstehen (vgl. Kap. 3.3.5).

Bevor Eltern in den Vorsorgeuntersuchungen erscheinen, bilden sie zumeist bereits selber *mehr oder minder elaborierte subjektive Theorien* bezogen auf ihr Kind im Allgemeinen bzw. auf bestimmte kindliche Verhaltensweisen oder Auffälligkeiten im Speziellen. Subjektive Theorien der Eltern meinen „Vorstellungen, Überzeugungen und Bewertungen" im Hinblick auf Ursachen und Beeinflussbarkeit – vermeintlich schädlicher – kindlicher Verhaltensweisen, Krankheiten etc. (vgl. SPRANZ-FOGASY u. WINTERSCHEID 2013: 16). Diese Theorien umfassen ein Konglomerat unterschiedlicher Wissensquellen: Neben Erfahrungswissen fließen bei Eltern nicht selten auch Kenntnisse der Entwicklungsnormen und Versatzstücke von Theorien kindlicher Entwicklung mit ein. Es handelt sich insofern um „Laientheorien", als dass Eltern sie im Alltag meist eher implizit als explizit ausbilden, um das, was sie bspw. bei ihrem Kind beobachten, sich selbst zu erklären und damit als sinnhaft zu erleben. Ein Beispiel für eine solche subjektive Theorie ist etwa die geäußerte Vorstellung einer Mutter in einer U5 (mittlerer SES), wonach die langen Schlafphasen tagsüber damit zu erklären sind, dass das Kind sehr aktiv und stets in Bewegung ist und somit dann auch viel Schlaf braucht, um sich zu erholen. Ein anderes Beispiel ist die Überlegung einer Mutter in einer U8 (hoher SES), dass ihre Tochter noch nicht Laufrad fahren kann oder will, da sie sich als „Kopf-Kind" stets (zu) viele Gedanken macht und aus diesem Grund noch den mehrere Jahre zurückliegenden schweren Fahrradunfall des Vaters im Gedächtnis hat und sich nun nicht traut, auf das wacklige Laufrad zu steigen.

Für das ärztliche Erklären bedeuten elterliche subjektive Theorien insofern eine besondere Herausforderung, als dass sie eben potenziell eine alternative Erklärung darstellen, die Eltern mit in die Vorsorge bringen: Das ärztliche Erklären setzt also nicht etwa bei einer „tabula rasa" an, sondern trifft oftmals auf ebendiese subjektiven elterlichen Theorien. Demnach können ärztliche Erklärungen potenziell immer auch als konkurrierende Theorien wahrgenommen werden. Zwar gibt es selbstredend auch Situationen, in denen die Eltern deutlich machen, dass sie eben keine Vorstellung zu den Ursachen einer kindlichen Verhaltensweise haben, es also Kenntnislücken gibt, welche der Arzt zu füllen hat. Es ist jedoch anzunehmen, dass Eltern selbst bei einer solchen vermittelten Ratlosigkeit Ideen zu möglichen Ursachen haben, allein deshalb, da sie ihr Kind wie oben beschrieben täglich beobachten und erleben. Oftmals gelingt es Eltern dann nur nicht, diese Ideen explizit auszudrücken, da eben zugleich auch Wissenslücken und Unsicherheiten bestehen.

Im Folgenden wird nun der Fokus auf den Umgang der Kinder- und Jugendärzte mit subjektiven Theorien der Eltern gelegt. Es wird betrachtet, wie sich in den beobachteten Vorsorgehandlungen der *kommunikative Umgang mit subjektiven Theorien der Eltern* zeigt und welche Erklärungsmuster sich dabei als funktional bzw. dysfunktional im Hinblick auf Effektivität und Effizienz der Vorsorge erwiesen haben.

4.4.2 Dysfunktionales Erklären

Wie oben erwähnt, reicht es oftmals nicht aus, die ärztlichen Erklärungen in eine für die Eltern verständliche Alltagssprache zu übersetzen, um sie zu überzeugen. So wurde deutlich, dass auch durchaus gelungene ärztliche Übersetzungen von Fachwissen trotz allem dysfunktional sein können. Dies ist dann der Fall, wenn sie die subjektiven Theorien der Eltern in nicht ausreichendem Maße berücksichtigen. Dann reduziert sich ärztliches Erklären auf einen *einseitigen – monologischen – Prozess*, dessen Dysfunktionalität in der *unbearbeiteten Differenz zwischen subjektiven Theorien der Eltern und ärztlichen Erklärungskonzepten* begründet liegt. Diese gilt auch in der Literatur als eine wichtige Ursache für Non-Compliance (vgl. BIRKNER 2006: 159).

Ein weiterer Grund ist darin zu sehen, dass subjektive Theorien grundsätzlich als korrekturbedürftig behandelt werden. Dies kann so weit gehen, dass elterlichen Vorstellungen – ohne dass sie explizit werden oder sich zumindest andeuten – sozusagen antizipierend durch ärztliche Erklärungskonzepte quasi „überschrieben" werden. Dieses Muster eines zuschreibenden Erklärens (Kap. 4.4.2.1) soll in einem ersten Schritt beschrieben werden. Daraufhin werden dann Formen des monologischen Erklärens dargestellt, die signalisierte elterliche Theorien entweder übergehen (Kap. 4.4.2.2) oder disqualifizieren (Kap. 4.4.2.3).

4.4.2.1 Zuschreibendes Erklären

Als zuschreibendes Erklären wird ein solches Erklärungsmuster verstanden, bei dem der Arzt aufgrund von Elterntypisierungen wie selbstverständlich von spezifischen – oftmals aus ärztlicher Sicht eben „falschen" – subjektiven elterlichen Theorien ausgeht. Auf diesen zugeschriebenen und nicht etwa solchen in der Interaktion entweder von den Eltern platzierten oder vom Arzt ermittelten elterlichen Erklärungsansätzen baut der Arzt dann wiederum seine eigene Erklärung auf.

Anhand des Beispiels einer U5 soll solch ein zuschreibendes Erklären veranschaulicht werden. Folgendes Zitat aus dem Interview mit der entsprechenden Ärztin zunächst deutlich, dass sie wie selbstverständlich bei Müttern ihrer Klientel – vornehmlich solche mit niedrigem SES – „korrekturbedürftige" subjektive Theorien vermutet:

> Und dass es also viele überkommene Ideen gibt, die aber keine biologische Grundlage haben. Das ist für Eltern, glaube ich, ganz wichtig einfach, sich bestimmte Dinge klar zu machen. Also zum Beispiel, wenn Sie bei der U4 gucken, das Kind spielt erst mal mit dem Finger. Dann nimmt es seine Finger in den Mund und dann kommt es dazu, alles, was es kriegen kann, in den Mund zu nehmen. Dann macht es keinen Sinn, dem Baby zu sagen „Lass das sein", weil das ist ein ganz normales Verhalten, wie ich meine Welt kennen lerne. Und das, find ich, sollten Eltern °wissen°. Und sie haben dann mehr Verständnis für ihr Baby. ((…)) Und dann muss man einfach sagen „Ok, mein Kind ist jetzt so. Das gehört dazu. Das gehört zum Aufwachsen dazu und dann lass ich eben die Ohrringe weg". Statt immer zu sagen „Nimm das nicht in den Mund" oder irgendwie anders das Kind versucht davon zu überzeugen.

Auch in der beispielhaften Vorsorge geht die Ärztin nun offensichtlich davon aus, dass die Mutter (niedriges SES, MH) über ein unvollständiges Wissen bezüglich der wichtigen Entwicklungsschritte ihres Säuglings verfügt, weshalb sie ihr in der Vorsorge die Hintergründe und die Bedeutung der oralen Phase erklärt:

A: Die nimmt gerne alles, ne? Den Ohrring und die Kette und-

M: Ja:.

A: Ne?

M: Nimmt alles in den Mund.

A: Alles in den Mund, ne? Das muss so sein, ne? Das wissen Sie, ne?

M: Ja.

A: Wenn die Kinder die Welt kennenlernen wollen, dann müssen sie alles begreifen.

M: Mhm.

A: Ne? Und anschauen und probieren und wenn ich dann so nach drei Jahren weiß, was da hinten am Baum hängt, das ist, wenn ich das von außen anfasse, glatt und wenn ich da reinbeiße, dann ist das saftig.

M: Mhm.

A: Und manchmal süß und manchmal sauer. Dann hab' ich das gelernt, ne? Dieses Wissen von der Welt lernen wir nur, wenn wir alles (5) abarbeiten.

Die ärztliche Erklärung wirkt durch die Perspektivenübernahme des Säuglings („Dann habe ich das gelernt") besonders anschaulich – die Bedeutung der ersten sinnlichen Erfahrungen des Säuglings wird so in einer für die Mutter nachvollziehbaren Sprache erläutert. Dadurch entsteht zunächst einmal der Eindruck einer funktionalen Erklärung. Zugleich fällt allerdings auf, dass die Mutter sich mit diesem wichtigen Entwicklungsschritt ihres Kindes scheinbar schon auseinandergesetzt hat. Zumindest gibt sie zu verstehen, dass sie um die Wichtigkeit der oralen Phase Bescheid weiß („Das muss so sein, ne? Das wissen Sie, ne?" – „Ja"). Nichtsdestotrotz folgt im Anschluss eine Erklärung des kindlichen Verhaltens vonseiten der Ärztin, weshalb nicht sichtbar wird, welche konkreten Vorstellungen sich die Mutter über dieses kindliche Verhalten macht, welches Wissen sich also tatsächlich hinter ihrer zustimmenden Antwort verbirgt.

Das ärztliche Vorgehen im Beispiel ist aus verschiedenen Gründen zumindest ungünstig: So zeigt sich in unmittelbarer Folge ein *Rückzug der Mutter aus dem Gespräch*, welcher durch nur noch „einfache Rückmeldesignale" offensichtlich wird („mhm", vgl. SPRANZ-FOGASY u. WINTERSCHEID 2013: 27). Nicht unwichtig ist hier anzumerken, dass sich die Gesprächssequenz zu Beginn der Vorsorge ereignet hat und sich das durch kurze und knappe Rückmeldesignale auszeichnende Antwortverhalten vonseiten der Mutter fortan durch das Gespräch zieht. Gerade bei Eltern mit niedrigen SES wird häufig ein solch zurückhaltendes Gesprächsmuster beobachtet, da sie eine „soziale Distanz" zwischen sich und dem Arzt als „sozial Höhergestellten" empfinden, sich in der Folge oftmals unsicher und unzulänglich fühlen und sich im Gespräch dann „eher passiv" verhalten (vgl. GEENE, 2014: 6). Diese Verunsicherung und *gefühlte Unzulänglichkeit* – die „der eigenen sozialen Position geschuldete inneren Hemmung" (ebd.: 7) – wird durch ein zuschreibendes Erklären, welches die subjektive Theorie der Mutter nicht nur *nicht exploriert*, sondern zugleich davon ausgeht, dass die Mutter über unzureichende oder gar falsche Vorstellungen verfügt, womöglich noch gestärkt. Durch das zuschreibende Erklären läuft die Erklärung letztlich auch Gefahr, ineffizient zu sein, da die Mutter eventuell gar nicht zur Kategorie derjenigen Mütter gehört, die im obigen Zitat der Ärztin beschrieben werden. Hätte die Ärztin im Anschluss an die erste mütterliche Bemerkung gefragt, ob die Mutter sich an dem kindlichen Verhalten „ein bisschen" stören würde, wäre potenziell eine wirkungsvollere ärztliche Erklärung möglich geworden.

4.4.2.2 Übergehendes Erklären

Mehrfach wurde auch beobachtet, dass Eltern dem Arzt ihre subjektive Theorie im Hinblick auf eine kindliche Verhaltensweise etc. in der Vorsorge zwar vermitteln, diese vom Arzt aber übergangen, d.h. nicht bearbeitet, aufgegriffen oder auch nur kommentiert wird. Anzunehmen ist, dass dieses Verhalten insbesondere dann eintritt, wenn Ärzte die subjektive Theorie der Eltern nicht teilen und es deshalb als für nicht nötig erachten, diese aus medizinischer Sicht „falschen" subjektiven Theorien weiter zu berücksichtigen. Welche Konsequenzen aus einem solchen übergehenden Erklären folgen können, soll folgend dargelegt werden.

In einer U11 (mittlerer SES) wird vonseiten der Mutter eigeninitiativ eine Sorge eingebracht:

> Ja, und die Rechtschreibung macht uns Sorgen. Also sie hat auch weiterhin, zieht sich immer noch durch, dass die Konzentration und das leichte Ablenken beanstandet wird. ((...)) Das ist, ähm, die Lehrerin sagt, hängt mit der Konzentration zusammen.

Die Mutter führt im direkten Anschluss mit dem Verweis auf die Unkonzentriertheit des Mädchens auch eine mögliche Erklärung für dieses Problem mit der Rechtschreibung an. Das Erklärungskonzept wird scheinbar von der Lehrerin geteilt, von der Mutter jedoch klar als ihr eigenes markiert, wie sich im Laufe der Vorsorge mehrfach zeigt („ich denke viel ist auch Konzentration"). Durch den Verweis auf die Lehrerin, einer pädagogischen Fachkraft und Expertin, versucht die Mutter möglicherweise auch, ihre subjektive Theorie zu stärken. Zum „Beweis" der schlechten Rechtschreibung hat die Mutter zudem Schulhefte mit in die Vorsorge gebracht. Im weiteren Verlauf wird der Mutter die Möglichkeit gegeben, die Problematik rund um die Rechtschreibung des Kindes weiter auszuführen, welche diese auch nutzt. Nach knapp fünf Minuten führt die Ärztin mit einer Nachfrage unvermittelt einen alternativen Erklärungsansatz ein, ohne diesen jedoch weiter zu erläutern:

> A: Was sagt der Augenarzt?
>
> M: Der sagt: „Ist alles gut". Da waren wir auch noch. ((...)) Also im Matheheft schafft sie es einfach nicht und die Lehrerin hat sogar einen Zettel rausgegeben, wie es aussehen soll, und ähm, alles genau erklärt, aber das kriegt sie nicht umgesetzt. ((...)) Aber sonst mit der, mit der Rechtschreibung und, also sie liest total viel, was für mich unverständlich ist, wenn jemand so viel liest, dass sie so viel Rechtschreibfehler macht. Ich denke, viel ist auch Konzentration, ist ganz viel Ü- und I-Punkte, äh, die Satzanfänge schreibt sie eigentlich konsequent klein. Aber sie merkt es sich auch einfach nicht, und ja. Und viel so mit Doppelkonsonanten, oder wo H's zwischen sind. Es sind

teilweise nicht leichte Wörter, aber viele, die sie auch, die üben die Diktate bis zur Vergasung.

Wie im Kontext offensichtlich wird, sieht die Ärztin in einem eingeschränkten Sehvermögen bzw. einem Sehfehler eine mögliche Ursache für die fehlerhafte Rechtschreibung (auch beim Abschreiben macht das Mädchen nach eigener Aussage Fehler). Es fällt auf, dass die Mutter auf die Frage der Ärztin nach dem letzten Termin beim Augenarzt zwar antwortet, um dann aber direkt wieder zu einer ausführlichen Problemschilderung überzugehen und ihre subjektive Theorie erneut zu platzieren. Dieses Muster des Übergehens der mütterlichen Theorie und des Einbringens alternativer ärztlicher Erklärungsansätze (als mögliche Ursachen werden in der Folge von der Ärztin noch die Unausgeglichenheit und das Hörvermögen des Kindes eingebracht) und die daran anschließende erneute Platzierung der Konzentrations-Theorie der Mutter wiederholt sich im Vorsorgekontext noch weitere Male – insgesamt immerhin fünf Mal. Die subjektive Theorie der Mutter bleibt sozusagen neben dem Erklärungsansatz der Ärztin bestehen, die Mutter wird an dieser Stelle nicht „abgeholt", indem die subjektive Theorie aufgegriffen oder auch lediglich als „falsch" deklariert wird. Durch das Übergehen wird das deutlich signalisierte Bedürfnis der Mutter, den eigenen Erklärungen für das kindliche Verhalten Ausdruck zu verleihen, übergangen und sozusagen im Keim erstickt. Solange der von der Mutter eingebrachte Erklärungsansatz nicht bearbeitet wird, ist die Thematik für sie auch nicht abgeschlossen und wird in der Folge immer wieder aufs Neue eingebracht. Auch SPRANZ-FOGASY und WINTERSCHEID beschreiben, dass das Übergehen von subjektiven Krankheitstheorien der Eltern problematisch sein kann, da *Widerstand der Eltern provoziert* und „*rekursive Schleifen*" entstehen können, wodurch letztlich die Untersuchung verzögert wird (SPRANZ-FOGASY u. WINTERSCHEID 2013: 30). Insgesamt erscheint dieses Gesprächsmuster im Sinne einer Aneignung der ärztlichen Erklärung wenig zielführend und zudem in hohem Maße *ineffizient*. Dass die Mutter auch nach der Vorsorge von der Idee eines Zusammenhangs zwischen Rechtschreibproblemen und Konzentration nicht wirklich ablassen kann, deutet das Nachgespräch mit der Mutter an, in dem sie betont, das Thema Konzentration beim nächsten Arztbesuch erneut anzusprechen, falls die Erklärung der Ärztin und der von ihr vermutete Zusammenhang mit dem Hörvermögen des Kindes sich als falsch erweist.

Während die Mutter im obigen Beispiel eine Erklärung durch das Einbringen ihrer Sorge zwar einfordert, gleichzeitig aber auch eine eigene Vorstellung zu möglichen Ursachen der Problematik mitbringt, wird von der Mutter in folgendem Beispiel (U9, mittlerer SES) ein solcher Wunsch nach einer Erklärung gar nicht erst geäußert:

> A: Du bist ein topfittest Mädchen. Also, leichtes Lispeln, leichte SCH-Schwäche in dem Alter ist normal ((an die Mutter gerichtet))
>
> M: Okay, mhm
>
> A: Ich kann Ihnen das auch gerne zeigen. Ich hab ne Tabelle, wann welche Laute-
>
> M: ((lachen)) Ne, ist in Ordnung. Also, ich dachte, das liegt an dem Überbiss, dass sie das noch nicht so kann.
>
> A: So. Und zwar. Sehen Sie, gelb ist immer frühestmögliche Bildung, ganz früh so.
>
> M: Ach so.
>
> A: Bis wann es so im Normbereich ist und bis wann man sogar mit Therapien noch wartet, und da sehen Sie genau die Sache – g und k – das kennen Sie, wenn Sie kleine Kinder nachmachen: "Tuck mal, das hab is gemacht."
>
> M: Ah. Stimmt.
>
> A: Ja? Das sind die Dreijährigen. Die das g und k noch nicht können. Und s, sch, sch::: kommt wirklich als spätestes. Und so wie sie es jetzt spricht (2) es gibt ja Kinder, die wirklich so ne Zungengrundlage haben ((lispelnd)), so den Mund.
>
> M: Ja.
>
> A: Da gibt's sich nicht von selbst. Bei ihr – keine Sorgen
>
> M: Ich dachte tatsächlich, weil die hatte tatsächlich so einen kleinen Überbiss.

Zwar gibt es hier während des Erklärens der Ärztin von der Mutter durchaus auch immer wieder verschiedentlich Signale eines Verstehens. Schaut man sich allerdings die letzte Äußerung an, so fällt auf, dass die Mutter letztlich wiederum auf denselben Stand zurückfällt, den sie auch schon vor der Erklärung hatte, wodurch erneut eine rekursive Diskursschleife offensichtlich wird und die Aneignung der ärztlichen Erklärung fraglich erscheint („Ich dachte, dass liegt an dem Überbiss"; „Weil die hatte tatsächlich so einen kleinen Überbiss."). Die ärztliche Erklärung erweist sich also letztlich als *überflüssig*, was insofern auch nicht verwundern muss, da zu Beginn von der Mutter auch klar signalisiert wurde, dass eine weitere Erklärung für sie eigentlich nicht relevant ist.

4.4.2.3　Disqualifizierendes Erklären

Ein weiteres dysfunktionales Erklärungsmuster ist das disqualifizierende Erklären, in dem die subjektive Theorie der Eltern nicht nur unbearbeitet neben dem ärztlichen Erklärungskonzept stehen bleibt, sondern vielmehr mehr oder weniger aktiv abgewehrt und dadurch herabgesetzt wird, wodurch die subjektive Theorie teilweise gar „zerstört" wird.

Im folgenden Beispiel einer Vorsorgeuntersuchung (U7a, mittlerer SES) wird von der Ärztin die Sprachartikulation des Kindes problematisiert. Sie merkt an, dass sie das Kind schlecht versteht. Daraufhin legt die Mutter ihre subjektive Theorie zur Sprachentwicklung ihrer Tochter sowie die positive Entwicklung in jüngster Zeit dar, womit sie die von der Ärztin angesprochene problematische Sprachartikulation zugleich entproblematisiert und der situativen Beobachtung der Ärztin ein auf Erfahrungen beruhendes (Laien-)Wissen entgegensetzt:

M: Ähm also ich muss sagen, sie hat jetzt die letzte Zeit nen Schub gemacht, ne?

A: Mhm.

M: Also sie hat z.b. bis vor ein paar Tagen noch anstatt „doch" „gock" gesagt, ne? Jetzt heute Morgen stand sie vor mir und sagt: „Mama, doch". Sag mal „doch"

K: Doch.

A: Mhm.

M: „Doch". Also sie macht jetzt gerade so nen Satz, ne? Bis vor kurzem hat sie z.b. zum „Tom", am Anfang war immer „Po",

A: Mhm.

M: Dann war's der „Pom", und jetzt sagst du? Wie heißt der?

K: Tom.

M: Tom. Also sie hat eh gesamt mit der Sprache was länger gebraucht.

A: Ja okay.

Die Mutter sieht zwar, dass das Kind in seiner Sprachentwicklung im Altersdurchschnitt länger braucht, eine positive Entwicklung gerade in jüngster Zeit jedoch zu beobachten ist (es zeigt sich ein ausgeprägter Entwicklungsoptimismus), weshalb sie die Sprachentwicklung eher als individuelle Besonderheit ihres Kindes ansieht – und nicht als etwas pathologisches – was auch zu dem überaus positiven Bild passt, welches die Mutter von der Entwicklung ihrer Tochter hat und das im Gesamtverlauf der Vorsorge mehrfach deutlich wird. Der Logik ihres auf Erfahrungen beruhenden „Laienwissens" folgend ist jegliche Intervention überflüssig, da sich die schlechte Artikulation von alleine legen wird und erste Verbesserungen auch schon ersichtlich sind. Diese Verbesserungen versucht die Mutter dann auch im Vorsorgekontext zu „beweisen", indem sie die Tochter das Aussprechen von Wörtern sozusagen vorführen lässt. Auf diese mütterliche „Beweisführung", welche die positive Sprachentwicklung belegen soll, geht die Ärztin im weiteren Verlauf der Vorsorge nicht weiter ein. Stattdessen macht sie deutlich, dass sie die Verbesserung eben (noch) nicht sieht, indem sie sich auf die Suche nach (alternativen) Erklärungen für die schlechte Artikulation begibt:

A: Ich würd Sie gerne einmal zu nem Pädaudiologen schicken-

M: Mhm okay.

A: -das ist ein Arzt, also ein Hals-Nasen-Ohren-Arzt, der sich speziell mit Kindern und Sprache auskennt und bitte auch nur zu dem gehen. ((...)) Weil ich mich frage, ähm, hört sie richtig, ja? Weil sie jetzt einfach die Worte noch zum Teil undeutlich oder anders ausspricht-

M: Ja.

A: -dann, weil dann die beste- die wichtigste Voraussetzung ist, dass sie richtig hören kann. Weil wenn sie nicht richtig hört, kann sie natürlich die Worte nicht richtig aussprechen. ((...)) Deshalb möchte ich dann, dass Sie da hingehen, und dass er auch nochmal ne Testung macht und dann überprüft, ist äh steht ne äh Indikation, jetzt schon die Sprachtherapie zu machen oder warten wir es nochmal ab, ne?

M: Mhm okay.

A: Dass wir auf jeden Fall auf der sicheren Seite sind.

M: Ja, machen wir.

A: Das heißt, das würd ich gern- mach ich Ihnen auch gleich ne Überweisung fertig, ne?

M: Ja, kein Problem.

Indem die Ärztin hier erneut auf die schlechte Artikulation des Kindes hinweist, wird die *subjektive Theorie der Mutter implizit einmal mehr als fehlerhaft dargestellt*. Damit *missachtet* die Ärztin nicht nur die aus Sicht der Mutter „erfolgreiche Beweisführung" der Sprachartikulation des Kindes, sondern disqualifiziert gleichzeitig auch die subjektive Theorie der Mutter. Die Ärztin zerschlägt mit erneutem Verweis auf die schlechte Aussprache also erstens die von der Mutter beschriebene Verbesserung eben dieser und deutet zudem an, dass sich die Artikulationsprobleme des Kindes womöglich nicht von alleine legen werden. Durch die erstmalige unvermittelte Erwähnung einer Sprachtherapie, die eventuell nötig sein wird, wird die Perspektivendifferenz noch einmal vergrößert. Die nachfolgenden Reaktionen der Mutter zeigen, dass infolge der Missachtung der subjektiven Theorie eine substanzielle Basis für die Compliance fehlt: Wo sie in der vorherigen Sequenz viel und ausführlich von persönlichen Erfahrungen berichtet hat, wird sie nun recht knapp in ihren Antworten und auch ihr Tonfall wirkt verändert, da distanzierter. Ihre Reaktion auf die von der Ärztin vorbereitete Überweisung („Ja, kein Problem") wirkt mehr wie ein Zugeständnis als ein überzeugtes Einwilligen, was sich dann im Nachgespräch bestätigt:

> Hach ich glaube, es hört sich schlimmer an, als es überhaupt ist. Also ich bin da ganz zuversichtlich. Also ich bin da eigentlich ganz zuversichtlich, weil sie von Anfang an ein bisschen was schwächer in der Hinsicht gewesen ist und ich weiß, das kommt jetzt alles, ne? Also da mach ich mir jetzt eigentlich weniger Sorgen.

Die Mutter hält offensichtlich an ihrer subjektiven Theorie fest – es spricht vieles dafür, diese Reaktion als latentes Widerstandssignal gegen die in der Vorsorge erfahrene Disqualifzierung zu deuten (vgl. auch SPRANZ-FOGASY u. WINTERSCHEID 2013: 30). Auch den Zusammenhang zwischen Aussprache und Hören weist sie im Nachgespräch entschieden zurück: Selbst, wenn sie einräumt, zum Pädaudiologen gehen zu wollen, um sich selber zu beruhigen, wird deutlich, dass sie von der ärztlichen Erklärung nicht überzeugt ist:

> Ich denke nicht, dass das vom Hören kommt. Also wir haben manchmal Situationen, da redet sie was lauter, da hab ich auch schon gedacht, naja, ob es vielleicht am Hören liegt. Aber wenn ich mich mit Eltern unterhalte, haben das ganz viele Kinder, die einfach mal ganz euphorisch erzählen und wir haben's dann auch schon selber getestet, dass ich dann ganz leise irgendwas geflüstert hab und sie mir dann ne Antwort darauf gegeben hat. Also weiß ich, dass sie eigentlich gut hört, ne?

Dass die Mutter die im Nachgespräch genannten Einwände im Vorsorgekontext nicht einbringt, deutet auf einen (resignierten) Rückzug aus dem Gespräch mit der Ärztin hin: Wo die eigenen Erfahrungen und Vorstellungen wie eben die erlebte Verbesserung der Aussprache des Kindes keinen Anschluss finden, macht es auch keinen Sinn, weitere Bedenken zu platzieren. Und es macht umso mehr Sinn, selbstwertdienlich am eigenen festzuhalten. Nicht zuletzt hinsichtlich des Vertrauensverhältnisses zwischen Ärztin und Mutter scheint das beschriebene disqualifizierende Erklären ungünstig oder zumindest nicht förderlich zu sein. Gerade bei Eltern mit einem eingeschränkten Selbstvertrauen in ihre elterlichen Kompetenzen – welches vermehrt in Familien mit niedrigem SES beobachtet wurde – kann die Disqualifizierung subjektiver Theorien zu einer – weiteren – Verunsicherung führen. Mit dem Abwerten elterlicher Theorien geht immer auch eine Imagegefährdung einher, da damit gleichzeitig auch die Eltern als Experten für ihre Kinder infrage gestellt werden. Exemplarisch soll hier eine Situation aus einer U8 geschildert werden. Dabei geht es um die Frage adäquater Therapiemaßnahmen angesichts der diagnostizierten Entwicklungsverzögerungen, die vonseiten der Ärztin in erster Linie auf Bindungsprobleme zwischen Mutter und Kind zurückgeführt werden. Während der Vorsorge werden latente Vorbehalte der sehr jungen Mutter (zum Zeitpunkt der Vorsorge knapp 20 Jahre alt), wie auch der begleitenden Großmutter bezüglich Logopädie deutlich. Vor diesem Hintergrund erhält der nachfolgende Dialog seine besondere Bedeutung:

M: Ich hab mal eine Frage. Ich hab von jemandem gehört irgendwie so Reittherapie. Wäre das was?

A: Also Reittherapie ist keine Leistung der gesetzlichen Krankenkassen, denn das ist die sogenannte tiergestützte Therapie. Das muss man komplett selbst bezahlen. Ähm (2) Reitth- überhaupt tiergestützte Therapie ist für manche Kinder ne schöne Sache. Wobei die ist eher was für Kinder, die sich emotional auch sehr schwer tun. Die, die mit anderen nicht können, die über die Beziehung zum Tier dann vielleicht offener werden. Sie ist ja ein ganz offenes, freundliches Mädchen, da brauchen Sie nicht unbedingt das Tier als Hilfsmittel. Sondern sie macht auch mit einem normalen Therapeuten ohne zusätzliches Tier mit Sicherheit gut mit, ne?

M: Ich mein nur, weil-

A: L Und wie gesagt, das ist ne sehr teure Geschichte. Ich glaub, Sie sind jetzt nicht ganz so finanziell super aufgestellt. Ähm und in dem Fall ist der zusätzliche Gewinn nicht so hoch, dass ich sagen würde „Ja unbedingt". Das ist z.B. für autistische Menschen, wie gesagt Menschen, die große Probleme im Umgang mit anderen haben, die profitieren manchmal davon. Vom Kontakt mit Tier. Aber sie ist ja, also emotional ist sie ja echt total klasse, ne? ((…)) Das heißt nicht, dass wenn Sie zum Beispiel Reiterin sind, ja? ((…)) Dass Sie sie am Wochenende mal mitnehmen, ja? Oder so was.

M: Ja wir waren ja auf'm Reiterhof am Wochenende, haben ein Wochenende auf'm Reiterhof gemacht. Und ähm die ist da so aufgegangen auch mit den Pferden.

A: Genau. Aber dann können Sie das als Hobby machen und nicht als Therapie und dann zahlen Sie nicht so viel, ne? ((lachen)) Das geht ganz gut.

Das Anliegen der Mutter wird hier von der Ärztin als vollständig unbegründet bearbeitet. Dabei wird mit der Erklärung eben auch vermittelt, dass diese Frage der Mutter aus ärztlicher Sicht eher unsinnig war. Dass dies die Mutter als grundsätzlich imagegefährdend empfindet, zeigt sich an ihrem Versuch einer nachgeschobenen weiteren Begründung ihres Anliegens („Ich mein nur, weil..."). Dass im Anschluss dann aber von der Ärztin auch noch dieser Reparaturversuch der Mutter unterbrochen und die Erklärung einfach fortgesetzt wird, macht die *missachtende Wirkung* dieses Vorgehens deutlich. Erst nach der wiederholten Unterbrechung platziert die Mutter nun ihre subjektive

Theorie, welche dann deutlich macht, weshalb sie eine Reittherapie für ihre
Tochter für sinnvoll erachtet. Vor dem Hintergrund, dass bei dieser jungen
Mutter große Bindungsschwierigkeiten gerade in der Anfangsphase festgestellt wurden, zeugt diese mütterliche Theorie zumindest von einer unterstüt-
zenswerten emotionalen Bezüglichkeit und ist auch im Gesamtverlauf der
Vorsorge nicht völlig aus der Luft gegriffen: So hat das Kind nach Aussage
der Familie und den Erziehern Probleme im Umgang mit Gleichaltrigen und
wendet sich in der Kindertagesstätte vielmehr an die Erwachsenen. Die Vorstellungen der Mutter werden dann insofern entwertet, als dass die Idee des
Reitens mit dem Kind als „Hobby" herabgesetzt wird, welchem man zwar
nachgehen kann, aber nicht zwingend muss. Abgesehen davon, dass dieser
Reaktion abwertende Momente innewohnen, wirkt vor dem Hintergrund,
dass das Kind scheinbar auch auf emotionaler Ebene Probleme hat, die vollständige Entwertung der Idee der Mutter umso kritischer.

Dem oben beschriebenen übergehenden Erklären und dem disqualifizieren-
den Erklären ist gemeinsam, dass *die Relevanzen der Eltern – welche in
Form von subjektiven Theorien platziert werden – zurückgestuft werden* (vgl.
KOERFER 2008: 38). In den beschriebenen Beispielen geht es darum, die
Erklärungsmodelle des Arztes eben auch gegen Widerstände im Sinne von
alternativen Erklärungskonzepten durchzusetzen. Im Hinblick auf eine Aneignung ärztlicher Erklärungen sind übergehende und disqualifizierende
Erklärungsmuster tendenziell dysfunktional, da *divergierende Erklärungsansätze nicht bearbeitet wurden* und auch nach Abschluss der Vorsorge noch
bestehen. Solche übergehenden und disqualifizierenden Erklärungsmuster
sind somit im Hinblick auf die Aneignung nicht effektiv und letztendlich
auch aus Effizienzgründen problematisch. Wie Ärzte den Eltern im Gespräch
vermitteln können, dass die subjektiven Theorien aus ihrer Sicht korrekturbedürftig sind und wie solche Divergenzen produktiv bearbeitet werden können, wird im Folgenden anhand verschiedener funktionaler Erklärungsmuster
dargestellt.

4.4.3   *Funktionales Erklären*

Nicht nur für die Compliance und das Vertrauensverhältnis zwischen Arzt
und Eltern ist die Berücksichtigung subjektiver Theorien von großer Bedeutung: auch für ein möglichst effizientes ärztliches Handeln hat sich eine Berücksichtigung subjektiver Theorien als wichtig herausgestellt, da elterliche
Erklärungen anderenfalls (beharrlich) wiederholt und immer wieder ins Vorsorgegeschehen eingebracht werden, wie bereits in der Studie von SPRANZ-

FOGASY und WINTERSCHEID (2013) im Rahmen pädiatrischer Gespräche nachgewiesen wurde.

Nun konnten aber auch funktionale Erklärungsmuster beobachtet werden, in denen die Tatsache berücksichtigt wird, dass auch alternative Erklärungsansätze der Eltern durchaus einen Mehrwert für das ärztliche Erklären haben können. Dabei wurden die subjektiven Theorien der Eltern vom Arzt nicht einfach übernommen und ärztliche Erklärungen hinten angestellt. Ganz im Gegenteil gelingt es funktional erklärenden Ärzten zumeist, subjektive Theorien der Eltern zu ergänzen oder zu modifizieren. Es zeigte sich dann in den von uns beobachteten Vorsorgen wiederholt, dass ärztliche Erklärungen insbesondere auch dann von den Eltern angeeignet werden, wenn ihre subjektiven Theorien berücksichtigt werden, wenn also *divergierende Erklärungskonzepte als solche anerkannt und in der Folge bearbeitet werden.*

Dabei wird die „Asymmetrie der Interaktionsrolle zwischen dem Experten und Laien" nicht aufgehoben und es wird nicht erwartet, „dass beide Partner faktisch gleich viel reden und zuhören, fragen und antworten, informieren und nachfragen, vorschlagen und zustimmen" (KOERFER et al. 2008: 42). Es geht um eine „Chancengleichheit" für die Setzung von Relevanzen, zu denen auch Erklärungskonzepte gehören, und damit einer Verringerung von dysfunktionaler Asymmetrie (dazu gehören Formen der Kommunikation wie „Unterbrechen, Übergehen, Abwiegeln, Bagatellisieren, Gegenfragen, Maßregeln, usw.", ebd.).

Die Offenheit für elterliche Erklärungsansätze und die dieser zugrundeliegenden Begründung wird in folgendem Zitat aus dem Interview mit einem Arzt deutlich – zugleich werden auch die Grenzen für die Bereitschaft des Aushandelns divergierender Erklärungsansätze aus Sicht des Arztes offensichtlich:

A: Damit kommt es halt zu einem Dialog zwischen Eltern und Arzt und in diesem Dialog werden die Sorgen artikuliert. Auch meine Sorgen und meine Bedenken. Und manchmal decken die sich wirklich eins zu eins mit der Beobachtung der Eltern. Das ist dann sehr einfach, weil man dann so sagen kann "Wunderbar, wir machen jetzt das und das und das und das". Und es ist klar. Manchmal decken die sich nicht ganz. Dann erklärt man, warum man das so sieht. Manchmal äußern die Eltern Besorgnis über irgendetwas, was aber gar nicht besorgniserregend ist. Dafür aber übersehen die eine andere Geschichte, die vielleicht viel wichtiger ist. Und manchmal ist es so, dass ich mir Gedanken mache. Das artikuliere und die Eltern können wirklich sagen "Nein, in diesem Fall brauchen Sie sich keine Sorgen zu machen. Das ist bei uns in der Familie so. Das war beim ersten Kind schon so. Beim zweiten Kind so". Das heißt aber auf jeden Fall einen Dialog führen.

I: Haben Sie da ein Beispiel vielleicht für eine Familie, wo Sie etwas festgestellt haben und die Eltern das eben nicht so gesehen haben, wo das eben nicht deckungsgleich war, wie Sie gerade sagten.

A: Ja, auf jeden Fall. Also zum Beispiel die Hautfarbe. Ich hab schon mal bei einem Kind gesagt oder kommt durchaus mal vor, dass so also die Hautfarbe: "Also alles prima, aber es ist schon relativ käsig oder relativ blass". Und dann guck ich mir die Schleimhäute an und vielleicht bin ich mir da auch nicht ganz sicher. Und dann sagen die Eltern "Ja:::, also das war aber bei dem Geschwisterkind auch so. Und der hat auch keine Anämie und der trinkt ja auch gut und äh brauch man sich eigentlich keine Gedanken zu machen". Hab ich gesagt "Gut, wenn Sie das so sagen. Dann gucken wir uns das einfach nochmal in zwei Wochen an. Wenn bis dahin alles gut läuft". Also ich geh dann schon auf die Eltern ein. Also ich würde da nicht jetzt sagen "Nein, also dem nehm ich jetzt Blut ab, weil das-", ne. Und genauso muss ich allerdings sagen, wenn das Argument der Eltern eben dann nicht für mich schlüssig ist. Würde ich sagen "Nein, aber wir machen das jetzt trotzdem so".

Die letzte Bemerkung des Arztes macht deutlich, dass er letztlich entscheidet, ob er die subjektive Theorie der Eltern überzeugend findet – gleichzeitig lässt er sich aber auf einen Austausch ein und anerkennt damit das auf Erfahrungswissen beruhende Potential elterlicher Theorien. Anhand des Datenmaterials wurden insbesondere drei funktionale Erklärungsmuster deutlich, welche jeweils Bezug auf vonseiten der Eltern mehr oder weniger explizit artikulierten subjektiven Theorien nehmen: Anerkennendes Erklären (Kap. 4.4.3.1), Ergänzendes Erklären (Kap. 4.4.3.2) sowie anschließendes Erklären (Kap. 4.4.3.3).

4.4.3.1   Anerkennendes Erklären

Ein erstes funktionales Erklärungsmuster besteht in einer *Anerkennung elterlicher Erklärungsansätze*, welche scheinbar schon ausreichen kann, damit sich Eltern als Experten für ihre Kinder ernst genommen fühlen und eine potenzielle Imagegefährdung vermieden wird. Es wurde beobachtet, dass Eltern sich in der Folge oftmals offener für Erklärungen vonseiten des Arztes zeigen.

Eine erste Form der Anerkennung elterlicher Erklärungen besteht darin, diese zu explorieren – falls diese nicht explizit von den Eltern eingebracht werden – und damit Interesse an der Meinung der Eltern zu zeigen. So erkundigt sich in folgendem Beispiel die Ärztin nach der subjektiven Theorie der Eltern für das exzessive Schreien ihres Säuglings (U3, hoher SES):

A: Haben Sie denn einen Grund für's Schreien? Ne Idee, was da los ist?

M: Gar nicht.

Die von den Eltern weitgehend signalisierte Rat- und auch Hilflosigkeit schafft eine Legitimationsbasis für ärztliche Erklärungen. Eine solche Basis kann vor dem Hintergrund der Zielsetzung einer elterlichen Aneignung nicht hoch genug eingeschätzt werden.

Dies wird auch im folgenden Beispiel einer U4 (niedriger SES) deutlich. Hier wird die Ärztin von der zweifachen Mutter gefragt, ob man bei ihrem Sohn (bzw. ihren beiden Söhnen: der vierjährige Bruder ist ebenfalls anwesend) einen Allergietest machen könnte. Zur Vorsorge wurde die Mutter zudem von einer Familienhebamme begleitet, welche die Familie unterstützt. Bevor die Ärztin nun ihre Erklärung anschließt, erfragt sie die subjektive Theorie der Mutter:

M: Allergietest wollt ich bei beiden mal nachfragen, ob man das vielleicht machen könnte?

A: Warum möchten Sie bei ihm nen Allergietest?

M: Eh, ja bevor, da bin ich ehrlich, bevor wieder das gleiche wie bei ihm ((gemeint ist der Bruder)) auftritt, eh, er hat das, oder das ((…)), dass ich das halt vorher weiß. Bevo:r ich ihm jetzt zum Beispiel irgendwas gebe, wo er allergisch ist, weil er fängt bald an, das wir dann umstellen.

A: Das wär total klasse, wenn man das vorher testen könnte. Aber das geht nicht. Und zwar, Allergien funktionieren so, dass der Körper Kontakt mit einem Allergen.

M: ⌊Mhm.

A: Also das, wo er irgendwann drauf allergisch reagiert hat. Und dann fängt er an, eventuell (blöde) Antikörper zu bilden, die da gar nicht hingehören. Und erst, wenn er oft genug Kontakt mit dem Allergen hatte

M: ⌊Mhm

A: entsteht die Allergie. Wir können also nicht hingehen und können jetzt gucken, wird der Körper eine Allergie entwickeln

M: ⌊A:h, ok.

A: Da kommt überhaupt gar nichts bei raus. Sondern wenn er eine Allergie auf irgendetwas entwickelt, können wir's dann erst, wenn's da ist, feststellen. Und bei Säuglingen ist es sogar noch so, dass wir die Säuglinge, die tatsächlich schon relativ jung Allergien entwickeln- Manchmal sehen wir die eben beim Säugling sogar noch nicht mal im Blut, weil dann die Antikörper, die er gebildet hat, obwohl der Körper schon reagiert, noch nicht genug sind.

M: ⌊A:h, ok.

A: Insofern, jetzt bei Säuglingen mal zu gucken, wird er mal irgendwann eine Allergie haben, funktioniert leider nicht. Also insofern, das können wir nicht machen.

M: ((lachen))

Aus rein medizinischer Sicht erweist sich dieses Ansinnen der Mutter als wenig sinnhaft und dies im Grunde völlig unabhängig davon, aus welcher Motivation heraus die Mutter dies gerne machen möchte: objektiv ist ein solcher Allergietest, wie dann ja auch an der ärztlichen Erklärung ersichtlich wird, bei einem Säugling schlichtweg nicht möglich. Durch einerseits *die ärztliche Nachfrage nach einer Begründung* und andererseits durch die drauf folgende *anerkennende Äußerung* („Das wär total klasse, wenn man das vorher testen könnte.") wird dabei aber zumindest dem mütterlichen Wunsch eine prinzipielle Legitimität zugeschrieben, die darauf folgende ärztliche Erklärung bezieht sich dann lediglich auf die Unmöglichkeit einer Durchführung. Die Ärztin erklärt damit zwar einerseits, dass sie der in der mütterlichen Frage mitschwingenden Handlungsaufforderung nicht nachkommen wird (bzw. nicht kann), ohne aber zugleich der Mutter zu vermitteln, dass sie sich ihre Frage im Grunde auch hätte sparen können. Im ärztlichen Erklären schwingt hier also ein Moment der Anerkennung mit.

Gerade bei benachteiligten Eltern ist eine solche Anerkennung der Eltern als seriöse Ansprechpartner delikat. Sie erfahren gesellschaftlich eine eher unsichere Kompetenzzuschreibung und sind darüber hinaus Stigmatisierungen ausgesetzt. Im beschriebenen Beispiel zeigt sich die anerkennende und damit potenziell selbstwertstärkende Haltung der Ärztin im gesamten Vorsorgekontext auch darin, dass die Ärztin auch mit ihren Fragen konsequent die Mutter adressiert und so eben auch als kompetente Mutter anspricht, welche wie eingangs beschrieben von einer Familienhebamme begleitet wird. Der Effekt dieser Strategie – Fragen und Erklärungen ausschließlich an die Mutter zu richten – ist insofern eindrücklich, als dass sich in der Voruntersuchung mit den MFAs regelmäßig die Familienhebamme stellvertretend für die Mutter zu Wort meldete und auch für den Beobachter der Eindruck einer mehr oder weniger inkompetenten Mutter entstand. In der Vorsorge zeigte sich dann aber, dass dieser Eindruck hinsichtlich der Beobachtungskompetenz der Mutter gänzlich täuschte und sie sehr wohl zu differenzierten Aussagen fähig ist. Dass für die Ärztin Wertschätzung dieser benachteiligten Eltern nicht Worthülse bleibt, sondern Verpflichtung ist und entsprechend Handlungskonsequenzen hat, wird auch in folgendem Zitat aus dem Einzelinterview unterstrichen:

> Bei Müttern, die durch ihre sozialpädagogische Familienhelferin begleitet werden, kann ich es überhaupt nicht leiden, wenn diese Familienhelferin neben der Mutter sitzt und, während die Mutter redet, mir gegenüber die Augen verdreht. Das kann so nicht funktionieren. Sie ist da, um die Mutter zu unterstützen und dann muss sie sie aber auch wertschätzen.

4.4.3.2 Ergänzendes Erklären

Als ein weiteres funktionales ärztliches Erklärungsmuster wurde ein solches identifiziert, das *auf subjektiven Theorien der Eltern unmittelbar aufbaut, um diese dann mit ärztlichen Erklärungen zu ergänzen.* Durch dieses ergänzende Erklären fühlen sich Eltern ernst genommen, da ihre Erklärungsansätze berücksichtigt und sogar aufgegriffen werden. Gleichzeitig hat der Arzt die Möglichkeit, seine wissenschaftlich fundierten Erklärungskonzepte einzubringen und elterliche Theorien bei Bedarf auch zu erweitern oder gar zu modifizieren. Subjektive Theorien und ärztliche Erklärungskonzepte werden hier sozusagen miteinander in Verbindung gebracht. In folgendem Beispiel einer U5 (mittleres SES) schließt die ärztliche Erklärung unmittelbar an die artikulierte subjektive Theorie der Mutter an:

A: Zufüttern klappt auch?

M: Ja::, doch. Jetzt langsam nimmt er Mittagsbrei. Am Anfang mochte der das <u>nicht</u> so, ne. Oder immer nur nen Paar Löffel. Und dann ist er immer zu müde gewesen halt.

A: <u>Ja</u>.

M: Und jetzt hab ich das aber so weit irgendwie jetzt, vielleicht schläft er dann nochmal, ne. Und <u>dann</u> geb ich ihm den Brei. Das klappt dann nämlich. Ist am besten halt, ne.

A: Richtig. Gerade der Anfang beim <u>zu müden</u> Kind kriegen Sie das nicht hin. Das ist ja auch ne große Umstellung, wenn die aus Brust oder Flasche trinken, dann haben sie die Zunge vorne und saugen nach hinten.

M: Mhm. Ja klar.

A: Wenn die ersten Löffel kommen, dann machen die auch "bäh". Das heißt nicht "bäh, ich mag es nicht".

M: Ja.

A: Die Zunge weiß noch nicht, dass man das anders nach hinten bringt.

M: Okay.

A: Und wenn Sie das beim müden Kind mache, das ist noch völlig neues Lernen, also so wie wenn ich Ihnen sagen würde "Lernen Sie mal, wenn Sie todmüde sind, ne Fremdsprache."

M: Jaja, das ist klar.

A: Ne, ähm. Ja? Das würde nicht klappen. Und die Erfahrung machen viele Mütter. Das Zufüttern klappt dann eigentlich beim wachen, fröhlichen Kind besser. Und wenn er das einmal raushat. Irgendwann wird er sowieso alle Mahlzeiten zu sich nehmen.

M: Ja, klar. Mhm. Und heute wollt ich mit dem Abendbrei mal anfangen, ne?

Die Gesprächssequenz macht zwei funktionale Erklärungsmuster deutlich: zunächst einmal knüpft die ärztliche Erklärung unmittelbar an die subjektive Theorie der Mutter an (Schwierigkeiten des Zufütterns bei einem „zu müden Kind"), wodurch sie sich als Expertin anerkannt fühlt und in der Folge offen gegenüber der ärztlichen Erklärung zu sein scheint. So bleibt die Mutter nicht nur in der Gesprächssequenz, sondern auch im weiteren Verlauf der Vorsorge aktiv im Gespräch mit der Ärztin involviert, was sich neben aktiver Gesprächsbeteiligung an ihrer der Ärztin zugewandten Haltung beobachten lässt. Auch im Nachgespräch äußert sich die Mutter generell sehr positiv zu den Erklärungen der Ärztin. Zweitens gewinnt die ärztliche Erklärung durch die Perspektivenübernahme des Kindes („Lernen Sie mal, wenn Sie todmüde sind, eine Fremdsprache") an Überzeugung: Solche *unmittelbar an die subjektive Theorie der Eltern anknüpfende Perspektivenübernahmen fördern die elterliche Empathie* und wirken sich positiv auf den Aneignungsprozess aus.

Empathieförderliche Erklärungen sind auch dann wirkungsvoll, wenn sie explizit an subjektiven elterliche Theorien ansetzen, die aus ärztlicher Sicht nicht förderlich für den Umgang mit dem Kind sind, da die Eltern die Perspektive des Kindes aus den Augen verlieren und sich auf der Grundlage dieser Theorien inadäquat gegenüber dem Kind – bspw. übermäßig kritisch, schuldzuweisend – verhalten. In folgendem Zitat erklärt ein Arzt, weshalb er es für wichtig hält, den Eltern immer mal wieder die Kinderperspektive deutlich zu machen und dadurch subjektive Theorien zu ergänzen:

A: Ich spreche mit dem Kind und es sagt "Die Schule fällt mir schwer. Und ich fühl mich nicht so wohl in der Schule". Und dann sagt die Mutter "Ja, du musst auch ein bisschen was tun, ne. Weißte, wenn du ein bisschen lernen würdest, würdest du dich auch wohler fühlen". Natürlich ist das erst mal ne ganz typische Erwachsenenantwort und vielleicht stimmt es auch sogar aus der Sicht des Erwachsenen, aber aus Sicht des Kindes ((...)).

I: Was sagen Sie dann zu der Mutter?

A: ((...)) „Jetzt stellen Sie sich mal vor, wie das ist als Kind: Er ist die ganze Zeit in der Schule, der ist in der OGS. Dann kommt er erst um vier Uhr nach Hause. Dann hat er seine Hausaufgaben nicht geschafft. Dann kriegt der irgendwie zu hören, dass er das und das nicht gut kann. Freundschaften sind vielleicht schwierig. Und zu Hause dann, wo er sich eigentlich am wohlsten fühlen sollte, selbst da kommen Sie dann auch noch und hauen in dieselbe Kerbe. Und das kann manchmal viel zu viel sein für ein Kind". Das kann manchmal sehr demotivierend sein, wenn man sagt "Du musst lernen". Ja, ich glaub, das ist für ein Kind in einem gewissen Alter überhaupt nicht verständlich zu sagen "Setz dich hin und lern. Dann wirst du was. Hast nachher einen guten Beruf. Verdienst viel Geld. Kannst dir alles leisten". Ich glaub, das ist überhaupt keine Idee des Kindes. Das Kind denkt, wie kann ich mich wohler fühlen. Wann kann ich mal jetzt endlich spielen? ((...)) Ich denke, dass man so einen Kindesgedanken den Eltern schon beibringen sollte.

Die subjektive Theorie der Mutter erklärt die Schulprobleme und das Unwohlsein des Kindes mit dem Lernverhalten. Der Arzt versucht nun die Sichtweise der Mutter zu ergänzen, indem er dezidiert die Differenz zur „Idee des Kindes" herausstellt. Damit zielt seine Erklärung *weniger auf Schuldzuweisung denn auf eine empathieförderliche Erweiterung des mütterlichen Blicks*. Hinweise auf die Funktionalität dieses Vorgehens geben Erzählungen von Eltern in GDs und Einzelinterviews, die genau solche *ärztlichen Anregungen zur Perspektivübernahme* als hilfreich erlebten.

4.4.3.3   Aufgreifendes Erklären

Dieses Erklärungsmuster zeichnet sich dadurch aus, dass der Arzt sein Wissen um subjektive Theorien der Eltern nutzt und *in seine Erklärungen „einflechtet"*. Wenn Eltern etwa in der Vorsorgeuntersuchung subjektive Theorien platzieren, kann der Arzt diese durchaus auch in einem anderen Kontext wieder aufgreifen und so eine elterliche Einsicht fördern. Zu beobachten ist auch, dass der Arzt sein Wissen um elterliche Theorien aus früheren Vorsorgeuntersuchungen oder Akutbehandlungen bezieht und im Erklärungskontext der aktuellen Vorsorge wieder aufgreift.

In folgendem Fallbeispiel werden anschlussfähige Momente gezielt vom Arzt herbeigeführt bzw. genutzt. Dem Arzt fällt hier bei einer U9 (hoher SES) während der Sprachuntersuchung des Kindes – eines Mädchens, das noch zwei ältere Brüder hat – auf, dass dieses die Zunge häufig vor die Zähne schiebt und dadurch lispelt. Als das Mädchen jedoch vom Arzt einen Spiegel gereicht bekommt und sich selbst beobachtend einige vom Arzt vorgegebene Worte bzw. S- und Zischlaute nachsprechen soll, funktioniert die Aussprache plötzlich. In dem Auszug wird diese Problematik nun weiter besprochen:

A: Wenn also gegen Ende des Jahres der Sigmatismus noch besteht, weil das ist so ein bisschen eine klein-Mädchen-Angewohnheit.

M: Ja: ((klingt interessiert)).

A: So ein ganz kleines bisschen, ja? Weil das „ss" geht.

M: Ja.

A: Aber man muss auch bei den Vorschul-Mädchen immer aufpassen. Gerade die, die so verantwortungsvoll sind, die immer so aufpassen, die sich um die Kleineren kümmern. Es kommt manchmal der Punkt, wo dieser Sigmatismus, weil er ja so süß ist ((imitiert ein lispelndes Kind).

M: Ah. Verstehe.

A: ((...)) Das ist kein muskuläres Problem, sie ist in der Lage, die Zunge hinter die Zähne zu kriegen, also würde ich jetzt auch noch keine Logopädie machen, das ist Quatsch

M: ∟ mhm

A: würde ich jetzt sagen, ist übertrieben.

M: Mhm.

A: Aber wenn das gegen Ende des Jahres nicht klappt, dann müssen wir.

M: Okay. Alles klar.

Der erste Ansatz einer ärztlichen Erklärung erfolgt, indem zunächst eine Diagnose eingebracht wird, die die Ursache des Problems in einem psychosozialen Aspekt sieht („weil das ist so ein bisschen klein-Mädchen-Angewohnheit"). Zugleich wird auch diese Diagnose wiederum „erklärt", indem ein Grund für den Ausschluss einer alternativen Diagnose mitgeliefert wird („Weil das „ss" geht"). Beide Erklärungsansätze sind jedoch noch recht unspezifisch. Von der Mutter erfolgt denn auch ein Signal, dass zwar ein Interesse markiert, damit zugleich aber auch ein weitergehendes Bedürfnis nach vertiefender Erklärung des vom Arzt eingebrachten Sachverhalts. Als Antwort auf dieses Signal greift nun der Arzt eine vorher während der Untersuchung geäußerte mütterliche Theorie auf, indem er einen Zusammenhang zur kindlichen Verantwortungsübernahme herstellt und die eigentliche Problematik durch Nachahmen des Süß-Seins zusätzlich verdeutlicht. Was sich für den außenstehenden Beobachter in der gegebenen Kürze nur bedingt als nachvollziehbarer Zusammenhang erschließt, wirkt für die Mutter offensichtlich absolut einleuchtend („ah verstehe"). Dies deshalb, weil sie ihr Kind bislang vor allem als ausgesprochen sozial engagiert bzw. orientiert gesehen hat und diese Eigenschaft in gewisser Weise mit dem Klein-Mädchen-Verhalten in Verbindung bringen muss.

Mit anderen Worten: Der Arzt nutzt die subjektive Theorie der Mutter mehr oder minder gezielt, indem er seine Erklärung an die subjektive Theorie der Mutter gleichsam „andockt" und damit erst eine Aneignung des eigentlich relevanten Zusammenhangs zwischen Klein-Mädchen-Angewohnheit und dem Lispeln möglich macht.

Auch bei der abschließenden Erläuterung seines Ausschlusses einer anderen Diagnose nimmt er Bezug auf etwas, was die Mutter kurz vorher bei der Übung des Kindes vor dem Spiegel ebenfalls selber mitbeobachten konnte („das ist kein muskuläres Problem, sie ist in der Lage, die Zunge hinter die Zähne zu kriegen"), um so schließlich das weitere Vorgehen (keine Logopädie, dafür Üben vor dem Spiegel) abzusichern.

Dass diese ärztliche Erklär-Strategie zu einem tieferen Verständnis bei der Mutter geführt hat, lässt sich neben den in der Interaktion erfolgten Verstehenssignalen dann auch an Aussagen im Nachgespräch erkennen:

> I: Genau, mit dem ähm Lispeln, das meint er ja auch, dass das vielleicht eher ne Marotte ist.

> M: Ja, weil sie findet das auch toll, dass sie die kleinste zu Hause ist. Ich kann mir das gut vorstellen, dass es ne Marotte ist, weil sie konnte es ja kompensieren, als er ihr den Spiegel vorgehalten hat. Da konnte sie es ja kompensieren und hat die Zunge nach hinten genommen. Also von der Motorik her kann sie es ja eigentlich. Sie macht es nicht. Und ich glaube, dass sie sich das vielleicht auch, ja so ein bisschen angewöhnt hat, aber so im Alltag ist es mir nicht aufgefallen, weil sie ja es toll findet, dass sie die leichteste und die kleinste ist bei ihren Brüdern. Dass sie da so ein bisschen: „Aber ich bin am leichtesten, mich kann man am längsten tragen". Dass sie dann doch so ein bisschen tut, als wär sie noch klein, ne?

Die mütterliche Aussage greift hier tatsächlich verschiedene zentrale Argumente des Kinderarztes zur Erklärung des problematischen Verhaltens auf: Der Ausschluss einer muskulären/motorischen Ursache einerseits und die Zurückführung des Problems auf die verniedlichende Angewohnheit des Mädchens. Von einer Aneignung des erklärten Sachverhalts durch die Mutter kann hierbei insbesondere auch deshalb ausgegangen werden, weil sie die ärztlichen Argumente in ihrer Ausführung mit eigenen Erfahrungen und Bewertungen in Verbindung bringt: Die ärztlichen Erklärungen waren demnach offensichtlich anschlussfähig an das mütterliche (Erfahrungs-)Wissen von bzw. mit ihrem Kind.

4.5 Mitteilungen hinsichtlich des kindlichen Entwicklungsstands

4.5.1 Herausforderungen von Mitteilungen

Im Folgenden sollen zunächst einige Herausforderungen betrachtet werden, die sich stellen, wenn Ärzte in pädiatrischen Vorsorgeuntersuchungen entweder selber (potenziell) problematische Auffälligkeiten hinsichtlich des kindlichen Entwicklungsstands ansprechen wollen, oder sie umgekehrt damit konfrontiert sind, zu von Eltern eingebrachten Sorgen und Problemen Stellung zu beziehen. Anschließend werden anhand empirischen Materials unterschiedliche funktionale bzw. dysfunktionale Formen des Umgangs mit diesen Herausforderungen aufgezeigt.

4.5.1.1 Ansprechen von Auffälligkeiten

Im Laufe der Vorsorgeuntersuchungen werden vom Arzt immer wieder (Zwischen-)Urteile über den Entwicklungsstand des Kindes formuliert. Solange dabei alles im Normalbereich bleibt, stellt die Übermittlung dieser Urteile an die Eltern natürlich auch erstmal weiter kein Problem dar. Anders verhält es sich hingegen, wenn akut oder potenziell problematische Aspekte hinsichtlich der kindlichen Entwicklung vom Arzt registriert werden. In dem Fall stellt sich für den Arzt die Aufgabe, die Rolle als „Überbringer schlechter Nachrichten"[25] zu übernehmen. Hinsichtlich eher körperlicher Auffälligkeiten, wie auch für solche, die bereits weitestgehend eindeutig im klinischen Spektrum einzuordnen sind, nehmen Ärzte diese Rolle in den von uns beobachteten Vorsorgeuntersuchungen auch selbstverständlich wahr. Demgegenüber stellt das Ansprechen subklinischer und psychosozialer Auffälligkeiten eine besondere Herausforderung dar, wie etwa folgendes Zitat deutlich macht:

> Schwieriger zum Beispiel ist, wenn ich denke, das ist eher so im psychosozialen Rahmen schlecht. Das ist ein ganz anderes Kapitel. ((...)) Das ist auch immer ne Wahrnehmung der Eltern, weil alle Eltern wollen gut sein. Bemühen sich. Und glauben ja auch von sich, dass sie es eigentlich ganz gut hinkriegen. Ja? Das ist, da muss man ganz, ganz, ganz, ganz vorsichtig sein.

---

25 Dass dies auch unterhalb des Überbringens der Nachricht über eine unheilbare oder einschneidend lebensverändernde Krankheit eine Herausforderung für das kommunikative Handeln eines Arztes darstellt, soll im Folgenden gezeigt werden.

Hier wird darauf angespielt, dass mit der Beurteilung der Kinder zugleich stets auch eine (Mit-)Bewertung der Eltern bzw. ihrer Erziehungstätigkeit einhergeht. Werden vom Arzt dann eventuelle Defizite bei der Entwicklung des Kindes festgestellt und artikuliert, drohen demnach immer auch elterliche Imagegefährdungen. Ein „einfaches" Ansprechen von derartigen Auffälligkeiten scheint so zumindest erschwert, wenn nicht gar verschlossen. Dass, wie bspw. BARTH (2015) oder auch BOLLIG (2013) feststellen, Ärzte dann oftmals die Grenzen dessen, was als (noch) normal gelten kann ausweiten, erscheint in dieser Hinsicht vielleicht dann nicht ganz überraschend.

Zugleich ist es aber, allein um eine geeignete Grundlage für eine anschließende effektive Beratung zu legen, bedeutsam, dass der Arzt die Eltern im Hinblick auf die festgestellte Auffälligkeit „aktiviert". D.h., es reicht nicht aus, dass der Arzt etwas als (potenziell) problematisch feststellt, sondern die Eltern müssen ebenfalls mit ins Boot geholt werden, damit eine Bearbeitung der festgestellten Problematik überhaupt Sinn macht.

4.5.1.2   Umgang mit elterlichen Sorgen

Umgekehrt bringen aber auch Eltern im Laufe der Vorsorgen immer wieder „ihre" Sorgen und Problematisierungen – mehr oder minder ex- bzw. implizit – ein (vgl. Kap. 3.4.2; 4.1.3). Für Ärzte stellt sich dabei die Aufgabe eines angemessenen Umgangs mit diesen elterlichen Sorgen und Problemen. Mögliche Konfliktpotenziale deuten sich dabei bspw. in folgendem Zitat aus einem Interview mit einer Mutter an:

> Er hat einmal nur so- seine Augen haben halt so getränt, ne? Und ich dachte, boah, nicht, dass der ne Bindehautentzündung hat. Und ich sofort hingegangen. Und die [Ärztin] hat dann nur so geguckt und meinte so: „Nee, das ist keine Bindehautentzündung" und so. Und die war halt richtig genervt von mir. Und- und man hat's halt richtig gemerkt, dass es halt- ich hab auch gesagt- ich hab auch gesagt, ich bin halt wirklich ängstlich, ich geh lieber einmal zu viel. Ich weiß ich, ich nerve auch. Und sie dann so- also sie hat das dann auch nicht verneint, sie hat dann mir zu verstehen gegeben, so: „Du warst jetzt grad unnötig hier".

In den Ausführungen der Mutter zeigt sich zunächst eine ausgeprägte emotionale Involviertheit, die sie dazu veranlasst „sofort [zum Arzt] hinzugehen". Diese unmittelbare Dringlichkeit der Mutter trifft dann jedoch auf eine Ärztin, die schlichtweg keinerlei Problem erkennen kann und dies der Mutter dann auch kurz und bündig „einfach" mitteilt. Dass in einem derartigen Behandeln der elterlichen Sorgen als – letztlich vor allem nur zeitraubende und nervige – Bagatelle eine Entwertung der Eltern droht, erscheint offensichtlich. Will man aus ärztlicher Sicht zudem verhindern, dass Eltern – wie dies von Ärzten in Interviews auch immer wieder als Problem erzählt wurde – wiederholt mit der stets gleichen Sorge kommen, stellt sich zudem die Frage einer effektiven Beruhigung.

4.5.1.3 Abstimmung unterschiedlicher Dringlichkeitseinschätzungen

Im Laufe der Vorsorgen ergeben sich also immer wieder Konstellationen, in denen der Arzt und die Eltern zunächst *unterschiedliche Einschätzungen hinsichtlich der Dringlichkeit eines zu bearbeitenden Problems* haben: Stellt der Arzt während der Untersuchung eine Auffälligkeit fest, so ist dies für die Eltern typischerweise erstmal neu; umgekehrt signalisieren die Eltern im Einbringen ihrer Sorgen insofern eine Dringlichkeit, als der Arzt sich dem unterstellten Problem annehmen sollte. Ziel im ärztlichen Umgang mit diesen unterschiedlichen Konstellationen muss es dann sein, diese verschiedenen Dringlichkeitseinschätzungen zumindest soweit anzunähern bzw. zu vermitteln, dass einerseits eine *elterliche Aktivierung* hinsichtlich der vom Arzt eingebrachten Auffälligkeiten und andererseits eine *effektive Beruhigung elterlicher Sorgen* möglich wird.

4.5.2 Dysfunktionales Mitteilen

Kennzeichnend für dysfunktionale Handlungsmuster im Rahmen der Mitteilungen hinsichtlich des kindlichen Entwicklungsstand ist vor allem ein dichotomisierender Umgang mit potenziellen Auffälligkeiten. D.h. vom Arzt wird klar zwischen klinisch-auffällig und nicht-klinisch-auffällig unterschieden. Zwischen diesen beiden Kategorien besteht eine harte Grenze, alle subklinischen Vorstufen oder Zwischenbereiche werden letztlich – jedenfalls in ihrer Handlungsrelevanz – als nicht bearbeitungs- bzw. behandlungsbedürftig gehandhabt. Eine Vermittlung der unterschiedlichen Dringlichkeitseinschätzungen bezüglich (potenzieller) Auffälligkeiten, Probleme und (elterlicher) Sorgen ist so jeweils erschwert bzw. gar verhindert, da diese Ja/Nein-Logik oftmals eine (zu) große Distanz zwischen den beiden Einschätzungen erzeugt.

Es lassen sich dabei verschiedene Formen dysfunktionaler Handlungsmuster unterscheiden: Zum einen solche, die sich auf das Ansprechen von potenziell problematischen Auffälligkeiten durch den Arzt beziehen: Nicht-Ansprechen subklinischer bzw. psychosozialer Auffälligkeiten (Kap. 4.5.2.1), unvermitteltes Problematisieren (Kap. 4.5.2.2), nicht bearbeitetes ambivalentes Problematisieren (Kap. 4.5.2.3). Zum anderen jene, die den ärztlichen Umgang mit elterlichen Sorgen und Problematisierungen betreffen: „Wegnormalisieren" elterlicher Sorgen (Kap. 4.5.2.4) und schließende Idealisierungen (Kap. 4.5.2.5).

4.5.2.1   Nicht-Ansprechen subklinischer bzw. psychosozialer Auffälligkeiten

Wie oben beschrieben, stehen Ärzte gerade beim Ansprechen von Auffälligkeiten, die nicht (allein oder primär) somatischer Art sind, vor einer besonderen Herausforderung. Die Schwierigkeit des Ansprechens führt dann bisweilen auch dazu, dass derartige Auffälligkeiten, zumindest dann, wenn sie noch nicht die Grenze zum klinischen überschritten haben, zunächst nicht im Rahmen der Vorsorge angesprochen werden. Es handelt sich hierbei also nicht so sehr um ein (dysfunktionales) Kommunikationsmuster, sondern vielmehr um das einer *Nicht-Kommunikation*. Daher kann dies natürlich auch nicht an Beispielen aus der Vorsorgepraxis selber veranschaulicht werden; es wird stattdessen auf Äußerungen bzw. Erzählungen von Ärzten zurückgegriffen. So wurde im Gespräch über einzelne Familien deutlich, dass Ärzte nicht selten viel mehr an – subklinischen und psychosozialen – Auffälligkeiten schnell und intuitiv wahrnehmen, ohne diese Wahrnehmungen dann allerdings gegenüber den Eltern anzusprechen und somit zum Thema in der Vorsorge zu machen. Vor dem Hintergrund dieser Beobachtung gingen womöglich Instrumente zur Wahrnehmungshilfe im Dienste der Aufdeckung psychosozialer Belastungen, wie etwa der Pädiatrische Anhaltsbogen zur Einschätzung von psychosozialem Unterstützungsbedarf (NZFH 2016), am Kern des Problems vorbei: Die generell oftmals unzureichende Unterstützung und – wie BARTH feststellt (BARTH 2016) – mangelnde Vermittlung von psychosozial belasteten Familien z.B. in das Netzwerk der Frühen Hilfen scheitert vielleicht nicht so sehr an einer unterstellten fehlenden Wahrnehmungskompetenz der Ärzte, sondern vielmehr an der anschließenden Schwierigkeit, diese Wahrnehmungen angemessen so zu kommunizieren, dass man damit die Familien auch erreicht. In folgendem Auszug aus einem Interview mit einer Ärztin erzählt diese bspw. eine Erfahrung aus einer U3 nach:

> Ich hatte das gestern zum Beispiel auch, ne U3. Da war ne Oma mit dabei und ne junge Mutter. Ganz nett, keine Frage. Ganz süßes Baby. Und nun schrie es so ein bisschen und war so ein bisschen unruhig. Und dann stürzten beide auf das Baby und ((verstellt die Stimme)) „Ha:::h, mein Schatz". Und immer, wirklich jeden Satz mit „mein Schatz" „mein Schatz" „mein Schatz". Haben das arme Kind erdrückt zu zweit und der wurde immer unruhiger.

Das Verhalten von Mutter und Oma wird von der Ärztin als übertrieben besorgt und behütend erinnert. Es wird hier bereits im Rahmen der Vorsorge als eindeutig problematisch eingeschätzt, denn schließlich wird die zunehmende Unruhe des Kindes von der Ärztin gerade auf dieses Verhalten zurückgeführt. Interessant ist dann, wie die Ärztin auf die anschließende Frage des Interviewers reagiert, wie sie denn mit dieser Situation umgegangen sei:

> Gemacht habe ich gar nichts, aber ich hab das halt erstmal beobachtend aufgenommen. ((...)) Nach außen lass ich mir das dann so nicht anmerken, aber ich weiß natürlich, ok wenn dieses Kind zu Hause so immer ausgesetzt ist, wird es anders groß als en Kind, was ne ganz ruhige Mutter hat und was sich davon nicht aus der Fassung bringen lässt, wenn ich mal ein bisschen quäke. Das heißt, also bei diesem Kind zum Beispiel würde ich in vier fünf sechs Monaten Schlafstörungen erwarten. Und Gespräche darüber. Und Unruhezustände.

Im mütterlichen (und großmütterlichen) überbehütenden Verhalten wird also nicht allein ein Problem innerhalb der Vorsorge selbst gesehen, sondern auch etwas, aus dem sich in der Erwartung der Ärztin in einigen Monaten ein dann auch fraglos klinisch relevantes Problem entwickeln könnte bzw. wird. Im Hier und Jetzt wird die Familie allerdings nicht darauf angesprochen. In den weiteren – hier nicht aufgeführten – Ausführungen der Ärztin wird die Funktion dieser Wahrnehmung stattdessen darauf beschränkt, dass sie für den Fall des Eintreffens des dann klinischen Problems dieses überbehütende Verhalten bereits als Erklärung auf dem Schirm hätte und dementsprechend adäquater darauf reagieren könnte. Es wird dabei eine Skepsis formuliert, inwieweit ohne ein bereits vorhandenes Problembewusstsein bei der Familie (was dann eben erst bei den bereits eingetretenen Schlafstörungen der Fall wäre), ein Ansprechen überhaupt sinnvoll wäre. Eine frühzeitige Aktivierung der Familie hinsichtlich des von der Ärztin wahrgenommenen problematischen Verhaltens unterbleibt dabei jedoch. Vor dem Hintergrund der Herausforderungen eines Ansprechens derartiger Auffälligkeiten mag dies zunächst auch nachvollziehbar sein. Hinsichtlich eines präventiven Anspruchs muss allerdings äußerst kritisch betrachtet werden, dass hier somit *unterhalb der Schwelle zum Klinischen* ein problematischer Aspekt der familiären Interaktion nicht zum Thema der Vorsorge wird und damit natürlich auch nicht (bspw. beratend) bearbeitet werden kann.

4.5.2.2 Unvermitteltes Problematisieren

Als dysfunktional erwies sich allerdings ebenfalls, wenn Ärzte gleichsam *unvermittelt und in einer kategorialen Abgeschlossenheit* problematische Aspekte der kindlichen Entwicklung „einfach" direkt an- bzw. aussprachen. Die

Effekte einer solchen Form der Problematisierung sollen an einem Beispiel erläutert werden: In einem Nachgespräch berichtet die Mutter eines mittlerweile 6-jährigen Mädchens, warum sie einst ihren Kinderarzt wechselte:

> Also meine Sache war, warum ich bei Herrn Brenner nicht mehr hingegangen bin, war, dass er halt gesagt hat, sie hat Übergewicht. Und hat halt ne Fehlhaltung. Und sie war noch im Säuglingsalter und ich weiß nicht mehr genau, ob sie überhaupt schon krabbeln konnte. Und ne, dann ist das halt dein erstes Kind und du machst dir halt Gedanken und denkst: Oh Gott! Du hast halt- hörte sich halt <u>so</u> an. Als ob sie halt irgendwie ne Behinderung oder so hätte. Und das steht halt auch im U-Heft und da hab ich mir halt Gedanken gemacht. Ne, sie ist halt ein sehr sehr sehr sehr starkes Linkshänder-Kind und hatte halt auch, ja, auch die Linkshänder- auch ne, also vom Körper her, Kopfhaltung war immer nach links. War immer stark ausgeprägt. Und das war eigentlich der Hauptgrund, warum wir nicht mehr zu Herrn Brenner gegangen sind.

Die vom Arzt damals festgestellten Auffälligkeiten werden von der Mutter hier als kategoriale Urteile erinnert („halt ((...)) Übergewicht und halt ne Fehlhaltung"), die diese gleichsam direkt als klinische Probleme markieren und in ihrer Wahrnehmung eben auch *stigmatisieren*. Der Einwurf der Mutter, das Mädchen wäre zum Zeitpunkt dieses ärztlichen Urteils noch so klein bzw. jung gewesen, deutet bereits an, dass sie ein derartiges ärztliches Urteil über so ein kleines Kind für unangemessen vorverurteilend erachtet. In den folgenden dramatisierenden Formulierungen („Oh Gott! Du hast halt- hörte sich halt <u>so</u> an.") wird die Differenz in der Einschätzung bezüglich der vom Arzt angesprochenen Problematiken dann vollends offensichtlich. Dort, wo der Arzt klinisch relevante Auffälligkeiten attestiert, sieht die Mutter dies vor allem als Dramatisierungen. Die Frage, wer denn nun womöglich mit seiner Einschätzung objektiv richtig liegt, ist dabei sekundär. Dysfunktional ist hier stattdessen alleine schon, dass *diese unterschiedlichen Einschätzungen von Mutter und Arzt unvermittelt bleiben.* Durch das direkte und kategoriale Urteil des Arztes entsteht zwischen Mutter und Arzt eine (zu) große Distanz. Eine Aktivierung der Mutter hinsichtlich der problematischen Entwicklungen scheint so verstellt. Bleiben die Einschätzungen derart unvermittelt, besteht überdies auch die Gefahr, dass sich daraus geradezu *ein Kampf darum entwickelt, wer denn das Kind besser einschätzen kann.* In einem weiteren Zitat aus dem Nachgespräch mit der Mutter wird dies ersichtlich:

> Weil, wie gesagt, sie konnte halt – ich weiß nicht ob sie krabbeln konnte, und wenn dann gerade. Und klar – sie war ein mopsiges Kind, aber die meisten Säuglinge sind halt einfach mopsig, ne? Und dann hat er halt reingeschrieben: Neigt zu Übergewicht. Ne? Das war dann halt. Und dann halt wie gesagt diese starke Linkshaltung, das war halt für mich beides, wo ich gesagt hab: find ich nicht in Ordnung.

Die unterschiedlichen Einschätzungen von Mutter und Arzt geraten hier also in Opposition zueinander mit der Konsequenz, dass die Mutter schließlich den Arzt wechselt.

4.5.2.3 Nicht bearbeitetes ambivalentes Problematisieren

In folgendem Ausschnitt aus einer U8, bei der innerhalb einer Familie mit mittlerem SES die Mutter mit dem Jungen deutsch spricht und der türkischstämmige Vater sich auf Türkisch mit ihm unterhält, spricht der Junge während der Vorsorge einige Wörter nicht richtig bzw. undeutlich aus. Dies wird dann grundsätzlich auch vom Arzt angesprochen bzw. problematisiert:

> A: Sprache gibt's noch ein bisschen Unsicherheiten. Ich glaub schon, dass es auch einfach so ist, dass der schon seine Worte kann und grade diese Sequenz, die wir im Buch hatten- da war er ganz anders noch motiviert. Hier war das jetzt, dass man gesagt hat.

> M: Ja.

> A: Aber der Wortschatz ist völlig in Ordnung. Ja, Sehtest, Hörtest war in Ordnung. Impfung war in Ordnung. Blutdruck war in Ordnung. Urin war in Ordnung. Das war wirklich klasse. Bei der Sprache, wie gesagt, auch von der Artikulation her würde ich mal, irgendwann mal eine Kontrolle machen, und zwar zur nächsten Vorsorge. Also, es ist alles äh so erst mal in Ordnung, aber U9, mit 5 Jahren, wird man nochmal ne Kontrolle machen. Dann sollten diese leichten Unsauberkeiten auch weg sein.

Es fällt hier zunächst auf, wie sehr der Arzt nicht einfach nur den problematischen Aspekt der Sprache einbringt, sondern sich vielmehr wiederholt im *Spannungsfeld zwischen einem Problematisieren einerseits und einem Normalisieren andererseits* bewegt – bspw. wird die Problematisierung gleich auch wieder ein Stück weit relativiert („ein *bisschen* Unsicherheiten", „dass er schon seine Worte kann", „der Wortschatz ist völlig in Ordnung") und es werden flankierend eben auch verschiedenste Befunde mitgeteilt, die positiv(er) ausgefallen sind („Sehtest, Hörtest war in Ordnung, ((...)). Das war wirklich klasse."). Die Herausforderung, einen solchen etwas defizitären Aspekt der kindlichen Entwicklung einzubringen, wird hier erneut offensichtlich. Betrachtet man die obigen beiden dysfunktionalen Muster des Nicht-Ansprechens etwaiger Auffälligkeiten bzw. dem direkten Problematisieren, so kann ein Vorgehen, dass die Spannung zwischen diesen Extremformen hält, durchaus als sinnvoll erachtet werden: Die Auffälligkeit wird nicht einfach nicht angesprochen, zugleich wird die Problematisierung jedoch auch immer wieder mit Äußerungen flankiert, die verhindern, dass die Mutter in diesem Beispiel von der ärztlichen Problematisierung schlichtweg überfahren bzw. stigmatisiert wird.

Insbesondere im dann vom Arzt geäußerten Plan zum weiteren Vorgehen erhält die eingebrachte Problematisierung jedoch einen ausgesprochen *ambivalenten Charakter*: Das Sprachproblem des Jungen wird zwar durchaus als nicht (ganz) normal beurteilt, zugleich aber dennoch auch als (noch) subklinisch kategorisiert. Die Schwelle zum Klinischen wäre aus ärztlicher Sicht erst überschritten, wenn diese „Unsauberkeiten" bis zur nächsten Vorsorgeuntersuchung nicht weg wären – für diesen Fall ist zu erwarten, dass dann vom Arzt auch z.b. Logopädie verordnet würde. Für den *„Zwischenraum"* – zum einen zwischen nicht-ganz-normal und klinisch auffällig, zum anderen zwischen jetzigem Zeitpunkt und der nächsten Vorsorge – wird vom Arzt hingegen kein Angebot bzw. Hilfestellung zur Bearbeitung gegeben. Die ärztliche Botschaft an die Mutter bleibt hier demnach weitestgehend unentschieden: Einerseits erfolgt ein Ansprechen eines – wie auch immer – problematischen Aspekts, andererseits wird es im Hier und Jetzt in der Handlungskonsequenz zugleich als erstmal nicht weiter bearbeitungsbedürftig markiert. Dies hat verschiedene Effekte: Es wird ein „diffuses elterliches Risikobewusstsein verstetigt" (KELLE 2009: 16) ohne eine effektive Beruhigung zu erreichen, und es erschwert eine elterliche Aktivierung, die darauf abzielen würde, die Sprachproblematik idealerweise ohne zukünftige therapeutische Maßnahmen in den Griff zu bekommen. Dabei deutet sich in der anschließenden Erwiderung der Mutter an, dass hier durchaus Anschlussmöglichkeiten für eine solche Aktivierung vorhanden wären:

> Ja. (2) Kann das auch noch so ein bisschen daran liegen, dass sein Vater ja mit ihm türkisch redet und er da so mixt oder äh weil ich finde, er macht auch manchmal, wenn er so ganz nervös ist, dann- Ma-ma-mama-mama. Also, wie so bisschen dieses Stottern.

Indem die Mutter hier eine subjektive Theorie (s.o. Kap. 4.3.4) über eine mögliche Ursache einbringt, signalisiert sie damit, dass sie die Ausführungen des Arztes primär vor allem doch als eine Problematisierung wahrgenommen hat – Normalität müsste ja schließlich nicht weiter erklärt werden. Das Einbringen dieser Theorie kann zudem durchaus auch als mütterliches Angebot gelesen werden, gegebenenfalls Dinge im familiären Umgang mit dem Jungen zu ändern, wenn dies die sprachliche Entwicklung des Jungen denn förderte – der derzeitige Umgang wird hiermit ja auch zur Disposition gestellt. Diesen generellen Förderanspruch artikuliert die Mutter explizit auch im Nachgespräch:

> Ich versuche ja das Beste, also meinen Kindern das Beste mitzugeben und auch jede Hilfe oder was man noch machen kann mit denen, um die zu fördern, anzunehmen.

Der Arzt greift im Weiteren dann zwar die von der Mutter eingebrachte subjektive Theorie auf, das damit gleichsam implizierte Angebot etwas ändern zu wollen, um das Kind zu fördern, wird hingegen nicht berücksichtigt:

A: Ja. Das fällt mir jetzt bei den anderen Kindern in seinem Alter nicht so sehr auf. Also natürlich ist es, dass eine Zweisprachigkeit Einfluss auf die Sprachentwicklung hat. Aber eigentlich nicht auf die Aussprache, sondern eher auf die Grammatik. Und die find ich eigentlich ganz gut, ne? Wir hatten eine Stelle, wo er äh irgendwie zwischen einer und eine sich vertan hat.

M: Ja.

A: Aber das darf auch ein Kind, das nur mit einer Sprache aufwächst, in dem Alter. Äh:m, von daher hat das Einfluss auf die Grammatik, auf die Satzstellung äh usw. ähm vielleicht auf die- auf die- auf den Wortschatz, weil er manche Dinge vielleicht in der anderen Sprache weiß und nicht im Deutschen. Aber ähm auf die Aussprache (wirkt die) eher nicht.

M: Gut. Okay.

A: Ne, also Kontrolle bei der U9. Äh:m. Gut.

Es wird hier vom Arzt lediglich die eingebrachte Erklärung der Mutter entkräftet, dem dann jedoch weder eine alternative Erklärung entgegengesetzt, noch wird irgendeine Empfehlung ausgesprochen, was die Mutter bzw. die Familie denn vielleicht – vor allem auch niedrigschwellig – machen könnten, um die (Sprach-)Entwicklung des Jungen womöglich zumindest ein bisschen zu unterstützen. Neben dem ärztlichen Übersehen bzw. Übergehen des mütterlichen Anspruchs nach Förderung ihres Kindes, muss auch dieses Vorgehen gerade hinsichtlich eines präventiven Anspruchs als ausgesprochen kritisch gesehen werden.

4.5.2.4 „Wegnormalisieren" elterlicher Sorgen

Werden von Eltern selbst Probleme oder Sorgen eingebracht, signalisieren sie damit gleichsam immer auch eine gewisse Dringlichkeit hinsichtlich des entsprechenden Themas. Der Arzt muss im Anschluss daran diese elterliche Problematisierung zunächst einschätzen und die Eltern entsprechend effektiv beruhigen. In folgender U9 einer Familie mit mittlerem SES wird dabei von der Mutter ein von ihr als problematisch wahrgenommenes Verhalten ihrer Tochter angesprochen: eine ständige (extreme) Unruhe oder „Hibbeligkeit". Dieses von der Mutter eingebrachte Thema wird zunächst vom Arzt weiter exploriert (vgl. hierzu Kap. 4.3.3.1), bis er schließlich zu seiner Beurteilung des Sachverhalts kommt:

Eine Hyperaktivität ist eigentlich in der Regel verbunden mit einer Aufmerksamkeits-störung. D.h., die Kinder sind ständig überaktiv, bewegen sich oft und kriegen dabei ganz viele Dinge nicht mit. Und das hat sie ja nicht. Sie hat ja gut gelernt. Ja? Ich glaube, dass es Charakter ist. Dass es einfach Hummeln im Hintern sind.

Vom Arzt wird hier mit der Hyperaktivität erstmal vor allem ein eindeutig klinischer Befund ausgeschlossen und dieser Ausschluss auch begründet. Die dann anschließend eingebrachte alternative Erklärung der „Hummeln im Hintern" *relativiert die mütterliche Problematisierung aber eben auch unterhalb einer solchen klinischen Grenze*: Was die Mutter als schwierig bzw. belastend erlebt und deswegen eben auch in der Vorsorge artikuliert, wird vom Arzt weitestgehend normalisiert. Hieran schließt sich dann eine Reaktion der Mutter an:

Und wie!

Dort wo der Arzt mit seiner Formulierung der „Hummeln im Hintern" das Problem normalisiert, versucht die Mutter hier noch einmal deutlich zu machen, dass es sich aus ihrer Sicht eben doch nicht einfach um eine Lappalie handelt, sondern in ihrer Erfahrung die Hibbeligkeit des Kindes ein – wie auch immer definiertes – Normalmaß überschreitet. Der Arzt geht auf diese eher indirekte erneute Problematisierung der Mutter jedoch im Folgenden nicht mehr weiter ein, sondern normalisiert weiter:

Und ein Kind - da bin ich fest von überzeugt, ja? - wir vergleichen immer ein Kind mit Erwachsenen. Ein Erwachsener, der kann französisch essen, und fünf Stunden am Tisch sitzen. Aber glauben Sie mir: was ist gesünder? Und was ist normaler? Ja? Und ich glaub ein Kind ist einfach ständig in Bewegung, viel mehr in Bewegung und es läuft ne Strecke dreimal hin und her, und wir laufen gemütlich einmal hin und her. Und ich glaube, dass es einfach nichts Schlimmes ist. Wenn es ein Problem in der Aufmerksamkeit und der Hyperaktivität gibt, dann spätestens in der Schule. Darauf müssen wir natürlich achten. Da ist so ein bisschen die Nagelprobe. Aber bis dahin hat sie noch Zeit. ((...)) Und je älter ein Kind wird, desto ruhiger und konzentrierter wird das auch. Die Konzentrationsphasen und das Stillsitzen werden im Alter länger. Sie hatten das auch alles angekreuzt, ne? Dass das eben ähm (2) hier ne Rolle spielt. Ne?

War es vorher zunächst noch ein spezieller Charakter des Mädchens, wird ihr Verhalten durch den Bezug zu einem verallgemeinernden „so sind Kinder nun mal" nun noch weiter normalisiert. Symptomatisch ist dabei, dass eine Parteinahme für das Kind erfolgt. Diese legitimiert sich über eine Zuschreibung überzogener oder gar falscher elterlicher Erwartungen an das Kind (Erwachsenenmaßstab). Wie oben (Kap. 4.4.3.2) erwähnt, haben sich Anregungen zum elterlichen Perspektivwechsel grundsätzlich als funktional erwiesen. Delegitimieren sie aber – wie hier – einen Leidensdruck der Mutter, ist dem Kind kaum gedient, zumal Hibbeligkeit unbestritten auch Ausdruck einer Eltern-Kind-Dynamik ist. Dass das mütterliche Problem nun im Grunde völlig zum Verschwinden gebracht, also gleichsam „*wegnormalisiert*" wird, wird auch daran ersichtlich, dass der Arzt der Mutter keinerlei Empfehlung mit auf den Weg gibt, wie sie einen Umgang finden kann, um nicht im totalen Genervt-Sein, wie sie es eben andeutet, zu verharren. Auch ein Ratschlag, was sie vielleicht denn im familiären Alltag auf einer niedrigschwelligen Ebene machen könnte, um die Konzentrationsfähigkeit des Kindes zumindest ein wenig zu unterstützen, bleibt aus. Dies ist umso irritierender, als die Ausführungen des Arztes dann doch auch wieder eine ambivalente Problematisierung enthalten: Im Schulkontext könnte sich herausstellen, dass die mangelnde Aufmerksamkeit des Kindes eben doch mehr ist als nur „Hummeln im Hintern". Diese Andeutung bewirkt dann eher wieder ein diffuses Risikobewusstsein, das durch die anschließend artikulierte Entwicklungszuversicht kaum aus der Welt geschaffen wird. Im Nachgespräch auf diese Thematik angesprochen, wiederholt die Mutter fast schon mantrisch das Diktum des Arztes, nämlich abzuwarten:

I: Ähm okay. Dann ähm fand ich noch das Thema, das Sie angesprochen haben, mit dem wibbelig-sein-

M: Mhm

I: Ähm wie finden Sie jetzt, hat er- also das war jetzt z.B. Ihre Sorge?

M: Ähm ja mal abwarten, wie es so wird, ne? Also.

I: Er meinte ja irgendwie, dass das mit dem Alter etwas-

M: Genau. Mhm. Dass (man halt denkt), da wir noch ältere Kinder zu Hause haben, weil die halt ruhiger sind. Jetzt warten wir ab, was das wird.

I: Ist das dann jetzt für Sie-

M: Das ist für mich in Ordnung. Mhm

I: Aber jetzt gerade ist es so ein bisschen-

M: Ja jetzt im Moment ist sie halt sehr unruhig und – ne? Aber mal abwarten, was draus wird.

Dass die Mutter mit leichter Variation dreimal „mal abwarten, was das wird" wiederholt, zeugt nicht gerade von Entwicklungsoptimismus. Viel eher deutet sich eine resignative Passivität an, was insofern nachvollziehbar ist, als Abwarten als einzige Option im Raum steht, ihr Leidensdruck bzw. ihre Hilflosigkeit im Umgang mit diesem „andersartigen" Kind dagegen „*wegnormalisiert*" ist.

Zusammenfassend kennzeichnet ein „wegnormalisierendes Handlungsmuster", dass unterhalb einer weitestgehend klar und hart definierten Grenze zum Klinischen von Eltern eingebrachte Probleme als nicht weiter relevant behandelt werden. *Das Spannungsfeld zwischen Normalisieren und Problematisieren wird dichotomisiert*: Jenseits der klinisch relevanten Grenze beginnt der Aufgabenbereich des Arztes, alles was darunter liegt, wird letztlich nicht weiter bearbeitet. Zwischenbereiche bzw. fließende Übergänge bestehen in dieser Logik nicht.

4.5.2.5   Schließende Idealisierungen

Wurden in den vorherigen Handlungsmustern Problematisierungen, die im Raum stehen, anschließend normalisiert bzw. nicht weiter bearbeitet, so zeigte sich in einem weiteren Handlungsmuster, dass elterliche Problematisierungen auch quasi aktiv vermieden werden können. Durch eine ausgesprochen positive – man könnte auch sagen: *idealisierende* – ärztliche Bewertung des Kindes wird gleichsam ein Rahmen erzeugt wird, in dem etwaige Probleme oder Auffälligkeiten, die dann eben nicht in das vom Arzt errichtete Ideal passen, kaum bzw. gar keinen Platz mehr finden.

In einer U7 (Familie mit hohem SES) bewältigt bspw. das untersuchte Mädchen zu Beginn der Vorsorge die ihr vom Arzt gestellten Aufgaben ohne größere Probleme, was den Arzt dann bald zu folgendem euphorischen Ausruf motiviert:

> Wie im Lehrbuch - das könnte man jetzt filmen - das ist ein Mädchen! ((…)) Das ist ganz, ganz fein - so ungefähr, alle Maße übertroffen.

In dieser Bewertung offenbart sich, dass in Vorsorgen nicht einfach nur ein Screening nach den Kategorien auffällig oder eben nicht-auffällig erfolgt, sondern immer wieder auch positive Abweichungen vom normal Erwartbaren kommuniziert werden. So wurde in anderen Vorsorgen z.B. auch die Gewichtsentwicklung von Kindern, wenn sie denn genau auf der mittleren Linie lag, schonmal mit „da haben sie aber ein Modell-Baby" kommentiert. In der U7 steigert sich die idealisierende Beurteilung des Mädchens durch den Arzt gar noch dahin, dass er sie als „hundertprozentiges Mädchen" bezeichnet. Bei all dieser Lobpreisung des Kindes muss es dann eigentlich auch nicht unbedingt weiter verwundern, dass im Laufe der Vorsorge für problematischere Aspekte, die nicht in dieses Idealbild passen, wenig Raum verbleibt. So erfolgen von den Eltern immer mal wieder – eher andeutungsweise – Hinweise auf ein ausgeprägtes Trotzverhalten des Mädchens. Vom Arzt werden diese Problematisierungen allerdings kaum aufgegriffen, sondern vielmehr schnell wieder normalisiert. Erst im von uns geführten Nachgespräch mit der Mutter wurde deutlich, welche Dramatik dieses kindliche Trotzen doch zu haben scheint und auch wie belastend dies für die Eltern ist:

> Im Moment ist jeder Tag echt ein Kampf, da ist sie voll drin. Weil sie mehrere Wutanfälle hat und gerade bei mir. ((...)) Und zu Hause, sie haut eben auch manchmal. Und ich sag ihr das zwei, drei Mal und irgendwann muss sie in ihr Zimmer, um ein bisschen wieder runterzukommen. Das bringt auch einfach nix.

Auch das Zähneputzen wird als ein solch täglicher Kampf erzählt, bei der die Mutter beschreibt, wie sie ihre Tochter regelrecht immer festhalten und zwingen muss. Während der Vorsorge kommt diese Dramatik hingegen nicht vor. Als die Mutter dort einmal auf das Zähneputzen zu sprechen kommt, reagiert der Arzt stattdessen wie folgt:

> Sie ist so verständig, es ist eigentlich nicht einzusehen, dass sie das nicht macht - sie hat alles perfekt begriffen.

Die elterliche Problematisierung wird hier also vor der Folie des vorangegangenen *idealisierenden Urteils* als im Grunde kaum nachvollziehbar eingeschätzt und in der Folge vom Arzt kaum weiter exploriert bzw. dann – beratend – bearbeitet.

In anderen Vorsorgen ließ sich darüber hinaus auch noch beobachten, dass durch diese idealisierenden Zuschreibungen es Eltern, die typischerweise eher einem Milieu mit hohem SES entstammen, oftmals schwergemacht wird, anschließend überhaupt noch etwas, das nicht diesem Ideal zu entsprechen scheint, anzusprechen. Es entsteht so etwas wie ein „*Problematisierungstabu*". So wurde in einer U5 der Junge vom Arzt als „das perfekte Kind" klassifiziert. Von der Mutter wurde dann im Verlauf der gesamten Vorsorge kein Aspekt eingebracht, der dieser ärztlichen Beurteilung auch nur ein Stück weit widersprechen würde. Lediglich als die Vorsorge im Grunde schon vorbei war und sie ihr Kind anziehen wollte, kam sie darauf zu sprechen, dass der Junge beim Anziehen immer einen Arm völlig steif machen würde, was das Anziehen zu einer großen Herausforderung machte. Aber auch diese sehr vorsichtige und anhand der Veranschaulichung der konkreten Situation des momentanen Anziehens eigentlich gut nachvollziehbare Problematisierung musste die Mutter noch einmal zusätzlich relativieren, indem sie dabei wiederholt anmerkte, dass es ja ihr Mann sei, der meinte, sie sollte dieses Problem doch einmal in der Vorsorge ansprechen. Sie selbst nahm sich damit also aus der Verantwortung dafür, hier auch einmal etwas Problematisches einzubringen. Es ist dabei anzunehmen, dass bei Problematisierungen, die über einen steifen Arm hinausgehen und bspw. auch psychosoziale Belastungssituationen betreffen, die Hürde, diese gegenüber dem Arzt anzusprechen, durch vorherige idealisierende Zuschreibungen extrem hoch gesetzt wird. Indem das Einbringen elterlicher Sorgen bzw. Problematisierungen derart erschwert – wenn nicht gar verhindert – ist, *verschließen sich die (ursprünglichen) idealisierenden Mitteilungen des Arztes schon immer gegenüber etwaigen Irritationen* durch gegenläufige elterliche Einschätzungen.

4.5.3   Funktionales Mitteilen

Im Vergleich zu den dysfunktionalen Handlungsmustern zeichnen sich die funktionalen Muster insbesondere dadurch aus, dass von einer rein dichotomisierenden Einschätzung abgesehen wird und stattdessen werden auch problematische Entwicklungen, die sich vor der tatsächlichen Verfehlung von sog. „Grenzsteinen der Entwicklung" (MICHAELIS et al.2013) andeuten, als Handlungsaufforderung verstanden. Folglich wird auch der Zwischenbereich, der sich unterhalb klinischer Auffälligkeiten auftut, bearbeitet. Im Zuge dessen wird eine Vermittlung unterschiedlicher Einschätzungen von Arzt und Eltern ermöglicht bzw. erleichtert.

Dabei können folgende Muster unterschieden werden: Containment elterlicher Sorgen (Kap. 4.5.3.1), aktivierendes ärztliches Problematisieren (Kap. 4.5.3.2), veränderungsoffene Mitteilungen (Kap. 4.5.3.3).

4.5.3.1   Containment elterlicher Sorgen

Im Umgang mit elterlichen Sorgen erwies sich ein ärztliches Vorgehen dann als funktional, wenn Ärzte diese Sorgen nicht etwa einfach zum vollständigen Verschwinden bringen möchten, sondern vielmehr trotz fehlender klinischer Auffälligkeit eine Form der Bearbeitung finden, die eben kein Gefühl des Bagatellisierens oder des Beschämt-Seins, wie etwa oben im Beispiel der Bindehautentzündung (Kap. 4.5.1.2), hinterlässt.

Folgende Gesprächspassage einer U 5 (hoher SES) ist beispielhaft für einen solchen funktionalen Umgang mit Sorgen:

A: Hab' schon so ein bisschen gehört, sie machen sich Sorgen ums Gewicht.

M: Ja.

A: Ja.

M: Also das war beim letzten Mal auch schon, also noch stille ich voll, ich wollte jetzt am Wochenende mal mit Beikost ausprobieren.

A: ᴸMhm

M: Mit, mit Kürbisbrei rein, und ja, aber sie nimmt halt, sie ist ja immer an dieser Untergrenze unterwegs.

A: ᴸMhm.

M: ᴸ((leichtes lachen)). Ja. Und da wollte ich mal hören, ähm, nicht, dass ich mir da jetzt irgendwie Gedanken machen muss, dass sie so.

A: ᴸWenn ich sie so angucke: Nein.

M: ((leichtes lachen)) Gut.

A: Klar sagt man, in den ersten drei Monaten verdoppeln die Kinder ihr Gewicht. Aber in den danach folgenden neun Monaten kommt auch nur nochmal einmal das Geburtsgewicht dazu.

M: Mhm.

A: Ja?

M: Okay. (2)

Man erkennt zunächst, dass es die Ärztin ist, die hier gleich zu Beginn (diese Szene ereignet sich direkt im Anschluss an die Begrüßung) die von der Mutter im Rahmen der Voruntersuchung gegenüber einer MFA geäußerte Sorge um das geringe Gewicht ihrer Tochter wieder aufgreift und diese als – zu bearbeitendes – Thema setzt. Zugleich wird die Mutter durch das auffordernde „Ja" der Ärztin dazu angeregt, diese Sorge ihr gegenüber erst einmal noch weiter auszuführen, worauf die Mutter dann auch eingeht. Allein indem der elterlichen Sorge hier ein derartiger Raum gegeben wird, ist hierin auch ein Signal der Anerkennung enthalten: Die Ärztin bewegt sich – wenigstens ein Stück weit – auf die Dringlichkeitseinschätzung der Mutter zu. In dieser Ausführung fällt auf, dass sie ihre Sorge darauf stützt, dass sie die Skala der alterstypischen Gewichtsentwicklung als Maßstab heranzieht („sie ist ja immer an dieser Untergrenze"). Indem die Mutter diesen gemeinsam anerkannten Maßstab aufgreift, macht sie ihre Sorge „doctorable" (SCHÖFFLER et al.2012: 11): Sie objektiviert das Problem des geringen Gewichts ihrer Tochter und unterstreicht so die Berechtigung ihrer Sorge.

Auch äußert sie im Anschluss direkt den Wunsch nach einer Entlastung. Die Ärztin reagiert nun genau auf diesen Wunsch, relativiert dabei aber die Aussagekraft des vorgebrachten Maßstabs und stützt ihr erstes klar entlastendes Urteil auf einer spontanen „Blickdiagnose", was die Mutter mit einem Ausdruck der Erleichterung quittiert, wobei im Auflachen gleichzeitig eine Irritation über die eher einfache Entproblematisierung mitschwingt. Genau diese Irritation wird allerdings in der Folge von der Ärztin intuitiv aufgefangen: Sie belässt es nicht bei diesem knappen Urteil, sondern greift nun selbst auf ärztliches Regelwissen („klar sagt man") zurück, was sie aber zugleich als auslegungsbedürftig darstellt und damit eben auch ein Stück weit wieder relativiert bzw. individualisiert. Sowohl durch die Markierung des ersten Urteils als spontane Blickdiagnose, als auch durch diese Form des eben nicht absolut gesetzten ärztlichen Regelwissens signalisiert sie, dass sie die Sorge nicht mit einem knappen „nein" als erledigt ansieht, sondern als weiterhin professionell bearbeitungsbedürftig, was sich auch in der kurzen Antwort der Mutter („Okay") auf die ärztliche Verständnissicherung („Ja?") bestätigt. In den ersten Minuten der Vorsorge wird also deutlich, dass die Ärztin hier die elterliche Sorge ernst nimmt und gleichzeitig *im Sinne einer Spiegelung modifiziert*, so dass sie *handhabbar* wird (vgl. Containment nach BION 1997; REERINK 2014; VOOS 2011).

Die nachfolgende körperliche Untersuchung ist denn auch weiterhin gerahmt vom Wissen um die Sorge der Mutter und kann auch als Einlösung der Bringschuld gesehen werden, die sich die Ärztin durch die obigen Markierungen der weiteren Bearbeitungsbedürftigkeit quasi selbst auferlegt hat. Sie mündet in ein sehr positives Gesamturteil der Entwicklung: „Gefällt mir alles sehr". Auf dieser Grundlage sieht sich die Ärztin zwar in ihrem anfänglichen Urteil bestärkt, präsentiert dies nun aber nicht etwa in expertokratischer Manier:

A: Gewichtsverlauf, okay, ich kann gerne anbieten, dass wir beim Impfen zwischendurch auch wiegen?

M: Mhm. Das wär' schön.

A: ⌐Kein Problem. Ja? Aber ich mach mir keine Sorgen einfach, weil sie wunderbar entwickelt ist. Und ähm,

M: ⌐Mhm.

A: ⌐manche Kinder brauchen dann ganz viel Kraft und auch Kalorien, um sich zu entwickeln.

Mit der Gewichtskontrolle bietet die Ärztin eine Unterstützung an, um die Sorge handhabbar zu machen. Damit verzichtet sie auf eine Bagatellisierung der Sorge der Mutter, zielt auch nicht darauf ab, die Sorge einfach zum Verschwinden zu bringen, sondern es wiederholt sich das bereits oben ersichtliche Muster des *Ernstnehmens der mütterlichen Sorge bei gleichzeitiger Mo-*

difizierung selbiger (Containment). Dass dieses ärztliche Vorgehen dabei scheinbar eine effektive Form der elterlichen Beruhigung darstellt, zeigt sich dann im Nachgespräch mit der Mutter:

> I: Und, ähm, ja. Und jetzt so ein bisschen konkretere Sachen, also einmal, ich glaub', sie hatten ja so ein bisschen diese Sorge mit dem etwas geringen Gewicht.
>
> M: Ja.
>
> I: Wie geht es ihnen jetzt quasi damit? Hinterher.
>
> M: Ja, besser. Also das ist, denke ich so das wichtigste Kriterium, wenn ich jetzt nicht auf Frau Dr. Wolpert vertrauen würde, dann wäre ich ja hier auch nicht mehr. Dann würde ich woanders hingehen. Und ähm, ich verlasse mich jetzt darauf. Sie hat das ja auch gut begründet, dass alles so in Ordnung ist, dass sie nen fitten Eindruck macht und so. Und, ja, äh, mehr als dem Fachurteil vertrauen, finde ich, kann man dann auch nicht.

4.5.3.2 Aktivierendes ärztliches Problematisieren

Anders als in den obigen dysfunktionalen Handlungsmustern wird die Grenze zwischen auffällig und nicht-auffällig in diesem Handlungsmuster weicher bzw. individueller gehandhabt und in Folge auch der „Zwischenraum", d.h. subklinische Phänomene vom Arzt bearbeitet. So wird eine Vermittlung unterschiedlicher Dringlichkeitseinschätzungen und in der Folge eine Aktivierung der Elternverantwortung[26] möglich.

In folgendem Beispiel einer U7 einer Familie mit niedrigem SES und MH erfolgt zunächst wiederum eine recht ambivalente Problematisierung durch den Arzt. Auch hier geht es um Sprache, der Junge spricht noch kaum verständliche Worte:

> A: Kommen wir nochmal ganz kurz zurück zur Sprache. ((...)) Da muss man eventuell nochmal ne Diagnostik machen, falls er jetzt nicht im nächsten halben Jahr mehr Worte produziert, ja? Also-
>
> ((Eltern reden durcheinander))
>
> A: Ich hab ein paar Kinder, die sind so. Aber irgendwann so im zweiten Lebensjahr, wenn die ein bisschen älter sind. Wir lassen ihm jetzt noch Zeit bis zum Frühjahr-Sommer. Gucken wir mal, was passiert. Die meisten explodieren dann. Ja? Und dann fangen die an zu quatschen. Dann kommt der Wortschatz, und dann kommen kleinere Zwei-Wort-Kombinationen und so. Dann kommen die. Wenn das nicht der Fall ist, müssen Sie nochmal Bescheid sagen.

---

26 Vgl. WEBER u. JENNI (2012): „Aktivierung der Elternverantwortung" als ein zentrales Ziel von Vorsorgeuntersuchungen.

V: Okay.

Der mangelnde Wortschatz, den der Junge während der Vorsorge offenbart, wird hier recht eindeutig vom Arzt als problematisch markiert, wobei übrigens auch die Eltern ein Bewusstsein davon haben, dass der sprachliche Entwicklungsstand ihres Jungen nicht (ganz) normal ist, wie im Nachgespräch deutlich wurde. Die Schwelle zum Klinischen wird aber dennoch noch einmal um ein halbes Jahr in die Zukunft verschoben („Da muss man eventuell nochmal ne Diagnostik machen, falls er jetzt nicht im nächsten halben Jahr mehr Worte produziert"), was nach unserer Beobachtung einer typischen ärztlichen Vorgehensweise entspricht. D.h. zunächst wird der Thematik eine – zumindest unmittelbare – Dringlichkeit genommen, dies auch indem der Arzt die Abweichung von der (vollständig) normalen Entwicklung ein Stück weit normalisiert: Weil zumindest „ein paar Kinder" so sind, fällt der Junge jedenfalls nicht völlig aus dem (Normalitäts-)Rahmen und zugleich wird auch ein alternativer Entwicklungspfad aufgezeigt („Die meisten explodieren dann."), bei dem die Sprachentwicklung des Jungen dann nicht so sehr als problematisch, sondern vielmehr als „anders normal" zu bezeichnen wäre. Es zeigt sich demnach auch hier zunächst vor allem ein *spannungsreiches Ausbalancieren zwischen Normalisieren und Problematisieren*.

Anschließend spricht der Arzt dann weiterhin noch an, dass Flüssigkeit im Ohr womöglich eine Ursache für die mangelnde Wortproduktion des Jungen darstellen könnte. Zugleich wird diese Möglichkeit im Folgenden dann aber gleich auch wieder als eher unwahrscheinlich markiert:

> A: Ich glaub nicht, dass es das ist. Wenn die Ohren okay sind vom Befund her, dann würd ich sagen: Wir warten ab. Was Sie als Eltern tun können ist: Viel mit dem Quatschen. Auch wenn's Ihnen blöd vorkommt. Ja? Sie machen das ja viel mit ihm. Ne? Oder?
>
> V: Mhm.
>
> M: Ja.
>
> A: Viel quatschen. Oder? Laut denken. Ihn immer anquatschen zu Hause, ihm irgendwas erzählen. „Guck mal, hier ist ein Brot. Das Brot schneiden wir und machen obendrauf Käse. Und hier so." Wenn Sie unterwegs sind mit ihm auf der Straße, und da kommt ein BMW.

Hier nun erfolgt von ärztlicher Seite eine – beratende – Bearbeitung des Problems („Was Sie als Eltern tun können ist"), obwohl es erneut als im Hier und Jetzt als (noch) subklinisch markiert/kategorisiert wird („Wir warten ab" heißt eben auch: Wir können noch abwarten). Es gibt zwar weiterhin eine klare Grenze, ab der der Arzt als Mediziner einschreiten und weiterleiten muss. Sie ist in diesem Fall dann erreicht, wenn sich der Entwicklungsstand des Jungen im nächsten halben Jahr nicht klar verbessert. Aber im Gegensatz zum dysfunktionalen Vorgehen wird hier dann auch unterhalb dieser Schwelle von ärztlicher Seite eine – in diesem Fall eher pädagogische – *(Mit-)Verantwortung übernommen.* Und anders als im Beispiel unter 4.5.2.3. wird eben auch explizit Verantwortung übertragen, indem das Problembewusstsein der Eltern genutzt wird, um sie niedrigschwellig verstärkt ins Boot zu holen. Es verbleibt also nicht gleichsam eine unvermittelte Kluft zwischen den unterschiedlichen Einschätzungen von Eltern und Arzt.

Auch in einem weiteren Beispiel zeigte sich (a) *eine ambivalente Problematisierung* und (b) eine Bearbeitung *vor dem Überschreiten der Grenze zum Klinischen.* In der U9 einer Familie mit mittlerem SES wird offenbar, dass das Mädchen nur sehr wählerisch isst. Im Hier und Jetzt wird dieses Essverhalten dabei bezogen auf rein klinische Folgen zwar weitestgehend normalisiert, in anderer Hinsicht jedoch auch als problematisch markiert:

A: Ne jetzt passiert noch nichts. Aber wenn sich das so festsetzt und so Marotten, das sind Marotten.

M: Mhm ((bestätigend)).

A: Also definitiv Marotten. Dann haben wir in drei, vier, fünf Jahren unter Umständen dann wirklich ein Problem und das muss ja nicht sein.

Die Problematisierung erfolgt hier auf zwei Ebenen: Einmal wird, wie auch in obigen Beispielen, ein Überschreiten der Schwelle zum Klinischen in der Zukunft prognostiziert, falls sich am Essverhalten nichts ändern würde. Zum anderen wird das kindliche Verhalten aber auch bereits im Hier und Jetzt als „Marotte" problematisiert. Dabei wohnt diesem Begriff selbst zwar eine gewisse Ambivalenz inne, und auch die Differenzierung zum „wirklichen" klinischen Problem markiert die Marotte im Grunde ein wenig als Problem zweiter Klasse. Nichtsdestotrotz wird hier aber vom Arzt eine aktuelle Auffälligkeit nicht nur angesprochen, sondern in beratender Weise ebenfalls bearbeitet.

4.5.3.3 Veränderungsoffene Mitteilungen

Dass ein Arzt irgendwann im Laufe einer Vorsorge ein Urteil über den Entwicklungsstand des Kindes artikuliert (als Gesamturteil, oder auch bereichsspezifisch), ist unzweifelhaft ein völlig selbstverständlicher Vorgang, der letztlich auch von den Eltern eingefordert wird. Es stellt sich jedoch die Frage, inwieweit eine solche ärztliche Beurteilung dann bereits abgeschlossen ist, oder sich im Gegenteil noch einmal – bspw. durch elterliche Widerspruchssignale – *irritieren lässt* und somit in dieser Hinsicht *veränderungsoffen bleibt*[27]. In folgender U9 einer Familie mit mittlerem SES ergibt sich während der Vorsorge für den Arzt ein ausgesprochen positives Bild des Mädchens, gerade auch was die sozialen Kompetenzen betrifft. Dieser Eindruck wird dann auch gegenüber der Mutter artikuliert:

> Die ist total super für ihr Alter. Ja? Kommen Sie mit ihr klar zu Hause?

Die Mitteilung über den Entwicklungsstand des Kindes erfolgt hier also zunächst auch in idealisierender Weise („total super"). Allerdings schließt der Arzt daran dann jedoch unmittelbar eine Frage an, die dieses Urteil zumindest in seiner Eindeutigkeit wiederum zur Disposition stellt, indem die Möglichkeit eingeräumt wird, dass sich der Umgang mit dem Kind im familiären Alltag durchaus anders darstellen könnte. Die Mutter reagiert darauf zunächst eher zögerlich:

> M: Ähm.
>
> A: Ich komm gut mit ihr klar.
>
> M: Ja. Wir finden Sie super, so wie sie ist.
>
> A: └((lachen))
>
> M: Sie lebt halt sehr unangepasst. ((lachen)) Deswegen -.
>
> A: └ Ist sie ein Anarchist zu Hause? Oder en Messie oder was? ((lachen))
>
> M: Ne, äh gar nicht. Ne, sie sie macht halt eigentlich nur, was sie möchte.

Auf die kurze Reaktion der Mutter folgt eine Antwort des Arztes, bei der das zuvor noch – sprachlich – absolute Urteil („Die ist total super") nun insoweit weiter relativiert wird, als dass es sich nun auf den persönlich guten Umgang des Arztes beschränkt und so eben auch daneben noch ein Raum entsteht, wo dies durchaus anders sein könnte. Die anschließend einsetzenden Problematisierungen der Mutter werden dabei vom Arzt dann sowohl durch nonverbale wie auch verbale Signale unterstützt. Es wird ein – lockerer – Rahmen geschaffen, der vermittelt: Es ist okay, jetzt hier auch etwas Problematisches anzusprechen. In der Folge wird mehr und mehr offenbar, dass die Familie das extrem trotzende Verhalten der Tochter als ausgesprochen belastend empfindet und was schließlich auch in einer beratenden Intervention durch

---

27 Vgl. auch „back talk" der Situation im Rahmen von „reflection-in-action" (SCHÖEN 1987: 157)

den Arzt mündet. Und dies eben im Gegensatz zu der ursprünglich ausge-
sprochenen Idealisierung des Kindes durch den Arzt. Hätte er, wie oben bei
den dysfunktionalen Handlungsmustern an diesem Urteil festgehalten, wäre
diese in der Familie vorhandenen Belastungssituation so aller Wahrscheinlichkeit nach nicht zum Thema geworden und der Arzt hätte die Familie
dann ebenfalls nicht in dieser Hinsicht beraten können.

4.6 (Primär-)Präventive Beratung

4.6.1 Herausforderungen vorausschauender Beratung

Wie in der Einleitung (Kap. 1) erwähnt, gelten die Vorsorgeuntersuchungen
als ein ideales (primär-)präventives Beratungssetting. Im aktualisierten Kindervorsorgeheft, das seit September 2016 eingesetzt wird, sind zahlreiche
neue *evidenzbasierte* Beratungsinhalte definiert, welche die Ärzte den Eltern
vermitteln sollten. Die relativ detaillierte Definition der Beratungsinhalte
lässt das „wie" der Vermittlung offen. Unsere Beobachtungen zeigen, dass
eine *wirkungsvolle* Vermittlung dieser Beratungsinhalte anspruchsvoll ist
und eine Herausforderung für das ärztliche Handeln darstellt. In einem *ersten
Schritt* soll nun aufgezeigt werden, vor welchen konkreten Herausforderungen eine wirkungsvolle Beratungspraxis steht. In einem *zweiten Schritt* wird
dargelegt, dass sich bestimmte, von uns beobachtete Beratungsstrategien im
Hinblick auf Effizienz und Effektivität als eher dysfunktional erweisen. Ein
letzter Schritt soll dann auf der Grundlage unseres Datenmaterials funktionale Beratungsmuster benennen.

4.6.1.1 Selektionskriterien

Die in der Kinder-Richtlinie[28] definierten Beratungs*themen* gelten als „vorgegeben und deshalb obligat" (wie der G-BA es am 19.6.2016 formulierte).
Dieser Anspruch an die Kinder- und Jugendärzte reflektiert eine gesellschaftliche Erwartung, wonach neutrale Aufklärung durch Experten, auf
welche die Eltern bei Bedarf zurückgreifen können, gerade angesichts einer
Überfülle an Informationsquellen unabdingbar ist (vgl. BERGMANN 2009:
711). Gleichzeitig ist der für die Vorsorgeuntersuchungen zur Verfügung ste-

---

28 In den „Richtlinien über die Früherkennung von Krankheiten (Kinder-Richtlinien) des Gemein-
    samen Bundesausschusses" wird der Leistungskatalog des Kinder- und Jugendarztes im Rahmen
    der Früherkennungsuntersuchungen genannt.

hende Zeitrahmen knapp; damit tritt der professionelle Anspruch einer interaktiven primärpräventiven Aufklärung mit Effizienzkriterien in Konkurrenz. Ärztlicherseits empfohlene Broschüren und die Empfehlung professioneller Informationsplattformen sowie auch die Delegation einzelner Beratungsinhalte an MFAs und seltener an Präventionsassistenten können den Umfang der Inhalte im Rahmen der eigentlichen Vorsorgeuntersuchung reduzieren. An Möglichkeiten der Delegation eines Teils der Beratungsinhalte mangelt es zwar nicht, gleichwohl stellt sich die Frage nach sinnvollen Selektionskriterien, um Beratung nicht nur effizient, sondern auch effektiv zu gestalten. Folgende Selektionskriterien kamen bei den untersuchten Ärzten zur Anwendung:

- Von Eltern signalisierter Aufklärungs- bzw. Handlungsbedarf:
  - Antworten in vorgeschalteten Fragebögen
  - implizit und explizit artikulierte Sorgen und Belastungen

- Vom Arzt identifizierter Handlungs- und Informationsbedarf auf der Grundlage von:
  - eigenen Vorlieben (z.b. Ernährung, Impfen); berufliches Selbstverständnis (eher präventiv oder kurativ etc)
  - milieutypischen Risikofaktoren (vgl. etwa KIGGS-Studien: Rauchen Unterschicht, Übergewicht Migrationsmilieus[29])
  - Beobachtungen des Kindes/der Eltern; langjährige Erfahrungen mit Familie

Zwar existiert in der Regel eine mehr oder weniger große Schnittmenge zwischen den von Eltern und Arzt als relevant erachteten Beratungsthemen. Dennoch werden nicht selten unterschiedliche Schwerpunkte gesetzt, so dass der Arzt eine Balance zwischen eingeforderten Themen und solchen, die er selbst (und/oder die Kinder-Richtlinie) für relevant betrachtet, finden muss. Knüpft der Arzt bei den elterlichen Themen an, besteht der Vorteil, dass er mit einer größeren Aufnahme- oder gar Veränderungsbereitschaft rechnen kann. Wenn er umgekehrt seine eigenen Themen in den Vordergrund stellt, wird er seinem ärztlichen Expertenverständnis voraussichtlich eher gerecht

---

29 „Kinder und Jugendliche mit beidseitigem Migrationshintergrund sind mit 19,5 % überproportional häufig von Übergewicht betroffen. (..) Besorgniserregend sind die geringen Quoten unter Migrantenkindern hinsichtlich persönlicher Schutzmaßnahmen beim Fahrradfahren und Inlineskaten (KIGGS Migration 2008: 120). Gleichzeitig ist der Anteil derjenigen, die täglich mindestens drei Stunden vor dem Fernseher oder am Computer sitzen, unter Kindern und Jugendlichen mit beidseitigem Migrationshintergrund am höchsten. Eine differenzierte Betrachtung nach Herkunftsland identifiziert Kinder und Jugendliche aus der Türkei sowie aus den arabisch-islamischen Ländern als jene mit dem höchsten Fernsehkonsum (ebd.: 64)".

und greift möglicherweise auch Themen auf, die Eltern eher verschweigen wollen – nicht selten auch vor sich selbst. Er muss dann aber potenziell mit mehr Widerstand oder Zurückhaltung rechnen.

Bezüglich des oben aufgeführten Kriteriums der *Selektion der Beratungsinhalte durch vorgeschaltete Fragebögen* (vgl. ausführlicher Kap. 4.3) besteht für den Arzt hier der Vorteil, dass mit einer Beratungsoffenheit gerechnet werden kann. Wenn Eltern die Fragebögen aber tatsächlich nutzen, um eine Sorge zu platzieren, die sie ansonsten eventuell eher nicht ansprechen würden, dann entsteht aber auch eine Erwartungshaltung, wie folgende Bemerkung einer zweifachen 26jährigen Mutter (mittlerer SES) verdeutlicht:

> M: Da war ja eine Frage mit dem Stottern. Da bin ich ganz froh, dass man das dann eher mal ansprechen kann. Ich versuche ja, meinen Kindern das Beste mitzugeben und auch jede Hilfe oder was man noch machen kann mit denen, um die zu fördern, anzunehmen. Ich bin eigentlich ganz froh, dass man man, so'n Fragebogen. Da erhält der Herr Dr. Noll ja so einen ersten Überblick über das Kind. Der sieht das Kind ja meistens jetzt auch nur noch einmal im Jahr richtig.

> I: Und ähm, in der Vorsorge ist er ja kurz auch auf den Fragebogen eingegangen. Hätten Sie da noch was erwartet? Dachten Sie, Sie würden noch etwas Anderes besprechen?

> M: Ja, da hätte ich eigentlich schon gedacht im Wartezimmer, dass da noch mal vielleicht ein bisschen mehr abgefragt wird, was ich jetzt angekreuzt habe.

Werden die Fragebögen genutzt, aber in der Vorsorge kaum Platz dafür eingeräumt, kommt es vonseiten der Eltern also tendenziell zu Irritationen.

4.6.1.2 Interpretationsspielraum

Die Beratungs*themen* der Kinder-Richtlinie beanspruchen eine Evidenzbasierung; gleichwohl besteht bezüglich manch *konkreter Inhalte* aufgrund einer uneindeutigen Forschungslage ein Interpretationsspielraum für die Beratungspraxis (vgl. etwa uneinheitliche Empfehlungen zum Medienkonsum, zur Zweisprachigkeit, zum Zeitpunkt des Zufütterns, des Trocken-Werdens etc. etc). Dieser Spielraum fällt gerade dann ins Auge, wenn die Beratungsinhalte unterschiedlicher Arztpraxen verglichen werden: Was einzelne Ärzte als dezidiert schädlich herausstellen, relativieren andere mit Verweis auf den individuellen Entwicklungsstand eines Kindes (bspw. Zeitpunkt der Schnullerentwöhnung). Dieser Interpretationsspielraum öffnet zum einen Tür und Tor für Empfehlungen, die der eigenen Wertbindung entsprechen, stellt umgekehrt – wie weiter unten deutlich gemacht wird – allerdings auch eine

Chance dar, Empfehlungen unterschiedlichen familiären Lebensrealitäten anzupassen.

4.6.1.3 Präventionsdilemma

Prävention steht vor dem Dilemma, von den Betroffenen – in unserem Fall von den Eltern – zu erwarten, in Bezug auf ein Problem, welches noch nicht manifest ist, sich also höchstens abzeichnet, aktiv zu werden. Wenn nun die Problemwahrnehmung des Arztes gänzlich mit dem fehlenden Problembewusstsein der Eltern kollidiert, muss im Sinne der Prävention ein Leidensdruck simuliert und Einsicht in den Handlungsbedarf aktiv hergestellt werden (vgl. HILDENBRAND 1996; dies schließt ebenfalls an die Überlegungen des vorherigen Kapitels (4.5) bzgl. der elterlichen Aktivierung durch – mehr oder minder – (dys-)funktionale Mitteilungen an). Ein Thema, das diesbezüglich immer wieder erwähnt wird, ist Adipositas. Die Erfahrung vieler Ärzte ist hier eher ernüchternd:

> Wenn nur ich das Kind zu dick finde, aber die finden es gut so. Dann haben die keine Motivation. Und wenn Sie sich aus Adipositas Studien das anschauen. Wenn Sie Eltern mit Kindern mit massivstem Übergewicht fragen „Wo siedeln Sie ihr Kind an? Ist das normalgewichtig, ist das obere Norm oder ist das übergewichtig?". Die sagen zu 90 Prozent, das ist obere Norm. Ach, is ein bisschen mollig. Das wird verniedlicht. Und wenn da nicht wirklich jemand kommt: Mein Kind ist zu dick, was soll ich tun? Dann wird da auch nicht viel umgesetzt. Trotzdem kann ich nicht hingehen und es gar nicht ansprechen.

Zum Thema finden sich allerdings auch selbstkritische Überlegungen vonseiten der Ärzte, welche die eigene Vorgehensweise im Hinblick auf das Präventionsdilemma auf den Prüfstand stellen. Genau hier setzen die folgenden Ausführungen an. Entlang der Frage, inwieweit bei den zu beobachtenden Beratungsmustern mit Compliance zu rechnen ist, wird zwischen eher dysfunktionalen und funktionalen Formen unterschieden. In diesem Zusammenhang ist darauf hinzuweisen, dass das Konzept der „Compliance" nicht auf ein Befolgen ärztlicher Anweisungen reduziert werden kann. Im Arzt-Patienten-Modell des „shared decision making" hat Compliance eine kooperative Grundlage. Sie respektiert die Autonomie der Lebenspraxis von Patientenfamilien – wie begrenzt auch immer diese realiter ist – und schafft nicht (neue) Abhängigkeiten (diesmal vom Arzt) (vgl. auch POPOW 2014).

4.6.2 Dysfunktionales Beraten

In den beobachteten Vorsorgeuntersuchungen ließen sich im Rahmen der Beratung einige ungünstige Handlungsmuster identifizieren. In einem ersten Schritt wird nun dargestellt, wie sich diese Handlungsmuster im Umgang mit den genannten Herausforderungen in der Beratungspraxis zeigen und inwiefern sie tendenziell dysfunktional sind. Kennzeichnend für diese dysfunktionalen Muster sind sowohl eine asymmetrische Kommunikationsgestaltung wie auch eine Vereindeutigung von Beratungsinhalten und damit ein Negieren der oben genannten Interpretationsspielräume.

Im Folgenden werden dabei verschiedene Formen dieser einseitigen Vermittlung aufgezeigt: Vortragen realitätsferner Empfehlungen (Kap. 4.6.2.1), Beharren auf evidenz- und eminenzbasierten Beratungsinhalten (Kap. 4.6.2.2) und die Rezeptartige Vermittlung von Handlungsempfehlungen (Kap. 4.6.2.3).

4.6.2.1 Vortragen realitätsferner Empfehlungen

Wiederholt zeigte sich ein Handlungsmuster, bei dem von ärztlicher Seite – oftmals in einer monologisierenden, ja geradezu dozierenden Form – Empfehlungen ausgesprochen wurden, die einen großen Abstand zwischen der familiären Realität und des empfohlenen Soll-Zustands erzeugen. Mit einer Empfehlung wird dabei aber nie nur einfach ein neutraler Inhalt transportiert, sondern immer auch ein Maßstab der Anerkennung. Dass man angesichts der vom Arzt gesetzten (zu) hohen Messlatte daran nur scheitern kann, hat bei Eltern dann oftmals den Effekt, Beratungen nur noch über sich ergehen zu lassen, indem oberflächlich zugestimmt oder auch einfach geschwiegen wird. Vor allem bei der Beratung belasteter Eltern und hier insbesondere solcher aus Milieus mit niedrigem SES, erwies sich diese Form als dysfunktional. Im folgenden Beispiel einer U10 (niedriger SES, MH) führt die Empfehlung dabei zu einem teilnahmslos wirkenden Abnicken der vorgetragenen Inhalte zum Thema Medienkonsum:

> Wir sagen z.B. Schüler in deinem Alter nicht mehr als 30 Minuten pro Tag. Ne? Und dann ist am besten, man sagt okay, unter der Woche noch weniger sogar, ne, vielleicht nur jeden zweiten Tag, oder gar nicht, das ist eine gute Regelung, ne? Und wenn du dann am Wochenende ein bisschen Zeit hast und nicht gerade was anderes Schönes machst, dann kannst du dann mal einen ganzen Film gucken von anderthalb Stunden oder sowas, ne?

Die Ärztin formuliert hier für einen 8jährigen einen hohen Anspruch, der noch über die offizielle Empfehlung der Kinder-und Jugendärzte hinausgeht[30]. Man erhält den Eindruck, die Ärztin orientierte sich hier eher an einem bildungsbürgerlichen Ideal, dem aus ihrer Sicht auch benachteiligte Gruppen zu folgen hätten. Auffällig ist auch, wie die Messlatte im Laufe der Ausführungen sukzessive höher gesetzt wird – ganz so als ob die Erwartung bestünde: Je mehr man verlangt, desto eher wird wenigstens ein bisschen was realisiert. Zustimmung wird im Beispiel nicht erwartet, vielmehr wird mit einer rhetorischen Frage möglicher Skepsis vorgebeugt („das ist eine gute Regelung, ne?").

Um Insuffizienzgefühle abzuwehren, ist zu erwarten, dass realitätsferne Empfehlungen eher eine verdeckende Unaufrichtigkeit zur Folge haben. Folgende Gesprächssequenz muslimischer Mütter (niedriger SES) deutet einen solchen Effekt an:

M1: Wenn es zwei Stunden schaut, dann sagst du dem Kinderarzt, dass es eine halbe Stunde schaut.

M2: Da lügst du dann. Wir lügen. In der Regel lügen wir.

Mehrere: ((lachen))

M1: Weil normalerweise kannst du das dem Kinderarzt nicht erklären.

M3: Manchmal sagen wir, dass sie nie gucken.

M4: Also der Fernseher ist den ganzen Tag lang an?

M1: Selbst, wenn es nicht den ganzen Tag ist, aber eine bestimmte Zeit schon. Oder wenn es eine Kinderserie ist, die die Kinder sehr mögen. Dann zu der Zeit. Auf jeden Fall schaut es fern.

Gerade vor dem Hintergrund, dass die Erreichbarkeit dieser Eltern nirgends so hoch ist wie bei Kinder- und Jugendärzten (vgl. STROHMEIER et al. 2016), müsste der hier deutlich werdende Effekt vermieden werden.

4.6.2.2   Beharren auf evidenz- und eminenzbasierten Beratungsinhalten

Unter *Beharren* wird das teilweise starre Unterbreiten von Beratungsinhalten verstanden, welche oftmals scheinbar bereits vorher feststehen und somit im Beratungskontext selbst nicht zur Disposition gestellt werden – die angesprochenen Interpretationsspielräume werden also negiert und es entsteht eine Atmosphäre des Recht-Haben-Wollens. Werden die Beratungsinhalte alternativlos/vereindeutigt präsentiert, ist gleichsam mitgegeben, dass die Eltern

---

30 http://www.kinderaerzte-im-netz.de/news-archiv/meldung/article/fernsehkonsum-konsequent-kontrollieren/ (letzter Aufruf: 02.12.1016).

als Interaktionspartner nicht ins Spiel kommen (müssen): Denn wo bereits eindeutig feststeht, wie die „richtige" Handlungsweise aussieht, ist die Perspektive bzw. Position der Eltern nicht von Belang.

Im Folgenden wird aufgezeigt, in welch unterschiedlicher Ausprägung sich ein Beharren in der Vorsorgepraxis konkret gezeigt hat. Die Handlungsmuster ähneln sich in der Hinsicht, als dass Beratungsinhalte auch gegen elterliche Widerstände „durchgesetzt" werden.

Übergehen elterlicher Informiertheit

Charakteristisch für solch eine dysfunktionale Vorgehensweise ist die Präsentation von Beratungsinhalten ohne Rückversicherung des elterlichen Kenntnisstands wie auch des elterlichen Problembewusstseins. In den Nachgesprächen mit Beobachtern oder auch bereits im Verlauf einer Beratung wurde dann offensichtlich, dass manche Eltern sich in der einen oder anderen Form schon mit dem diagnostizierten Problem auseinandergesetzt haben, dass sie also einige Beratungsinhalte schon kannten. Durch die ausbleibende Rückkopplung der Beratung wird ihnen jedoch (implizit) unterstellt, dass sie sich noch nicht mit dem Problem beschäftigt hätten. Den Eltern wird wie selbstverständlich Unwissenheit und nicht selten auch ein allzu gering ausgeprägtes Problembewusstsein unterstellt (vgl. ähnlich hierzu auch das *zuschreibende Erklären*, Kap. 4.4.2.1), obwohl gerade die Informiertheit mancher Eltern durchaus bekannt ist und auch erlebt wird. Dies tut dann aber nichts zur Sache, da man sich selbstverständlich beauftragt sieht, aufzuklären, unabhängig vom konkreten Wissensstand des Gegenübers. Dabei erscheint diese Aufklärung nicht immer nur als reine Pflichtübung, sondern kann häufig durchaus auch den Charakter eines engagierten Kurzreferats erhalten. Gerade in einer solch dozierenden Kommunikationsform werden vom Zuhörer jedoch höchstens Verständnisfragen, nicht aber Signale des eigenen Kenntnisstands erwartet. Das Gegenüber ist hier dann eher als ein anonymes Kollektiv – analog zum Plenum eines Dozenten – gefasst, wo der Wissensstand des Einzelnen tatsächlich unerheblich ist.

Die Effekte eines solchen Übergehens sind in verschiedener Hinsicht dysfunktional: Sie können Ärger über die unterstellte Unwissenheit hervorrufen, viel häufiger aber begnügen sich Eltern mit der lapidaren Bemerkung, dass sie vom Arzt jetzt „nichts Neues" erfahren haben und höchstens noch einmal an die Relevanz eines Beratungsinhalts erinnert wurden, womit dann vor allem ein Effizienzproblem angesprochen ist.

Unbearbeitete Perspektivendifferenzen

Im Hinblick auf Compliance ist eine Vermeidungshaltung gegenüber beste-henden Perspektivendifferenzen in besonderer Weise dysfunktional. Eine typische Form dieser Vermeidung besteht darin, ärztlich relevante Informati-onen in der Vorsorge vorschnell zu platzieren, ohne vorher rückzuversichern, wie sich die Situation bei Eltern und Kind verhält. So wurden in einer Vor-sorge bspw. aufgrund eines ersten Eindrucks des Kindes ausführlich Emp-fehlungen formuliert, wie das Gewicht reduziert werden könnte, um dann in der körperlichen Untersuchung festzustellen, dass sich einiges getan hat und der Junge mittlerweile auch dreimal die Woche Fußballtraining macht. Oder aber es wird darauf hingewiesen, dass Zufüttern mit der Flasche die Milch-menge reduzieren würde und die Mutter deshalb das Kind regelmäßig stillen sollte. Im Anschluss erfährt der Arzt dann von der Mutter, dass ihre „Brüste kaputt" seien. Selbst diese Information ist für den Arzt dann aber wiederum keine Aufforderung nachzufragen, sondern Anlass, eine nächste Empfehlung – wiederum relativ ausführlich – hinsichtlich eines Tragesacks zu formulie-ren, um im Nachhinein zu erfahren, dass die Frau starke Rückenschmerzen hat und dies somit zum jetzigen Zeitpunkt keine passende Beruhigungsme-thode darstellt.

Nicht selten tauchen bei dieser ärztlichen Vermeidungsstrategie differente el-terliche Wahrnehmungen gar nicht in der Vorsorge selbst auf und wenn dann eher als subtile Widerspruchssignale (vgl. Kap. 4.1.3). Oftmals artikulierten sie sich erst im Nachgespräch mit den Beobachtern. Hier zeigte sich dann, welche Relevanz im Hinblick auf eine effektive Beratung das Wissen um elterliche Prioritätensetzungen und Problemgewichtungen hat. So äußern sich etwa Eltern mit bikulturellem Hintergrund und niedrigem SES zu einer Empfehlung des Arztes hinsichtlich der Reduzierung des Medienkonsums bei einer U7 wie folgt:

V: Das das sind ja so Studien jetzt, ne? Aber wir sind ja auch mit Fernsehen groß ge-worden, ne? Ich hab auch morgens erst Schlümpfe mir reingezogen, danach bin ich zur Schule gegangen. Man sollte ja auch eigentlich vor der Schule erst recht kein Fernse-hen. Haben ja auch da die Lehrer alle gesagt. Ne? Aber hat man dann trotzdem ge-macht.

M: Aber es gibt ja auch Personen, die gucken gar kein Fernsehen am Tag, auch in un-seren Alter jetzt sagen wir mal. So was gibt es ja auch. Die dann ein Buch lesen oder so. Die sich anders beschäftigen können. Okay, aber bei uns läuft der Fernseher. Das ist halt so.

Zwei Aspekte sind hier erwähnenswert: Einerseits eine typische elterliche Normalisierungsform, die auf eigenen positiv besetzten Kindheitserinnerungen beruht und entsprechend ein Stück weit auch immer resistent ist gegenüber ärztlicher Beratung (vgl. Kap. 3.3.2). Andererseits eine familienbezogene Differenzierung (wir und die anderen), die einen klaren Abstand zwischen bildungsbürgerlicher und eigener Lebensweise markiert. Je stärker ärztlicherseits über diese Selbstpositionierung hinweggegangen wird, desto geringer erscheint die Chance, die Eltern zu erreichen. Interessant ist dann nämlich, dass die Eltern im beschriebenen Beispiel der Entwicklung ihres Kindes keineswegs einfach desinteressiert gegenüberstehen und durchaus Verzögerungen der sprachlichen Entwicklung im Vergleich zu seinen Altersgenossen wahrnehmen und auch angehen möchten. Andere Hinweise des Arztes, die für sie anschlussfähiger erscheinen, werden sehr wohl aufgenommen.

Eine weitere Form der Vermeidung der elterlichen Perspektive im Rahmen der Beratung manifestiert sich in Situationen, wo sich abzeichnet, dass Eltern nicht das tun, was sie tun sollten. In diesem Fall wird im Beratungsgespräch weniger versucht *zu verstehen*, warum dies so ist, *sondern erläutert*, warum man als Arzt auf den Beratungsinhalt besteht. Folgender Gesprächsauszug einer U5 mit einer Mutter (niedriger SES, MH) ist beispielhaft dafür:

A: Und dann kriegt der schon ein bisschen Gemüse und Fleisch?

M: Fleisch nein. Karotten mit Kartoffeln.

A: Ja:

M: Un biss:chen Reis.

A: Ja:. Aber Fleisch darf auch schon anfangen, ne

M: Aber Fleisch noch nicht.

A: Gut. Muss aber Fleisch bekommen, sonst hat er zu wenig Eisen. Ne? In dem Alter muss man damit anfangen.

Für den Arzt scheint hier unerheblich, welche Gründe die Mutter veranlassten, dem Baby kein oder noch kein Fleisch zu geben. Entweder er unterstellt mangelnde Aufklärung oder aber identifiziert Überzeugungsbedarf. In beiden Fällen hat die Perspektive der Mutter keine Bedeutung. Bezeichnend ist außerdem, dass der Beratungsinhalt selbstverständlich vereindeutigt wird, obwohl vegetarische Ernährung auch bei Säuglingen unter bestimmten Bedingungen durchaus als vertretbar gilt[31].Vor diesem Hintergrund hat der Verzicht auf eine Rückfrage eben auch die Funktion, mögliche Vorbehalte elterlicherseits zu vermeiden. Die Mutter im Beispiel gibt in der erwähnten Vorsorge zwar durchaus punktuell Widerworte, was eher ungewöhnlich ist bei diesen Milieus, lenkt aber letztlich immer ein. Nonverbal gibt sie allerdings zum Ausdruck, dass ihre Reaktion eher der Konfliktvermeidung dient und kaum auf ein Überzeugt-Worden-Sein hindeutet: Sie guckt teilweise sehr ungläubig, wirkt bisweilen aber auch unterwürfig, vermeidet oft den Blickkontakt mit dem Arzt und schaut zu Boden.

Übergehen signalisierter Umsetzungsschwierigkeiten

Eine weitere ungünstige Form der Beratung betrifft den Umgang mit signalisierten Umsetzungsschwierigkeiten hinsichtlich eines bestimmten Beratungsinhalts. Dabei werden vonseiten der Eltern in der Vorsorgepraxis selbst oder auch in den Nachgesprächen verschiedene Hürden, die aus ihrer Sicht gegen eine Umsetzung der ärztlichen Empfehlungen sprechen, explizit formuliert oder doch zumindest angedeutet. Diese Umsetzungsschwierigkeiten betreffen grundsätzlich alle Milieus gleichermaßen, obwohl die Gründe teilweise deutlich differieren. Gemeinsam ist den elterlichen Umsetzungsschwierigkeiten eine *eingeschränkte Kontrollüberzeugung*, die auf unterschiedliche Aspekte zurückzuführen ist: Oftmals spielt die emotionale Involviertheit (im Zuge von Mitgefühl mit bzw. Schuldgefühlen gegenüber dem Kind) und mithin die Angst vor einer Konfrontation mit dem Kind eine Rolle. Außerdem haben viele Eltern das Verständnis einer gemeinsamen Problembewältigung, d.h. die kindlichen Befindlichkeiten und Relevanzen werden in den Handlungsprozess aktiv mit einbezogen. Diese elterliche Einstellung zeigt eine starke Bezogenheit auf das Kind und macht deutlich, wie schwierig für viele Eltern die Balance zwischen elterlicher Wärme (emotionale Unterstützung, Akzeptanz, Feinfühligkeit, Reziprozität) und (Verhaltens-)Kontrolle („Verhaltensregulation durch konsistente und konsequente Disziplinierung und Grenzen setzen") ist (= autoritativer Erziehungsstil, vgl. Kap. 3.2.2). Auch das in Kapitel 3.3.1 ausgeführte Co-Parenting kann einen Einfluss auf eine erfolgreiche bzw. eben nicht erfolgreiche Umsetzung einer ärztlichen Empfehlung haben. Divergierende Verständnisse von Erziehungsaufgaben (insbesondere zwischen Vater und Mutter) können demnach die erfolgreiche Umsetzung einer Handlungsempfehlung zusätzlich erschweren.

---

31 http://www.kinderaerzte-im-netz.de/news-archiv/meldung/article/ernaehrungskommission-der-dgkj-aktualisiert-empfehlungen-fuer-das-saeuglingsalter/ (letzter Aufruf: 02.12.2016).

Beispielhaft bezüglich ungünstiger Reaktionen auf Umsetzungsschwierigkeiten soll hier kurz auf eine Situation in einer U9 eingegangen werden, die insofern typisch ist als Umsetzungsschwierigkeiten oftmals gar nicht in den Fokus ärztlichen Beratens geraten: Auf Nachfrage des Arztes problematisieren die Eltern die späte Zubettgehzeit des Jungen, woraufhin der Arzt umgehend einen Ratschlag erteilt und nicht danach fragt, ob die Eltern bereits etwas dagegen unternommen hätten. Im Nachgespräch stellt sich dann heraus:

> V: Zuvor hatte das auch jemand anderes schon gesagt, dass wir ihn zwingen sollten, früh aufzustehen.
>
> M: Ich war auf einem Seminar. Da hatten die das gesagt.
>
> V: Weckt ihn ein paar Mal morgens um 8 Uhr. Dann werdet ihr sehen, wie er abends ins Bett rennen wird.
>
> M: Ich habs viele Male gemacht, aber- (2) es war nicht so.

Die Mutter schildert im Weiteren, welche unterschiedlichen Methoden bereits zur Anwendung kamen, um den Jungen morgens zum Aufstehen zu bewegen. In den geschilderten Techniken deutet sich an, dass die Eltern eher sanfte, um nicht zu sagen unentschiedene Methoden anwenden, weil sie eben gerade nicht „zwingen" wollen. Hier schwingt eine *elterliche Ambivalenz* mit, die geradezu typisch ist und gegenwärtig eine der größten Herausforderungen im Erziehungsalltag darstellt (s.u.). Hätte der Arzt die gescheiterten Versuche kurz exploriert, könnte er genau diese Ambivalenz aufgreifen und auf Patentrezepte verzichten.

Für Umsetzungsschwierigkeiten, die auf erschwerte Rahmenbedingungen zurückzuführen sind, denen einige Familien ausgesetzt sind, findet sich bei den Ärzten, wie in den Interviews mit ihnen immer wieder ersichtlich wurde, zwar durchaus Verständnis. Interessanterweise zeigte sich dies jedoch kaum in Form von Verständnismarkierern im Beratungshandeln selbst. Auf empathische Signale bezüglich einer familiären Belastungssituation wird eher verzichtet und stattdessen direkt Lösungen präsentiert. Dass solche Signale aber produktiv sind, soll weiter unten gezeigt werden.

Unnachgiebige Strenge

Eine weitere Form des Beharrens findet ihren Ausdruck in einer „unnachgiebigen Strenge" in Bezug auf einen spezifischen Beratungsinhalt, welcher sich durch eine ganze Vorsorge durchziehen kann. Vermittelt werden Beratungsinhalte dann in Form von *direktiven und belehrenden Anweisungen* verbunden mit kritischen, bisweilen moralisierenden Urteilen über das elterliche Verhalten. Diese unnachgiebige Strenge hat sich sowohl im Umgang mit den Eltern als auch im Umgang mit dem Kind gezeigt. Auch wurde beobachtet, dass Non-Compliance mit ermahnenden Worten quittiert wurde, was im Rückschluss Compliance auf eine Befolgung von Anweisungen reduziert. Gerade gegenüber Kindern wird in solchen Situationen teilweise eine strenge Folgsamkeit eingefordert.

Die Strategie kommt bei benachteiligten Milieus zwar öfter zum Einsatz, beschränkt sich aber nicht darauf. Gerade eine dezidierte ärztliche Strenge gegenüber dem Kind finden wir auch bei Milieus mit hohem SES. Die ungünstigen Effekte einer solchen Strenge differieren aber entlang der Milieuzugehörigkeit deutlich. Benachteiligte Eltern beantworten die Strategie eher mit oberflächlichen Signalen der Zustimmung oder unterwürfigem Einlenken, wie etwa folgendes Beispiel einer U3 (niedriger SES, MH) verdeutlicht:

M: Sie sind jetzt im Babytreff bei der Frau A.?

M: J-ja. Donnerstag.

A: Donnerstag. mhm

M: Ja.

A: Immer hingehen, ne?

M: Nicht immer. Wenn ich habe Termin, nicht gehen.

A: Ja: bei Termin sagen, besser nicht Donnerstag. Besser anderer Tag. ((leichtes lachen)) °Ne:?°

M: Ich geh jede Woche. ((leichtes lachen))

Hier wird – etwas überspitzt gesagt – das Gegenüber auf eine Befehlsempfänger-Rolle reduziert. Ob die Mutter sich im Babytreff wohlfühlt und die von der Ärztin in Aussicht gestellte Hilfestellung angesichts der Unruhe des Kindes erhält, erfährt man nicht. Vielmehr signalisiert die Mutter ergeben, dass die Ermahnung angekommen ist und sie nun jede Woche dort hingehen würde – wobei diesbezüglich dann sicherlich Zweifel angebracht sind.
Dass diese unnachgiebige Strenge gerade bei Milieus mit niedrigem SES eher nicht zielführend ist, entspricht auch der Erfahrung einiger Ärzte und wird in folgendem selbstkritischen Zitat auf den Punkt gebracht:

Die Zeiten, wo dann der Kinderarzt sagt – so mit dem Finger hochgehoben "Nein. Nein, das is aber gar nicht gesund". Ich glaube, wir müssen aufpassen. Wir müssen uns da <u>Gedanken</u> machen. Im Fragebogen gibt es ein Kapitel zum Medienkonsum. Aber ich glaube, es is <u>völlig falsch,</u> wenn Sie das angekreuzt sehen und zur Mutter zu sagen:

"Also da müssen Sie mal aufn Fernseher achten, ne? Also nich mehr als drei Stunden". Das is doch völliger Humbuk - als wenn man da was mit ausrichten würde. ((...)) Genau das Gleiche auch mit Adipositas, ja. mit Essen und so weiter. Das is so en bisschen desillusionierend, was ich sage, ja. Aber es is, glaube ich, überhaupt nicht kindgerecht, wenn man bei der Vorsorge ein Kind hat. Dem es gut geht. Was glücklich, zufrieden is. Übergewichtig is. Die Mutter kreuzt es an. Man sieht es. Und dann sagt: "Mein lieber Freund. Ne? Da sind aber en paar Kilo zu viel. Da musste aber mal die Süßigkeiten weglassen demnächst". Ich glaube, dass das völlig falsche Medizin is. Bin ich fest von überzeugt. Und ich glaube, dass man was ganz Anderes mit dem Kind machen muss. °Was° is ne ganz andere Frage.

Für Milieus, deren Sozialstatus sich nicht wesentlich von demjenigen des Arztes unterscheidet, wird eine beharrende Strenge unterschiedlich beantwortet: In Nachgesprächen wurde ein Arztwechsel u.a. gerade mit dieser Strenge begründet. Beispielhaft die Bemerkungen zweier Mütter:

M1: Die anderen Ärzte waren mir zu biestig, naja so belehrend und so moralisch

M2: Der andere war harsch und bevormundend, das war keine Zusammenarbeit. Das war son richtiges: Ich bin oben-du bist unten-Verhältnis.

Eine andere Form der Reaktion entspricht eher einer inneren Distanzierung – dies vor allem dann, wenn ansonsten das Vertrauen in den Kinderarzt groß ist und die Beziehung stimmt. In der folgenden Bemerkung einer 28jährigen Juristin, die mit 8 Monaten ihr Kind nachts noch gestillt hat, wird dies plastisch:

Und irgendwann zum Schluss war das dann nur noch: Jetzt hören Se auf die Nacht zu stillen, Sie können gleich einen Termin beim Zahnarzt machen mit ihm, weil wenn Sie nachts ihn immer noch stillen, diese Nahrung tut den Zähnen nichts Gutes, hören Sie auf damit. War schon sehr direkt. Aber äh klar muss man halt auch abkönnen, ne. Ich nehm das gerne an, und ich weiß auch, dass er Recht hat, in gewissen Maßen, dass er sich da, einfach auch sorgt um die Zähnchen ((lachen)) oder sonst was, das ist auch ok, aber, ähm, ich bin ja selber auch informiert, und ich weiß auch, dass Muttermilch jetzt, sag ich mal, nicht so schädlich ist wie andere Nahrung nachts. Und ich sag mir: Gut, wenn der jetzt irgendwie noch einmal nachts noch getrunken hat, bis zu nem gewissen Alter, dann habe ich das in meiner eigenen Verantwortung gut, kann ich damit leben. Und dann habe ich halt einfach auch selber für mich irgendwann gesagt: Gut, und ab jetzt kann er nachts durchschlafen, ohne Essen.

Die Mutter entschuldigt die geschilderte Strenge ein Stück weit und bekundet Verständnis für die Sorgen des Arztes. Dennoch werden hier auch latente Schuldzuweisungen seitens des Arztes deutlich. Diese verweisen auf eine weitere dysfunktionale Beratungsstrategie, die im folgenden Abschnitt thematisiert wird. Nur als informierte und auch selbstbewusste Mutter kann die Juristin in dem Beispiel eine Distanz dazu aufbauen und sich vor diesen schützen. Dass dies hingegen nicht allen Müttern, und insbesondere solchen aus Milieus mit niedrigem SES, gelingen dürfte, erscheint offensichtlich und konnte auch im Rahmen eines Frühe-Hilfen-Projekts „Erste Schritte" eindrücklich beobachtet werden (BURKHARDT-MUSSMANN 2015).

Dramatisierende präventive Warnungen

Dieses Gesprächsmuster zeichnet sich durch eine in ihrer vermittelten Dringlichkeit allmählich steigernden Wiederholung von Beratungsinhalten aus, die in *dramatisierenden präventiven Warnungen* ihren Höhepunkt findet. Dabei scheint es, als wären diese präventiven Warnungen gleichsam eine Art *Ultima Ratio*, wenn vorherige Überzeugungsversuche gescheitert sind. Der beabsichtigte Zweck hierbei ist, mittels Abschreckung ein Problembewusstsein zu erzeugen und Leidensdrucks quasi künstlich herzustellen. Den Eltern soll ein Schrecken eingejagt werden, um sie doch noch zu einer Verhaltensänderung zu bewegen. Dysfunktional an diesem Vorgehen ist, dass mit Angst und Schuldgefühlen gearbeitet wird: „Die Eltern sehen sich hier mit dem Risiko konfrontiert, zukünftig eine mögliche Entwicklungsgefährdung ihres Kindes verantworten zu müssen, wenn sie jetzt eine von ihrem Kinder- und Jugendarzt empfohlene Vermeidungsoption zurückweisen oder nicht umsetzen" (BARTH 2016: 1318).

Schießen solche präventiven Warnungen über ihr Ziel hinaus und wirken bereits auf den ersten Blick als Übertreibung, wird es den Eltern hingegen zwar relativ leicht gemacht, die vonseiten des Arztes herausgestellte Gefahr abzuwiegeln und so Schuldzuschreibungen abzuwehren. Der vom Arzt intendierte Effekt eines gesteigerten Problembewusstseins der Eltern stellt sich so allerdings ebenfalls nicht ein. Nicht selten münden solche Warnungen dann auch noch in unrealistische Empfehlungen (vgl. Kap. 4.6.2.1) wie in folgendem Beispiel:

> Der Herd und die Küche ist ein wichtiger Ort. Der schrecklichste Unfall, den mir eine Mutter mal erzählt hat, dass sie gesagt hat, meine beiden Kinder haben den Backofen aufgemacht, sind zusammen auf die Klappe gestiegen, dann ist der ganze Herd umgekippt. Das möcht ich mir gar nicht vorstellen. Also Küche, wenn gekocht wird, ist tabu für die Kinder.

Der gewünschte Effekt verringert sich bei einer solchen Anweisung, die bei Licht betrachtet gar nicht umsetzbar ist, potenziell noch zusätzlich.

Beharrende Wiederholung von Beratungsinhalten bei Non-Compliance

Eine letzte beharrende Form der Vermittlung ist die im Verlauf einer Vorsorge oder über mehrere Arztbesuche hinweg immer wieder aufgegriffene und sich ständig wiederholende Erläuterung von Beratungsinhalten. Diese Form der Vermittlung besteht darin, Beratungsinhalte teilweise ohne Variation vorzutragen und immer wieder – mit Nachdruck – einzubringen in der Hoffnung, dass die Eltern die Inhalte irgendwann umsetzen werden:

> Ich erlaube mir, Eltern immer wieder zu beraten. Auch wenn ich merke, die Eltern wollen es eigentlich nicht hören. ((lachen)) Sach ich mal so. Dass ich einfach sage „Das is wichtig für die Kinder". Und wenn die Eltern das nicht hören wollen, gehen sie zu nem anderen Kinderarzt.

Im Zitat der Ärztin wird die Zumutung solcher Wiederholungen zwar gesehen, aber für legitim befunden. Sie gibt sich quasi selbst das Recht, hartnäckig, eben beharrend, zu sein. Für sie ist dies eine Form des Nicht-Aufgebens. Die Ärztin geht dabei keinen Schritt auf die Eltern zu; die Eltern werden vielmehr „passend gemacht", d.h. entweder bewegen sie sich auf die Ärztin zu oder verlassen die Praxis. Ihre Überzeugung, dass die konkreten Beratungsinhalte evidenzbasiert sind, führt dazu, dass sich die Frage nach der Passung der Ratschläge überhaupt nicht stellt. Indem aber die Ärztin die Empfehlung so oft wiederholt, bis die Eltern ihren Vorstellungen entsprechend handeln, entzieht sie ihnen die Befähigung, basierend auf Informationen eigene Entscheidungen zu treffen.

Andere Ärzte bezweifeln den positiven Effekt dieser Vorgehensweise und deuten darauf hin, dass sie genau mit dieser Strategie an Grenzen kommen. Dies äußert sich dann allerdings zumeist eher zwischen den Zeilen. Offene Frustrationsbekundungen wie die folgende bleiben eher die Ausnahme:

> Ich hab tierisch oft schon Instruktionen gemacht. ((...)) Und dann is es einfach enttäuschend zu sehen, dass es nicht umgesetzt wurde, obwohl man das bestimmt schon 37 Mal angesprochen hat.

Die Formulierung des Arztes „Instruktion gemacht" verdeutlicht noch einmal die Asymmetrie und Einseitigkeit des Beratungshandelns: Um Instruktionen „zu machen", bedarf es letztlich nicht einmal mehr eines Adressaten – das Gegenüber spielt eine untergeordnete Rolle.

Geht die beharrende Wiederholung von Beratungsinhalten einher mit einer *routinierten Wiedergabe von Rezeptwissen*, erweist sich die Compliance in besonderem Maß als unsicher: Kritisch ist hierbei vor allem, dass der Anschein erweckt wird, als gäbe es „Patentrezepte" zum Umgang mit problematisiertem kindlichem Verhalten, welche für jede Familie/jedes Kind gleichermaßen gelten. Gerade in Situationen elterlicher Verunsicherung können solche Standardempfehlungen unbeabsichtigt Druck sowie ein Gefühl des Ungenügens erzeugen und von der Frage begleitet sein: „Warum funktioniert es bei uns nicht?".

Am Beispiel einer U3, in welcher eine Regulationsstörung diagnostiziert wurde, soll erläutert werden, wie die Beratung entlang von (evidenzbasiertem) Rezeptwissen potenziell konkrete elterliche Erfahrungen aus dem Blick verliert: Im Anschluss an sehr anschauliche Erläuterungen zum Zusammenhang von Regulationsstörung und Überstimulation formuliert die Ärztin – in Anlehnung an PAPOUSEK[32] – Ratschläge zum Umgang mit dem Kind. Sowohl die Erklärungen wie die Ratschläge werden von den Eltern interessiert aufgenommen. Symptomatisch ist dann aber, dass die Mutter am Ende der Vorsorge noch einmal auf das Thema zu sprechen kommt und erst hier eine eigene Erfahrung platziert:

> A: Ich gebe Ihnen noch Infoblätter mit, eben auch für den Schlaf, dass Sie son bisschen gucken können, dass Paula den Rhythmus findet. Ansonsten alles gemacht: gemessen, gewogen, ist gut entwickelt, macht alles was ein Säugling machen soll, nimmt das Köpfchen schon ein bisschen hoch in Bauchlage. Sonst alles gesund.

> M: Heißt das auch, wir haben so ne Babyhängematte, ich find die eigentlich ja total toll. Manchmal auch wenn sie so schreit, hol ich sie auch aus der Situation raus und dann leg ich sie in diese Hängematte und dann ist auch oft Ruhe. Heißt das dann jetzt auch raus aus der Hängematte, weil eben da so ne Hüpfbewegung halt stattfindet?

> A: Das wäre eigentlich mal zu versuchen, ja würd ich machen, da mal nicht so da rein, weil das ja auch wieder dieses externe Stimulieren. Damit sie me:rkt, dass sie mit sich auch ruhig sein kann, und sich auch dem Schlaf übergeben kann.

Die Mutter signalisiert, dass sie die Beratungsinhalte verstanden hat („Hüpfbewegung") und beherzigen möchte. Gleichzeitig berichtet sie über eine bewährte Form der Selbst- und Fremdberuhigung, die mit dem ärztlichen Ratschlag aber infrage gestellt ist. Für die insgesamt sehr verunsicherte Mutter ist die Hängematte offenkundig mit einem sicheren Gefühl verbunden. Intuitiv gibt man so etwas eigentlich nicht auf, genau deshalb vermutlich die späte Rückfrage der Mutter. Die ärztliche Reaktion auf die Frage entspricht einem beharrenden Umgang mit Rezeptwissen: Deduktiv wird die Hängematte als Fall eines „externen Stimulierens" problematisiert, ungeachtet der positiven Erfahrung der Mutter. Damit wird unbeabsichtigt eine elterliche

---

32 Vgl. http://kiz-hn.de/files/Regeln_zur_Schlaf-Wach-Organisation.pdf (letzter Aufruf: 05.12.2016).

Ressource unterlaufen und eher zusätzlichen Bewährungsdruck aufgebaut, wie er etwa in folgender Äußerung des Vaters im Nachgespräch anklingt:

> V: Ob wir es schaffen, wird wahrscheinlich davon abhängen, wie geduldig wir sind, ne. Wie sehr ertragen wir das, wenn sie jetzt doch noch zwei Minuten länger schreit. Zwei Minuten sind, dann wenn sie schreit ne gefühlte Ewigkeit, da tun wir uns beide schwer, weil wir sie eben nicht schreien lassen wollen. Schwer zu sagen, wie erfolgreich das wird, das hängt wahrscheinlich von uns ab.

4.6.2.3 Fallbeispiel: unbearbeitete Perspektivendifferenzen und unnachgiebige Strenge

Im Beispiel einer U9 sind beide Eltern (niedriger SES und MH) anwesend. Im Verlauf der Vorsorge bestätigt der Arzt den elterlichen Eindruck eines teilweise unkonzentrierten Kindes. Aufgrund dieses Eindrucks schlussfolgert er allerdings keine weitere medizinische Abklärung, sondern identifiziert ein Erziehungsproblem, das er vor allem der Mutter zuschreibt, wie im Einzelinterview mit ihm, angesprochen auf diese Familie, deutlich wird:

> Das ist ein pfiffiges Kerlchen. Der ist schlau. Der hat gut mitgemacht. Der hat irgendwie alle Sachen ziemlich schnell gemacht. War dann plötzlich wieder weg, ja. Die Mutter, die war eher so ne unsichere Mutter, die so ein bisschen Schwierigkeiten hatte mit dem Handling mit dem Jungen. Da war der Papa eigentlich der richtige Erziehende. Aber der is ganz einfach wenig zu Hause. Ich glaube, der Junge hat einfach zu wenig Führung zu Hause. ((...)) Das war mein Eindruck. Der muss nicht ins Frühförderzentrum. Der braucht auch keine spezielle Therapie.

In der Vorsorge versucht er nun beratend im eigentlich präventiven Sinn tätig zu werden. D.h. er normalisiert das Problem nicht weg, obwohl sich für ihn keine Indikation für eine therapeutische Maßnahme abzeichnet (s.o. Kap. 4.5). Ein Ansatzpunkt des Arztes ist die mangelnde Selbständigkeit beim Anziehen, hier trifft er genau das Thema, was auch die Eltern beschäftigt. So wird vom Vater mit Verweis auf den Kindergarten eingebracht, dass das Kind im Vergleich zu anderen Kindern „nicht zielorientiert" sei und eben unkonzentriert „rumtrödelt". Bis hierher ist das ärztliche Vorgehen also höchst funktional, weil die Chancen für eine Anschlussfähigkeit hoch sind. Problematisch ist nun aber die Art und Weise, wie er die Eltern berät:

> A: Ja, und das muss der lernen. Ich glaube, dass die Mama ihm morgens, Socken anzieht, Hose anzieht, Pullover anzieht.
>
> M: Ja-.
>
> A: Während er wat spielt, Mama zieht ihm den Pullover um den Kopf und er spielt immer noch oder so.

M: Der hat-

A: Nein, hörn Se auf damit. Der ist 5, der geht bald in die Schule, der muss selbstständiger werden.

V: mhm

A: Sie behandeln ihn so wie ein kleines Baby.

M: mhm

A: °Mama° ((spricht die Mutter direkt an)), auch wenn es Ihnen Spaß macht, ja aber lassen Sie ihn mal bisschen selber machen.

M: Aber so:: langsam.

A: Ja, °weil Sie ihm das immer abnehmen°. Ja: der kann das nicht. Aber das muss er jetzt lernen.

Die unnachgiebige Strenge konkretisiert sich hier in Form einer strengen (Nach-)Erziehung der Eltern bzw. vor allem der Mutter; diese Strenge wird interessanterweise im Nachgespräch mit der Beobachterin aber weder weiter problematisiert noch mit Rückzug beantwortet. Der vorwurfsvolle Ton wird vielmehr schuldbewusst akzeptiert („er hat ja Recht"). Ein Grund dafür ist, dass die Eltern den Arzt außerordentlich wertschätzen. Hinzu kommt – und hier stellt sich ein zentrales Problem – dass die Mutter, wie im Nachgespräch deutlich wird, selbst ein starkes Gefühl des Ungenügens und eine geringe Selbstwirksamkeitserwartung hat, gleichzeitig aber sehr reflektiert und veränderungswillig wirkt. Der Arzt bestätigt mit seiner vorwurfsvollen Kritik am mütterlichen Verhalten dann also vor allem deren selbstentwertenden Gefühle.

Entscheidend für die mangelnde Anschlussfähigkeit der Beratung sind dann vor allem die unbearbeiteten Perspektivendifferenzen. Den mütterlicherseits signalisierten Widerspruch lässt der Arzt nicht zu und unterbricht die Mutter zweimal. Er *beharrt* auf seiner Interpretation des Problems, wonach die Mutter am Klein-Halten des Kindes *Spaß* hat und ihn quasi zur Unselbständigkeit erzieht. Hier referiert er auf ein Bild von türkischen Eltern, wie im Interview zum Ausdruck kommt und lässt hier auch keine Irritation zu. Für die Mutter ist das Anziehen des Kindes aber nicht mit Lust, sondern mit fehlender Geduld verbunden. Hier sieht sie selbst ihre Mitschuld und verallgemeinert das Problem dahingehend, dass sie ebenfalls eine kulturelle Differenz feststellt:

M: Irgendwie wir türkischen Mütter sind etwas ungeduldig. Wenn er sich nicht anzieht, ziehe ich ihn sofort an und so. Ich warte nicht.

Die Kausalität zwischen mütterlichem und kindlichem Verhalten wird also offensichtlich anders beurteilt. In der Konsequenz fehlt der Mutter ein Ansatzpunkt für einen Zugewinn an Autorität, worin ja nach Einschätzung des Arztes das Hauptproblem der vorliegenden Unkonzentriertheit liegt. Die Botschaft, die für die Mutter angekommen ist, heißt, geduldiger zu werden. Damit verliert sie aber potenziell (noch mehr) Autorität gegenüber dem Kind: Sie muss geduldig ausharren, bis er sich angezogen hat. Hätte die Mutter dieses Ungeduldsthema ansprechen können, wären Empfehlungen möglich geworden, die die Mutter eher ermächtigt hätten – wie etwa ein Belohnungssystem, um das zügige Anziehen zu motivieren o.ä. (s.u.).

4.6.2.4 Fazit

Dysfunktionale Formen der Beratungspraxis konnten wir unabhängig von den Rahmenbedingungen der jeweiligen Arztpraxis beobachten. Im Hinblick auf die elterliche Aneignung der Beratungsinhalte und die Bereitschaft zur Verhaltensänderung haben sich die beschriebenen einseitigen Handlungsmuster als tendenziell ineffektiv und ineffizient erwiesen: Wenn Eltern als Interaktionspartner nicht in den Blick geraten, findet keine individuelle und situative Passung der Beratungsinhalte statt, und divergierende Problemgewichtungen werden nicht aufgedeckt/produktiv bearbeitet. Beratungsinhalte werden objektiviert anstatt gemeinsam gestaltet, wodurch sie unpersönlich und teilweise auch unrealistisch für die einzelne Familie sein können. Eltern können ihr (Erfahrungs-)Wissen hinsichtlich eines spezifischen diagnostizierten Problems im Beratungskontext nicht einbringen, wodurch der Eingang in den Familienalltag und die Anschlussfähigkeit erschwert werden. Die Anschlussfähigkeit ist ebenfalls gefährdet, wenn Eltern die Beratungsinhalte nicht verstanden haben oder sie nicht als sinnvoll akzeptieren können (=fehlende Absicherung der Anschlussfähigkeit). Die beschriebenen einseitigen Handlungsmuster wirken sich dann ungünstig auf die Effektivität aus.

Da nach den beschriebenen asymmetrischen Vermittlungsformen verhältnismäßig viel Zeit investiert wird, diese aber die Anschlussfähigkeit der Beratungsinhalte erschweren bzw. nicht erleichtern können, sind die beschriebenen Handlungsmuster auch tendenziell ineffizient. Besonders deutlich wird die Ineffizienz, wenn die Beratung über mehrere Minuten eine bestimmte inhaltliche Richtung einschlägt, wo sich dann herausstellt, dass dies aus unterschiedlichen – auch objektiven – Gründen gar nicht machbar ist.

Zusammenfassend lassen sich stichpunktartig folgende Konsequenzen benennen:

- Anschlussschwierigkeiten bspw. aufgrund mangelnder familienbezogener Passung:
  - erschwerte Aneignung von Beratungsinhalten (Ineffektivität)
  - unbearbeitete, verschwiegene Perspektivendifferenzen
- Verstärkung der Überforderungs- und Insuffizienzgefühle:
  - Erhöhung des Drucks („muss es endlich schaffen') und/oder
  - Abwehr durch Relativierung oder gar Disqualifizierung der Inhalte („Das hat man schon bei uns gesagt, bin auch groß geworden"; „Kind will aber nicht");
  - Unaufrichtigkeit, Verdecken, Täuschen, sozial erwünschte, unterwürfige Reaktionen
- passive Konsumentenhaltung:
  - Rückzug, Schweigen, über sich ergehen lassen, ‚da rein, da raus'
- ineffiziente zeitliche Verlängerung
- offene oder latente Frustration des Arztes

Insgesamt lässt sich festhalten, dass gerade eine – sicherlich unbeabsichtigte – Imageschädigung der Eltern im Beratungshandeln entscheidend zum Misslingen von Beratung beiträgt: Sie befördert eher Rückzug und Widerstandshandeln in Form von Bagatellisieren, Ignorieren und Absprechen von (ärztlicher) Kompetenz (vgl. auch KÖRKEL et al. 2003: 111). Dieser Mechanismus bestätigt auch ein abschließendes Zitat eines langjährigen Familientherapeuten, das gleichzeitig die Grundorientierung der im Weiteren dargestellten funktionalen Beratungsmuster andeutet:

„Wir sollten Kinder nach Möglichkeit nicht gegen ihre Eltern schützen, sondern diese eher davor bewahren, etwas zu tun, was ihrem Selbstbild als Eltern Schaden zufügt. Dabei können wir keine Lehrmeister sein, sondern allenfalls Begleiter auf einem Weg, der Eltern in die Lage versetzt, stolz auf sich als Eltern zu sein und ihre Stärken und ihre Macht in einem positiven Kontext einzusetzen. Wir sollten alles vermeiden, um Eltern zu beschämen, denn Scham über eigenes Fehlverhalten oder die Nichterfüllung sozialer Erwartungen führt schnell dazu, Beziehungen abzubrechen oder zumindest nicht mehr dafür zu nutzen, sich Hilfe zu holen. Dies gilt nicht nur für sogenannte Problemfamilien" (LEVOLD 2011: 12).

4.6.3 Funktionales Beraten

Die Erläuterungen zu den ungünstigen Handlungsstrategien sollten nun nicht dazu verleiten anzunehmen, es sollte bei der ärztlichen Beratung einfach darum gehen, sich ganz den Relevanzen der Eltern anzuschmiegen und das eigene Selbstverständnis als Experte aufzugeben, gleichsam von einer Arztzentrierung zu einer (reinen) Familienzentrierung überzugehen. Die funktionalen Beratungsmuster kennzeichnen vielmehr eine *Beziehungszentrierung. D.h.* die vertrauensvolle Beziehung zur Familie, die über den regelmäßigen Kontakt entsteht, wird als eine zentrale Ressource der Vorsorgepraxis effektiv genutzt und dadurch auch gestärkt.

Ein entscheidendes Merkmal funktionaler Beratung ist außerdem die Aufweichung der starren asymmetrischen Rollenverteilung zwischen Informationsträger und Informationsempfänger, wie sie bei der dysfunktionalen Beratung dominant ist.

Im Folgenden werden einige zentrale Indikatoren einer funktionalen Beratung beschrieben: Sicherstellung der Anschlussfähigkeit von Beratungsinhalten (Kap. 4.6.3.1), Empowerment zur Stärkung der Selbstwirksamkeitserwartung bei elterlichem Autoritätsverlust und Überforderung (Kap. 4.6.3.2), kooperative Bearbeitung von Perspektivendifferenzen (Kap. 4.6.3.3) und Arbeitsbündnis (Kap. 4.6.3.4).

4.6.3.1 Sicherstellung der Anschlussfähigkeit von Beratungsinhalten

Anders als in den beschriebenen ungünstigen Beratungsmustern wird bei einer funktionalen Beratung auf die Anschlussfähigkeit der Inhalte geachtet. Dabei muss eine solche Berücksichtigung weder mit einer überbordend zeitaufwendigen Exploration verbunden sein, noch bedeutet es, dass der Arzt seine eigenen Relevanzen einfach aufgibt. Nicht eine vollkommene – ärztliche – Anpassung an die elterlichen Relevanzen ist zentral, sondern die Berücksichtigung der elterlichen Signale zum Zwecke der Gewährleistung einer Passung der Beratungsinhalte bzw. Ratschläge.

Milieu- und kultursensible Anpassung der Beratungsinhalte

Wie oben erwähnt, bieten zahlreiche Beratungsinhalte einen Auslegungsspielraum. Wird dieser auch tatsächlich genutzt, so eröffnet sich die Chance, die Inhalte ein Stück weit *den schicht- und kulturspezifischen Realitäten anpassen* zu können und so die Anschlussfähigkeit zu verbessern. Zur Veranschaulichung kann hier der Hinweis eines Arztes dienen, der einem Vater mit MH erzählt, dass die Einschätzung des richtigen Zeitpunkts des Trocken-Werdens in verschiedenen Ländern bzw. Kulturen sehr breit variiert. Mit dieser Botschaft signalisiert er geradezu explizit, dass es bei dieser Frage eben Handlungsspielraum gibt und man deshalb das Thema ohne großen Erwartungsdruck angehen kann.

Wie in Kapitel 3 beschrieben, sind Ärzte mit unterschiedlichen „parentalen Ethnotheorien" konfrontiert. So differieren beispielweise kulturspezifische Vorstellungen darüber, wann und in welcher Form ein Kind Selbständigkeit erlernen soll. Dieses interkulturelle Wissen muss für den Arzt nicht dazu führen, standardisierte Entwicklungsnormen gänzlich zu relativieren; es sensibilisiert aber für zahlreiche Compliance-Probleme in der Beratungspraxis. Weiß man bspw., dass ein Wohlgenährt-Sein für türkischstämmige Eltern mit einer eher traditionellen Orientierung als Beweis elterlicher Zuwendung interpretiert wird, so bekundet man in der Beratung zumindest Verständnis für diese Sichtweise und nimmt idealerweise darauf Bezug. Oder eine Ärztin weiß:

> Wir können Ratschläge nur geben und können sagen: „Kein Fernsehen beim Stillen ist sinnvoll", ja. Aber wenn ich als junge Migrantin hier bin und keinen guten Kontakt zu der Herkunftsfamilie habe und nicht deutsch spreche. Dann ist für mich Fernsehen ein Tor zu meiner Heimat und meiner Welt, das ich vielleicht auch brauche. Das ist so die andere Seite.

Verbleibt dieses Verständnissignal nicht auf einer rein theoretischen Ebene, dann wird der Beratungsinhalt dahingehend moduliert, dass nicht mehr einfach streng auf Fernsehabstinenz während des Stillens beharrt wird, sondern möglichst neutral aufgeklärt und allenfalls nach Zwischenlösungen gesucht wird.

Auch die Tatsache, dass der Fernseher in manchen Herkunftsländern der Familien eher mehr als weniger angeschaltet ist, kann zugunsten einer Anschlussfähigkeit bedeuten, dass der Arzt vordringlich darauf fokussiert, was denn das Kind gerne guckt, welche Sendungen gemeinsam geschaut werden und vor allem auch, was denn das Kind ansonsten so in seiner Freizeit macht. Damit verzichtet man auf eine Vorverurteilung und verschafft sich viel eher ein realistisches Bild über den Stellenwert von Medienkonsum im Alltag des Kindes. In folgendem Beispiel einer U10 agiert der Arzt insofern funktional, als er bei dieser Familie von vornherein mit einem hohen täglichen Fernsehkonsum rechnet und dies auch wertfrei signalisiert:

> A: Und wie viel Stunden guckst du am Tag? Drei oder vier Stunden?

> K: Weiß nicht, aber nicht so lange.

A: Sagt die Mama auch irgendwann mal „stopp" oder ist das unbegrenzt?

K: Ehm manchmal sagt sie „stopp".

A: Also, Minikonsum, zwei, drei Stunden am Tag?

M: Ja, noch nicht mal, ich versuche das zu meiden.

A: Ist es so, dass er nach der Schule nach Hause kommt und dann vor die Kiste sitzt?

M: Ne, ne, mal so paar Minuten zwischendurch-

A: └ ist ja zum Runterkommen völlig in Ordnung, aber er hat dann auch seine Hobbies, er geht dann raus, hat seine Freunde, mit denen er sich trifft?

M: Der hat sehr viele Freunde, also das ist mir manchmal schon zu viel ((lachen)), ne, aber ich bin ja auch froh.

Die Rede von „Minikonsum" mag aus ärztlicher Sicht irritieren; mit dieser Strategie wird aber erreicht, dass die Antworten einen Realitätsgehalt haben. Gelungen ist im Beispiel auch die Adressierung des Kindes bezüglich elterlicher Kontrolle. Hätte er die Mutter gefragt, wäre die Antwort erwartbar gewesen. So erfährt man zumindest, dass die Mutter tatsächlich – zumindest gelegentlich – eine Kontrollfunktion übernimmt. Sinnvoll ist dann auch, der potenziell beschönigenden Antwort („ne, ne, mal so paar Minuten zwischendurch") mit einer gewissen Entproblematisierung („zum Runterkommen") zu begegnen, um die Mutter quasi im Gespräch zu behalten.

Hilfreich für eine adäquate Anpassung von Beratungsinhalten sind auch Kenntnisse darüber, inwiefern unterschiedliche Milieus überhaupt mit Empfehlungen zur frühkindlichen Förderung zu Hause erreichbar sind. Wie oben erläutert (Kap. 3.2.4), zeigen zahlreiche Studien, dass Eltern aus Milieus mit niedrigem SES und wenig ausgeprägten Aufstiegsoptionen einer Förderorientierung und einem entsprechend planvollen pädagogischen Handeln eher skeptisch gegenüberstehen. Wird dann von einer Ärztin bspw. einer offensichtlich bereits überforderten Mutter empfohlen, zu Hause „ein Kreppband oder ein Seil auf den Boden zu legen", damit der Junge Balancieren üben kann und die Empfehlung dann auch noch unterstreicht durch „ganz wichtig", dann verhallen Ratschläge, wie oben bei den dysfunktionalen Mustern gezeigt wurde, tendenziell. Und dies eben nicht etwa, weil die Mutter einfach nicht motiviert wäre, sondern weil die Ratschläge – hier in ihrer Orientierung an einem stark bildungsbürgerlich inspirierten Fördergedanken – nicht passen. Demgegenüber wird in folgendem Beispiel, das in Kapitel 4.5.3.2 bereits näher erläutert wurde, eine Milieusensibilität sichtbar:

Was Sie als Eltern tun können ist: Viel mit dem Quatschen. Auch wenn's Ihnen blöd vorkommt. ((...)) Viel quatschen. Laut denken. Ihn immer anquatschen zu Hause, ihm irgendwas erzählen:"Guck mal, das Brot schneiden wir und machen obendrauf Käse. Und hier so und so." Wenn Sie unterwegs sind mit ihm auf der Straße, und da kommt ein BMW „Der ist blau der BMW und der ist schnell". Und so.

Gerade die Bemerkung „auch wenn's ihnen blöd vorkommt" zeigt den Respekt vor Befremdungsgefühlen, die sich bei solchen Milieus angesichts einer Pädagogisierung des familialen Alltags einstellen könnten.

Ein letzter zentraler Aspekt einer milieubezogenen Anpassung der Beratung betrifft die *Berücksichtigung der zur Verfügung stehenden Ressourcen:* Bei Familien in Risikolagen sind Kenntnisse der sozioökonomischen und sozialräumlichen Lebensbedingungen im besonderen Maß hilfreich, um nicht an deren Realität vorbei zu beraten. In den Worten eines Arztes:

> Ich denke, es ist für mich wichtig, wie ich den Zugang zu den Eltern hab. Natürlich, wenn das zwei Akademiker sind und zwei Ärzte und das Kind ist zu dick - da würd ich schon ganz anders da rangehen, als wenn ne alleinstehende Mutter, die putzt und der Junge ist zu dick. Das ist ein anderer Zugang zu dem Problem.

Dieser „andere Zugang" konkretisiert sich zunächst vor allem im Respekt gegenüber einer Belastungssituation, die für Eltern das „Dick-Sein" des Kindes vor dem Hintergrund existenzieller Probleme (zunächst) als möglicherweise weniger wichtig erscheinen lässt. Darüber hinaus wird bei Empfehlungen auf räumliche Erreichbarkeit, finanzielle und milieubezogene Niedrigschwelligkeit[33] sowie in besonderem Maß auf individuelle Passung geachtet: Letzteres meint insbesondere auch den Einbezug des Kindes: Wie geht es eigentlich dem Kind damit und wo sind beim Kind selbst Ansatzpunkte?

Berücksichtigen elterlicher Signale der Informiertheit, aber auch von Desinteresse und mangelnder Aufmerksamkeit

Auf einer recht grundlegenden Ebene zeigt sich die Berücksichtigung elterlicher Signale allein schon darin, dass die Kinder- und Jugendärzte sich dann auch immer wieder kurz rückversichern, welcher Bedarf eigentlich besteht. Anschaulich wird die Funktionalität einer solchen *Rückversicherung* in folgender Aussage einer Mutter, die im Rahmen einer GD von ihrem Kinderarzt berichtet:

---

33   Die gängige Bezeichnung „Adipositas-Schulungen" (vgl. REINEHR 2011) bspw. ist unter dem Gesichtspunkt einer milieubezogenen Passung denkbar unglücklich: Sie ist zu bildungsaffin und hebt zu sehr auf das Absolvieren eines „Programms" ab, womit man bereits mit der Begriffswahl eine Milieuferne signalisiert.

Mein Kinderarzt hat gefragt: „Wie geht's Ihnen damit, kommen Sie damit klar. Auch gerade mit dem vielen Stillen und so. Fühlen Sie sich da irgendwie noch gut bei oder würden Sie jetzt die Abstände lieber ein bisschen größer haben." Ich glaub, um auch so ein bisschen abzuklopfen, wo muss ich noch nen Tipp geben, oder wo könnte ich helfen und wo nicht. So nebenbei immer so, in so nem Nebensatz.

Der Arzt im Beispiel verzichtet darauf, die Mutter mit Informationen zu überziehen, sondern erkundet den Bedarf. Mit der geschilderten vorsichtigen Herangehensweise respektiert er den mütterlichen Kompetenzanspruch und vermeidet eine Imagegefährdung, zeigt umgekehrt aber trotzdem, wo er potenziell Beratungsbedarf sieht.

Es ist anzunehmen, dass auch die *Berücksichtigung subtiler Signale des Desinteresses*, die manche Eltern bei einzelnen Beratungsinhalten senden, zum Gelingen der Beratung beiträgt. Ärztliche Rückversicherung, ob die eigenen Ausführungen überhaupt von Interesse sind oder wie man ansonsten den Eindruck des Nicht-Zuhörens zu verstehen hätte, wurden in den beobachteten Vorsorgehandlungen zwar kaum aufgedeckt – nichtsdestotrotz ist die wahrgenommene elterliche Abwesenheit – wie sich in den Einzelinterviews zeigt – durchaus Anlass zu Ärger oder Verständnislosigkeit:

> Es gibt Eltern, die mir auch nicht zuhören. Das haben sie viel. Was tut die Mutter, wenn der Arzt redet? Was macht die dann. Wir sprechen über ein Thema, was sie belastet und sie selbst spricht das Thema an. Und ich überleg mir was und sag was und sie ist dabei, das Kind anzuziehen, und es weint. Das ist inadäquat.

Alternativ zu dieser negativen Bewertung könnte das mütterliche Verhalten bspw. auch als verständliche Übersprungshandlung gedeutet werden, zumal Belastungsbekundungen für manche Eltern mit Versagensgefühlen einhergehen, was in Nachgesprächen regelmäßig deutlich wurde und auch durch andere Studien gedeckt ist (vgl. BARTH 2016). Denkbar ist außerdem, dass die Mutter zunächst einmal nur Verständnis, nicht aber (Patent-)Lösungen erwartet. Würde der Arzt in der für ihn unbefriedigenden Situation zurückfragen, was sie denn nun eigentlich von ihm erwartet, müsste womöglich weniger mit einer einseitigen Schuldzuschreibung reagiert werden, wie folgende Aussage einer Ärztin verdeutlicht:

> Und manchmal kann das auch sein, dass man in ner Situation ist, wo man irgendwie spürt, mein Gegenüber will irgendwas ganz Anderes und ich weiß jetzt nicht was, und man redet die ganze Zeit über was Anderes. Und wenn ich das so merke, wir reden irgendwie aneinander vorbei, dann frag ich schon, was sie jetzt für nen Wunsch an mich hat und dann kann man vieles schon klären.

Der Verzicht auf spiegelnde Rückfragen verweist immer auch auf die Befürchtung, unnötig Zeit zu verlieren. Gegen das Zeitargument wäre hier allerdings vorzubringen, dass solche unangenehmen Situationen nicht nur die Arbeit mit Eltern nachhaltig beeinträchtigen und Vorverurteilungen befördern, sondern auch die Arbeitszufriedenheit gefährden. Darüber hinaus liegt der Nutzen punktueller Rückfragen im Aufdecken verdeckter Perspektivendifferenzen, die einer Vertrauensbasis und einer Compliance regelmäßig im Weg stehen. Wie oben gezeigt wurde, führt dabei gerade auch eine mangelnde Aufdeckung solcher Perspektivendifferenzen umgekehrt immer wieder zu zeitlichen Ineffizienzen.

Exploration signalisierter Umsetzungsschwierigkeiten

Eine wiederkehrende Problematik in der Vorsorgepraxis sind – wie angesprochen – Umsetzungsschwierigkeiten ärztlicher Empfehlungen/Ratschläge aus elterlicher Sicht. Dieser Aspekt scheint vor dem Hintergrund präventiver Beratung zentral zu sein, kommt er doch in nahezu jeder Vorsorge in der ein oder anderen Form vor. Die Folge ist, dass ärztliche Ratschläge letzten Endes oftmals nicht umgesetzt werden, obwohl sie nicht nur verstanden, sondern auch für sinnvoll erachtet werden.

Herausfordernd für den Arzt sind hier die *elterlichen Ambivalenzen*: Auf der einen Seite verstehen Eltern oftmals die aus medizinischer Perspektive negativen Folgen eines problematischen kindlichen Verhaltens bzw. einer problematischen kindlichen Angewohnheit (Süßigkeiten-Konsum, mangelnde Zufuhr von Obst und Gemüse, Schnullern im Alter von drei Jahren, etc.) – sie sehen also den Nutzen einer (Verhaltens-)Veränderung. Auf der anderen Seite können sie dem Status quo insofern etwas abgewinnen, als dass sie nicht in Konfrontation zu dem Kind gehen müssen und durch (konsequentes) elterliches Durchgreifen etwaige kindliche Reaktionen wie Trotzen, Trauer, Verunsicherung etc. in Kauf nehmen müssen (Gefährdung des situativ emotionalen Wohls des Kindes).

An diesen Ambivalenzen anzuknüpfen ist das zentrale Postulat des Motivational Interviewing (MI), das mittlerweile nicht mehr nur in der Suchtberatung, sondern auch in der Elternberatung („*motivierendes Elterngespräch*" (vgl. BRAUN et al. 2006; BEAN, M.K. et al. 2014; ERICKSON, S.J. et al. 2005; WÖLBER u. FRICK 2014; DAVOLI, A.M. et al. 2015) empfohlen und umgesetzt wird. Dem Konzept liegt die These zugrunde, dass mangelnde Veränderungsbereitschaft von Menschen oftmals nicht an einer nicht vorhandenen Motivation liegt, sondern daran, dass sie dem jeweiligen Gegenstandbereich ambivalent gegenüberstehen und bei ihnen „zwei Seelen in einer Brust schlagen" (KÖRKEL et al. 2003: 117). D.h. der „Nutzen einer Veränderung" und der „Nutzen des Status quo" stehen einander stets mehr oder weniger konfliktreich gegenüber (ebd.).

Der Zuschreibung mangelnder Motivation begegnet man in den Ärzteinterviews häufig. Geraten nunmehr die Ambivalenzen in den Blick, dann funktioniert die Zuschreibung, Eltern würden irgendwelche „billigen" Ausreden suchen, um ihre Non-Compliance zu rechtfertigen, nicht mehr so selbstverständlich. Vielmehr mündet die Anerkennung der elterlichen Zerrissenheit in Fragen, was denn eigentlich für die Aufrechterhaltung des Status-Quo und gegen eine Verhaltensänderung spricht. Der Einsatz motivierender Elterngespräche bietet sich in sog. kinderärztlichen Beratungsgesprächen besonders an. Dabei ist anzunehmen, dass sich die Bereitschaft zu solchen Beratungsgesprächen erhöht, wenn die von Eltern signalisierten Ambivalenzen in der Vorsorgeuntersuchung nicht direkt weggeredet wurden, sondern immer auch auf (ehrliches) Verständnis stoßen.

Denn anders als in einem eher dysfunktionalen Vorgehen, wo bei Eltern künstlich ein Leidensdruck – etwa durch überzogene präventive Warnungen – zu erzeugen versucht wird, wird im Ansatz des motivierenden Elterngesprächs davon ausgegangen, dass eine nicht nur extrinsische sondern intrinsische Einsicht in den Nutzen einer Verhaltensänderung erstens nicht auf Knopfdruck geschieht und zweitens nicht durch (wiederholt) monologisierendes Herausstellen der Risiken des aktuellen Verhaltens und der Dringlichkeit des Handlungsbedarfs – wenn, dann eher durch respektvolles Dranbleiben:

> Ich finde, da sollte man auch wirklich ganz vorsichtig sein. Und nicht sagen "Joah, ich hab Ihnen das ja schonmal gesagt". Sondern: „Mensch, guck mal. Überleg doch mal. Trau dich mal. So schlimm is das nich". Ich glaub, Beharrlichkeit kann da schon was erreichen.

Funktionaler als die häufig zu beobachtende Bemerkung „so schlimm ist das nicht" wäre dann allerdings, die Hinderungsgründe nicht einfach abzutun, sondern das potenziell „Schlimme", die Ängste vor einer Veränderung zu respektieren, was man bereits mit einer kurzen Exploration dieses „Schlimmen" signalisieren würde.

Ein weiterer Grund für die Notwendigkeit einer Exploration von Umsetzungsschwierigkeiten betrifft die *Integrierbarkeit der Empfehlungen in den Familienalltag*. Empfehlungen tangieren nicht selten das „Gesamtsystem"

Familie und drohen an der Integrierbarkeit in den Familienalltag zu scheitern. In den Nachgesprächen erfuhren die Beobachter regelmäßig kurze Kontextinformationen, die für die Konkretisierung der Empfehlungen eigentlich außerordentlich sinnvoll gewesen wären, jedoch eher selten während der Vorsorge platziert werden konnten: So wird etwa von einer Mutter im Zusammenhang mit dem problematischen Essverhalten ihres Kindes kurz über das gemeinsame Abendessen berichtet und dabei erwähnt, dass die Brüder sehr schnell essen würden:

> Und wenn sie ((gemeint ist das Mädchen)) so das Gefühl hat – sie isst einfach auch sehr langsam – dass immer alle vor ihr fertig sind und dann wird's schon unruhig und dann hört sie einfach auf, ne?

Hätte nun der Arzt über diese Information verfügt, wäre es möglich gewesen, den Fokus der Beratung im Rahmen der Vorsorge von der Konzentration auf das individuelle Verhalten des Kindes hin zur Esskultur in der Familie zu verschieben, zumal sich zusätzlich andeutete, dass für die Mutter „essen" auch nicht besonders positiv besetzt ist. Ernährungsberatungen ohne – zumindest einen kurzen – Blick auf Essgewohnheiten und Esskultur einer Familie drohen ins Leere zu laufen. Bei einer anderen Familie, bei welcher der zu Übergewicht neigende Junge durch den Arzt dazu angehalten wird, auf bestimmte Nahrungsmittel zu verzichten, wird vom Vater in der Vorsorge nebenbei erwähnt, dass der Bruder in seiner Anwesenheit Pommes und Ketchup isst. Genau diese Information hätte ein stärkeres Gewicht erhalten können, zumal verhältnismäßig viel Zeit in Ernährungsinformationen investiert wurde, welche die Eltern bereits kannten und auch entsprechende Signale gegeben haben.

Anknüpfen der Beratung an Beobachtungen in der Vorsorge

Als besonders anschlussfähig hat sich die Strategie erwiesen, Beratung dort anzusetzen, wo dem Arzt in der Vorsorge selbst unmittelbar etwas auffällt und er diese Beobachtung zum Anlass nimmt, Empfehlungen zu formulieren oder auch auf Risiken/Gefahren hinzuweisen. So ergab sich bspw. die Situation, dass sich eine Mutter (mittlerer SES) während einer U5 kurz vom Kind, das sich auf der Liege befand, abwandte als ihr Handy klingelte. Der Arzt nutzt diese Beobachtung, um auf Unfallgefahren hinzuweisen. Dabei wirkt er weder ermahnend noch vorwurfsvoll, weist aber dennoch mit Nachdruck auf Gefahren hin:

> A: Und natürlich, wenn jetzt das Telefon klingelt wie grade, sie drehen sich um, gehen zum Telefon. Da muss man einfach höllisch aufpassen.

M: Ach so ja.

A: Wir sagen immer: „Eine Hand zum Kind". Immer, ich meine, ich war jetzt da.

M: Da hab ich jetzt großes Vertrauen gehabt ((lachen)).

A: Jetzt wo er mobiler wird, ist es wahnsinnig wichtig. Also, es darf nie das Kind allein auf der Wickelkommode oder auf dem Bett liegen. Die fallen runter.

M: Ja ja, der schiebt sich.

Im Nachgespräch wurde deutlich, dass für die Mutter die Situation zwar etwas unangenehm war, dennoch bemerkt sie zum Schluss: „Ich fand den Hinweis gut".

Eine insbesondere in psychosozialer Hinsicht außerordentlich funktionale präventive Strategie besteht im *Ansprechen beobachteter problematischer Eltern-Kind-Interaktionen*. Die U7 erwies sich dabei als eine besonders geeignete Vorsorge: Die sog. „mangelnde Kooperation des Kindes" ist in der U7 zwar alterstypisch, aber sowohl für Ärzte wie auch für Eltern mit mehr oder weniger großem Stress verbunden. Nicht zuletzt deshalb bietet die U7 zahlreiche Ansatzpunkte, auf neue Anforderungen in der Interaktion mit dem Kind aufmerksam zu machen – dies umso mehr als diese Vorsorge in medizinischer Hinsicht nicht sonderlich überladen ist, aber in den Nachgesprächen mit den Eltern oftmals deutlich wird, wie verunsichernd gerade diese Altersphase ist.

Wie in folgendem Beispiel aus einer U7 sichtbar wird, setzt diese Strategie des offenen Ansprechens eine Vertrauensbasis und den konsequenten Verzicht auf einen imageschädigenden Unterton voraus: Während der Vorsorge weigert sich der Sohn hartnäckig, seine Kleider wieder anzuziehen, woraufhin die Eltern (hoher SES) in einen – nach Einschätzung der Ärztin – unproduktiven Dialog mit dem Kind treten. Die Ärztin nimmt diese Situation zum Anlass, das elterliche Verhalten zu thematisieren:

A: Was man hier so feststellen kann, ist, dass ein bisschen die Situation ist, wenn er so doll Theater macht, dass sie es zu stark positiv verstärken. Glaub ich.

M: Ja?

A: Mhm. Genau, sie haben das schon super gemacht mit dem Nebeneinander auf der Liege ((bei der körperlichen Untersuchung setzte sich der Vater auf die Liege, weil der Junge nicht wollte)). Aber dass man da eigentlich nicht immer weiter auf ihn einredet, ohne dass man irgendwie weiterkommt, ne? Dass man das zu stark mit positiver Körperlichkeit dieses Verhalten weiter bestärkt, ne? Dass Sie ihn: „Och komm her mein Kleiner", ne? Wenn er so doll so weint. Das macht er eigentlich aus Trotz, ne?

M: Ja

A: Und dass man da ein bisschen vorsichtig sein kann, wie man sich-

M: Also ein bisschen strenger?

A: Also ein bisschen stringenter sagen: „Das ist jetzt nötig hier, und wir machen das jetzt." Und das ist wichtig. Und da braucht man nicht so positiv zu verstärken, ne

M: Okay

A: Also ist so ne Idee, ne?

Entscheidend ist, dass die Bemerkung der Ärztin erstens mit einer Würdigung eines konkreten väterlichen Verhaltens während der Vorsorge flankiert wird und sie zweitens ihre Äußerungen mit dem Hinweis „glaub ich" eröffnet und mit der Aussage „also ist so ne Idee" schließt. Damit qualifiziert sie ihre Aussage als eine mögliche Deutung und verzichtet auf den Anspruch einer Deutungshoheit. Im Nachgespräch mit der Beobachterin ergibt sich dann folgendes Gespräch zwischen Mutter und Vater, das auf einen Lernprozess der Eltern hindeutet:

M: Ja, dann muss man es durchziehen und dann ist das halt so und irgendwann beruhigt er sich auch wieder. Aber dass wir das dann vielleicht zu sehr positiv verstärken, haben wir bis jetzt noch nicht so drüber nachgedacht, oder?

V: Ja

M: Womit hast du das denn jetzt positiv verstärkt?

V: Weil ich gesagt hab: „Ne ist nicht so schlimm". Hab ihn in den Arm genommen, man muss ihm glaub ich einfach sagen: „So wir machen das jetzt, fertig"

M: Nicht mehr rumdiskutieren.

Auch im weiteren Gespräch bestätigte sich, dass der ärztliche Hinweis zielführend war. Gleichzeitig artikulieren die Eltern aber auch, dass sie die Empfehlungen zum Umgang mit dem Kind beinahe als eine 180°-Drehung des elterlichen Handelns empfinden, und zwar im Sinne einer „Umstellung" von Feinfühligkeit auf Durchsetzungsfähigkeit.

Wie in Kapitel 3.1 erwähnt, spiegelt diese elterliche Verunsicherung ein typisches Spannungsfeld gegenwärtiger Elternleitbilder und unterstreicht einen erhöhten Bedarf an elterlichem Empowerment (vgl. RUPP u. SMOLKA 2006) oder in den Worten von LEVOLD:

„Der Wechsel von der Eltern- zur Kindzentrierung im Familienleben ging mit einem – gesellschaftlich tolerierten – wenn nicht sogar geförderten – massiven elterlichen Autoritäts- und Machtverlust einher. Kinder brauchen also nicht nur feinfühlige, sondern auch mächtige Eltern, wenn sie sich gut entwickeln sollen. Denn nur mächtige Eltern, die Kindern deutliche Grenzen setzen können, sind auch in der Lage, ihre Kinder vor Gefahren (und vor sich selbst) zu beschützen" (LEVOLD 2011: 12).

4.6.3.2 Empowerment zur Stärkung der Selbstwirksamkeitserwartung bei elterlichem Autoritätsverlust und Überforderung

Die Funktionalität im obigen Beispiel liegt also nicht zuletzt darin begründet, dass die Eltern vonseiten einer vertrauenswürdigen Expertin ermächtigt werden, „sich Autorität zu erwerben und Macht im Interesse der Kinder einzusetzen" (LEVOLD 2011: 13).

Die Klage über durchsetzungsschwache Eltern ist in den Ärzteinterviews auffällig: Dem beobachteten Autoritätsverlust kann man nun entweder – quasi kompensatorisch – mit Ermahnungen zum „Streng-Sein" begegnen, wie dies nicht selten zu beobachten ist, oder aber man bekundet Respekt vor dem bisweilen überfordernden elterlichen Anspruch, nicht gegen, sondern mit dem Kind das Problem zu lösen, nicht Zwang ausüben zu wollen, sondern das Kind zu lenken, ohne es zu beschädigen. Beispielshaft soll hier eine U6 erwähnt werden: Der anwesende Vater weist auf Hämatome hin, welche die dreijährige Schwester beim Bruder verursacht hat und zeigt sich etwas ratlos:

V: Die Hämatome kommen von seiner Schwester, unglaublich. Also, das ist schon heftig. Ich werd da echt wütend, ne.

A: Das dürfen Sie auch sein.

V: Ja

A: Also die Ellen soll schon spüren, dass <u>Beißen</u> nicht geht. Im Kindergarten nicht und nicht das Geschwisterkind. Natürlich, das sind manchmal einfach so überschäumende Emotionen, so Übersprungshandlungen, die wissen nicht wohin mit ihren Emotionen. Aber die sollen schon lernen, das darf sie mit ihren drei Jahren, dass Beißen absolut nicht geht, verletzend ist. Das muss man der Ellen auch ruhig, auch gerne mal etwas lauter sagen, soll ja schon spüren, dass die Eltern damit <u>absolut</u> nicht einverstanden sind.

V: ⌐Ja.

V: Ja und wie ist das? Da haben mehrere Leute gesagt ich soll mal <u>zurück</u>beißen.

A: Ne, das würd' ich auf gar keinen Fall machen.

V: Ja.

A: Also ich finde schon, man kann das Kind mal festhalten, ich will nicht sagen <u>grob</u> festhalten, sondern streng angucken und sagen: <u>Ellen, das geht nicht</u>. Ne, und wirklich klar, wenn man dann wieder lacht und sagt: „Ach, es tut mir so leid, dass ich so laut gewesen bin", dann macht man all das wieder kaputt. Da muss man Ellen konsequent spüren lassen, dass man damit nicht einverstanden ist und ein bisschen Zeit zum Nachdenken geben: Papa will mich jetzt irgendwie nicht auf dem Arm haben; der will mich nicht trösten.

Die kurze Gesprächssequenz stellt in mehrerlei Hinsicht eine ermächtigende und anschlussfähige Beratung dar: Sie legitimiert die Wut des Vaters und bestärkt ihn darin, diese auch zum Ausdruck zu bringen. Gleichzeitig wird dezidiert eine Grenze aufgezeigt, wo beschädigendes elterliches Verhalten beginnt. Entscheidend ist zudem, dass er dem kindlichen Verhalten trotz aller Kritik auch einen Sinn zuschreibt („überschäumende Emotionen") und dem Vater damit eine potenzielle Vorstellung von „böser Absicht" nimmt. Dass der Arzt in einem letzten Schritt das Beißen zum Anlass nimmt, um zu veranschaulichen, was konsequentes von inkonsequentem elterlichen Verhalten unterscheidet, ist ebenfalls hilfreich.

Den Eltern verständlich zu machen, dass inkonsequentes Verhalten dem kindlichen Grundbedürfnis nach Sicherheit entgegensteht, entspricht einem stärkenden Zugang zu Eltern, der nicht einfach restriktiven Erziehungsmethoden das Wort spricht, sondern den aktuell großen Stellenwert familialer Beziehungsqualität anerkennt. In einem Interview mit einer Mutter (mittlerer SES) werden regelmäßig Aussagen einer Ergotherapeutin ihres Sohnes zitiert, die für ihre Verhaltensänderungen entscheidend waren. Immer handeln diese Zitate von Situationen, in denen sie als Mutter nur vermeintlich zum Wohle des Kindes gehandelt hat, sondern stattdessen sehr viel Unsicherheit beim Kind selbst erzeugte:

> Die Ergotherapeutin hat mir die Kraft gegeben, gar nicht mehr groß rumzueiern. Ich konnte dann für mein Kind die Starke sein. Also ich glaube, dass das auch ne Kettenreaktion ist. Wenn ich selber schwanke, dann schwankt das Kind auch. Und dann ist für das Kind immer noch die Hoffnung da: Man merkt, die schwankt, krieg ich den Nucki vielleicht doch wieder? Oder warum ist die sich denn so unsicher? Ist das gar nicht gut, dass ich dann den Nucki nicht mehr habe?

Diese geschilderte Beratungsstrategie bietet sich auch im Falle einer typischen elterlichen Zurückweisung ärztlicher Empfehlungen mit dem Hinweis „das Kind will aber nicht" an. Statt eine solche Reaktion reflexartig als Entschuldigung mangelnder elterlicher Durchsetzungsfähigkeit zu interpretieren, wird dann eher auf eine Erstarkung der Eltern hingewirkt. Diese erfolgt idealiter in zwei Richtungen: Erstens, indem eine Klärung des elterlichen Willens zur Veränderung empfohlen wird:

Wenn es Ihnen wichtig ist, und wenn Sie es wirklich wollen, dann müssen Sie dabei auch konsequent bleiben, ne? Und äh, wenn es Ihnen nicht so wichtig ist, find ich es nicht schlimm, dass er zu Ihnen ins Bett kommt.

Und zweitens, indem der sog. Willen des Kindes als eine vom elterlichen Verhalten abhängige Größe verständlich gemacht wird: Wenn die elterliche Überzeugung, dass eine Veränderung für alle Beteiligten gut ist, gestärkt wird, besteht weniger die Gefahr, dass dem Kind letztlich die überfordernde und verunsichernde Verantwortung für eine Veränderung zugeschoben wird. Beklagen Eltern bspw. das nächtliche Schlafverhalten und signalisieren gescheiterte Veränderungsversuche, hilft der übliche Hinweis, es nun einfach konsequent durchzuziehen, nur bedingt weiter. Es fehlt den Eltern die (innere) Sicherheit, dass man dem Kind damit nicht schadet, es vielmehr gut für alle Beteiligten ist. In diesem Fall wäre die Bemerkung, dass Kinder ständig neu verunsichert werden, wenn Eltern keine klaren Entscheidungen treffen, gewinnbringender. Konkret zum Beispiel: Ein Kind, dem regelmäßig das Gefühl vermittelt wird, dass es nicht gut ist, nachts ins Elternbett zu schlüpfen, Eltern es aber trotzdem immer von Neuem zulassen, wird vor allem verwirrt und potenziell gar mit Schuldgefühlen versorgt.

Empowerment betrifft in besonderem Maße auch die erste Lebensphase. Sie ist kräftezehrend und stellt das elterliche Selbstwirksamkeitserleben und die Kontrollüberzeugung auf eine harte Probe (vgl. Kap. 3.2.2). Verunsichernd ist dabei, wie denn nun die vielfältigen Signale eines Säuglings zu deuten sind und wie man als Eltern angemessen reagieren kann. Empowerment spielt auch hier eine entscheidende Rolle, um eine Balance zwischen Kindzentrierung und eigenem Wohlbefinden zu finden. Im Beispiel einer U3 reagiert die Ärztin entsprechend funktional:

A: Man kann auch mit Muttermilch nicht wirklich überfüttern. Die Frage ist so ein bisschen, wenn sie sehr viel und sehr häufig trinkt und die Mama irgendwann das Gefühl da hat: „Ich bin die Milchkuh".

V: Ja das-

M: ((leichtes lachen))

A: Weil dann ist das durchaus berechtigt, Sie können also sagen, ich setz mich mal mit meinem Kind einfach mal aufs Sofa, wenn die trinken will und geb ihr den kleinen Finger und verströste sie ein bisschen. Dass der Abstand zwischen den Mahlzeiten ein bisschen größer wird. Oder gehen spazieren.

M: Mhm

A: Das darf man machen, ne? Ich würde nicht ein Kind jetzt lange schreien lassen. Aber die ersten Wochen sind ja immer so: Wir spielen die Spielregeln so ein bisschen aus, ne? Man darf mal nen Kaffee trinken, irgendwas trinken in Ruhe. Irgendwas machen, zum Klo gehen, unter die Dusche gehen. Da darf die auch mal schreien. Ja? Sie kriegen sie nicht 24 Stunden am Tag glücklich, ne?

M: Ja. ((leichtes lachen))

A: Das liegt nicht in der Natur des Menschen.

V: Mhm haben wir gemerkt, ja.

A: Ja, genau, ne? Das brauchen Sie auch gar nicht versuchen. Da machen Sie sich einen unheimlichen Stress.

Die Ärztin bietet einen Mittelweg zwischen einer Dauerbefriedigung des Kindes und dem Übergehen eigener Gefühle und Bedürfnisse an. Ermächtigend ist der Hinweis, dass Eltern nicht mit Selbstaufgabe reagieren müssen, um dem Kind gerecht zu werden und entlastet sie damit auch von potenziellen Schuldgefühlen. Die bestätigenden Reaktionen der Eltern unterstreichen die entlastende Funktion der ärztlichen Hinweise. Der zum Schluss in Aussicht gestellte Nutzen (Stressreduktion) trägt sicherlich zusätzlich zur Befolgung der Empfehlung bei.

Eine solche Stärkung des elterlichen Selbstwirksamkeitsgefühls ist im Rahmen ärztlicher Beratung immer nur punktuell zu leisten, gleichwohl sind Ärzte nicht selten der erste Ort, wo Überlastung signalisiert wird. Umso sinnvoller erwies es sich, bei subklinischen Belastungssymptomen erstens die Unterstützungsressourcen der Eltern zu explorieren und bei Bedarf Eltern *auf nahräumliche Unterstützungsangebote aufmerksam zu machen* bzw. konkrete Empfehlungen bezüglich solcher Angebote auszusprechen. Hier ist nicht zu unterschätzen, welch hohen Stellenwert eine persönliche Empfehlung des Arztes angesichts der Angebotsflut haben kann. Dies bedingt allerdings eine gute Vernetzung des Arztes im Sozialraum. Darauf wird in Kapitel 5.3 näher eingegangen

Eine weitere Strategie der Selbstwirksamkeitsstärkung zielt darauf hin, jenseits der oben erwähnten Vermittlung von realitätsfernen Beratungsinhalten (Kap. 4.6.2.1) auf *kleinschrittige Empfehlungen* abzustellen und damit insofern die Motivation zu erhöhen, als nicht bereits von vornherein ein Scheitern an den hohen Maßstäben droht. Dies impliziert dann auch, selbst „kleinen Fortschritten Beachtung zu schenken", wie dies eine Ärztin auf der Grundlage ihrer Erfahrungen formuliert. Eine solche „Politik der kleinen Schritte" verabschiedet sich vom Anspruch, das Ideal (auf Anhieb) erreichen zu wollen und damit umso mehr mit Enttäuschungen rechnen zu müssen – es sei denn, man rechnet sowieso nicht mehr mit Veränderungen bei den Eltern.

Geht man kleinschrittig vor, muss von Eltern gerade in Belastungssituationen nicht mehr zwingend verlangt werden, dass sie von heute auf morgen problematische, aber eben lieb gewonnene Gewohnheiten im Umgang mit ihren Kindern aufgeben.

4.6.3.3 Kooperative Bearbeitung von Perspektivendifferenzen

Situationen, in denen der Arzt auf mehr oder weniger offen kommunizierte elterliche Überzeugungen trifft, die aus seiner ärztlichen Sicht dem Wohl des Kindes entgegenstehen, sind delikat. Hier gilt in besonderem Maß, dass ärztliche Beratung bzw. ärztliche Ratschläge auch immer eine „Zumutung" (oder wie eine Ärztin dies formulierte: „Ratschläge sind immer auch Schläge") für die Eltern darstellt, indem Beratung immer schon indirekt unterstellt, dass Eltern – zumindest nicht alleine – ihrer Verantwortung für das Kind nachkommen (können). Eine kooperative Bearbeitung von Perspektivendifferenzen erkennt die Notwendigkeit an, *potenzielle Imagegefährdungen durch anerkennende Momente zu kompensieren.*

Dies gilt bspw. bei der Beratung zum Thema *Impfen*. Hier steht die Elternverantwortung in besonderem Maß auf dem Prüfstand (vgl. DAHL 2002). In einer U5 einer Familie mit eher gehobenem SES erwähnt die Mutter, sie hätte kürzlich von einem Urteil in Italien gelesen, das einen Zusammenhang von Autismus und einer Sechsfach-Impfung bestätigen würde. Der Arzt geht darauf zunächst in erklärender Weise ein und beruft sich u.a. auch auf seine persönliche Erfahrung, dass er selbst in seiner langjährigen Praxis noch keine konkrete Erkrankung infolge von Impfungen erlebt hätte. Dennoch wird die Sorge der Mutter nicht einfach abwertend verworfen, sondern der Arzt fragt stattdessen noch einmal nach, was denn genauer in diesem Urteil festgestellt worden wäre. Als die Mutter nun erwidert, man hätte dort einen Zusammenhang zwischen Autismus und dem Aluminium und Quecksilber im Impfstoff festgestellt, geht der Arzt auch hierauf konkret ein. Allein durch ein solches Nachfragen wird bereits von ärztlicher Seite signalisiert, dass er die mütterliche Sorge zumindest dahingehend ernstnimmt, als diese ein konkreteres Eingehen darauf rechtfertigt. Im Folgenden erklärt der Arzt dann auch weiter, dass Aluminium durchaus auch in anderen Gegenständen, wie etwa Deos, enthalten ist und die Belastung dadurch im Alltag grundsätzlich höher ist als jene, wie sie im Impfstoff vorkäme. Der Arzt bezieht hier also grundsätzlich durchaus klar und deutlich Position dahingehend, dass er den mütterlichen Einwand als prinzipiell unbegründet ansieht. Er schließt dann die Bearbeitung des Impfthemas jedoch mit folgenden Ausführungen:

Natürlich haben Sie da auch ein bisschen Nachteile, aber Sie müssen da immer abwägen. Weil das, was sie dann vielleicht nachher in Kauf nehmen mit dem, was Sie an
Vorteilen haben, ist Schutz durch die Impfung, ne?

Obwohl aus ärztlicher Sicht also das Impfen die richtige Entscheidung ist,
präsentiert er diese Entscheidung gerade nicht als einfache Schwarz-Weiß-
Option. Stattdessen wird in Annäherung an die mütterliche Perspektive
durchaus zugestanden, dass es eben auch Nachteile eines Impfens gibt. In der
Rede vom „Abwägen" kommt dabei eine ärztliche Haltung zum Vorschein,
die von der Mutter gerade nicht das völlige Verlassen ihrer bisherigen Position verlangt, sondern vielmehr eine – eher realistische – Entwicklung, die
jedoch in der Konsequenz dennoch in einer Zustimmung zum Impfen münden würde. In einem solchen Vorgehen, ist also die Anerkennung der elterlichen Perspektive und damit die Möglichkeit einer Annäherung der unterschiedlichen Perspektiven angelegt, ohne dass sich der Arzt dabei etwa auf
ein „anything goes" zurückziehen müsste oder die Mutter frustriert als typische Impfskeptikerin „aufgibt".

Dass ein solches Vorgehen durchaus produktiv sein kann, zeigt sich dann
auch im Nachgespräch mit dieser Mutter:

Er sagt halt immer, man muss es halt selbst entscheiden, ne? Und er beeinflusst das
halt nicht. Er sagt, es ist wichtig, dass grad die Eltern ne eigene Impf-Entscheidung
treffen, ne? Weil ansonsten, wenn man halt selbst nicht dahintersteht, man es halt mehr
hinterfragt. Und dann halt auch noch viel eher anfängt irgendwas zu suchen, ne? Irgendwelche Folgen oder sowas. Aber ich glaub, ich denke, ich mein, es ist schon sinnvoll, zu impfen. Glaube ich. Klar aber irgendwann, macht halt schon kein gutes Gefühl, wenn man das halt immer mal liest, ne? Aber das ist wahrscheinlich ver-
schwindend gering. Aber meine Mutter hatte halt auch nochmal gesagt, dass sie sich
halt zum Thema Autismus halt tatsächlich – meine Mutter ist Lehrerin, Grundschulleh-
rerin – und die sagt halt: Ja früher gab's nicht so viele Fälle von Autismus, ne? Und
dann hat sie sich halt auch schonmal gedacht, woher das kommt, dass jetzt auf einmal
oder – wie gesagt halt in den letzten Jahren halt sehr viele Autisten, also autistische
Kinder halt da sind. Aber gut, ob das jetzt damit zusammenhängt. Da ist wahrscheinlich, ist halt auch schwierig nachzuvollziehen. Ne, für mich ist das, wir machen das. Es
gibt wahrscheinlich einfach mehr Vorteile und weniger Folgen. Ja. Genau.

Zwar wird deutlich, dass sie sich sicherlich noch nicht von all ihren Vorbe-
halten verabschiedet hat. Dies muss allerdings auch nicht das Ziel einer ärztlichen Beratung sein. Entscheidender erscheint vielmehr, dass die Mutter am
Ende zum Entschluss kommt „wir machen das" und anschließend dann auch
noch gerade jenes Argument wieder aufgreift, mit dem auch der Arzt seine
Ausführungen beendete („Es gibt wahrscheinlich einfach mehr Vorteile und
weniger Folgen."). Gerade diese abwägende Perspektive war somit vor allem

anschlussfähig, indem sie die mütterlichen Sorgen nicht einfach nur abwertete, sondern vielmehr neben der ärztlichen Perspektive – in bearbeiteter Form – weiterbestehen ließ.

Ein besonderes Konfliktpotenzial bergen Situationen, in denen die Eltern eine der ärztlichen Sicht widersprechende Position *offen* vertreten oder aus erlebten Umsetzungsschwierigkeiten für sich Handlungskonsequenzen abgeleitet haben, die der Arzt so aber nicht teilt. D.h. die Eltern sehen aktuell im Grunde keinen Beratungsbedarf und scheinen in ihrer Position relativ gefestigt. Unter dieser Bedingung sind ärztliche Ratschläge potenziell ein direkter Angriff auf den elterlichen Kompetenz- und Entscheidungsanspruch. Die Bewältigung solcher Situationen setzt voraus, dass der Arzt nicht bloß als Stratege agiert und die Eltern durch geschickte Überzeugungsarbeit über den Tisch ziehen will. Vielmehr signalisiert er Bereitschaft, von seiner mehr oder weniger gefestigten Position etwas abzurücken und folglich einen Verhandlungsraum zu eröffnen. An einem Fallbeispiel soll erläutert werden, wie eine solche kooperative Bearbeitung von Perspektivendifferenzen aussehen kann:

Fallbeispiel Logopädie-Verordnung

Im Verlauf einer U9 problematisiert die Ärztin die fehlende Aussprache von „g" und „k". Die Mutter nimmt diese Ausspracheschwäche des Kindes zwar ebenfalls wahr, betrachtet sie jedoch nicht als sonderlich problematisch. Auch das Kind signalisiert in seiner Reaktion, dass der Sachverhalt einerseits in der Familie thematisiert wurde, das Thema also nicht tabuisiert worden ist, dies zugleich aber auch als etwas, das eben nicht unbedingt als ausgesprochen problematisch gesehen wird. Es erscheint vielmehr so, als herrsche in der Familie ein liebevoller Umgang mit der „Marotte" des Kindes, so dass das Thema für das Kind nicht schambesetzt ist.

Strittig zwischen Ärztin und Mutter ist also die Frage, zu welchem Zeitpunkt eine Sprachentwicklungsverzögerung als eine Sprachstörung anzusehen ist, die professionell behandelt werden muss. Die Frage der Dringlichkeit des Handlungsbedarfs ist ungeklärt.

Im folgenden Gesprächsauszug wird deutlich, wie die Ärztin und die Mutter in einen Dialog treten und diese unterschiedliche Einschätzung bearbeiten:

> A: Genau, das ist tatsächlich so, das Lispeln muss man nicht unbedingt angehen. Aber „g" und „k" also noch „dedangen", sagt sie, ja?

M: Ja genau. Manchmal. Und manchmal sagt sie es richtig. Wenn sie schnell ist, also wenn sie nicht drauf achtet, dann nicht. Und äh ihre Erzieherin im Kindergarten hat ähm letztes Jahr schon gesagt, dass immer so ein halbes Jahr vor Einschulung oder ein Jahr vor Einschulung, dass man dann ähm Logopädie erst aufsuchen muss.

A: Jein. Das betrifft das „s", das „sch" – „g" und „k" sollten jetzt tatsächlich so langsam kommen.

Die Ärztin begründet den Handlungsbedarf entlang der Meilensteine der Sprachentwicklung, bedient aber gleichzeitig den mütterlichen Wunsch, das Thema zu entproblematisieren, indem sie beim Lispeln einen Handlungsspielraum („nicht unbedingt angehen") signalisiert. Auf die erneute Absicherung, ob der Sachverhalt tatsächlich geteilt bzw. verstanden wird („dedangen"), erfolgt eine bestätigende, aber gleichzeitig relativierende Reaktion der Mutter („manchmal macht sie es richtig"). D.h. sie bringt ihre mütterliche Beobachtungskompetenz in Anschlag. Bezeichnend ist dann die mütterliche Referenz auf eine Erzieherin, auf deren Urteil sie großen Wert legt und die quasi im Dienste der Objektivierung der eigenen Position zitiert wird. Eine solche Strategie unterläuft ein Stück weit den Kompetenzanspruch der Ärztin; diese *verzichtet aber darauf, mit einem Rechthaber-Reflex zu reagieren.* Sie geht nicht in vollständige Opposition zu der Mutter, sondern erkennt die Äußerung der Mutter zumindest teilweise an („Jein"). Zwar korrigiert sie einerseits die Aussage der Mutter, relativiert aber andererseits die vormals signalisierte Dringlichkeit („sollten jetzt so langsam kommen"). Mit dieser Annäherung ermöglicht die Ärztin der Mutter umgekehrt, sich zu bewegen, ohne das Gesicht zu verlieren, d.h. in ihrem Selbstverständnis als kompetente Mutter beschädigt zu werden.

Entscheidend für die Bearbeitung der Perspektivendifferenz ist dann auch, dass die Ärztin die grundlegende Skepsis der Mutter gegenüber einem Behandlungsaktivismus nicht infrage stellt, sondern vielmehr dezidiert bestätigt:

M: ((...)) Aber manche werden immer direkt panisch, also im Kindergarten. Jedes zweite Kind hat irgendwas-

A: ⌐ Richtig

M: wenn man genau hinhört, ne?

Auch bezüglich der mütterlichen Kritik an der aktuellen Defizitorientierung solidarisiert sich die Ärztin in gewisser Weise mit der Mutter und erkennt so deren Relevanzen an. So bemerkt die Ärztin die mütterliche Skepsis gegenüber einem Behandlungsaktivismus und merkt an, dass sie keine „frühe Logopädieverschreiberin" ist, was bei der Mutter scheinbar eine höchst anschlussfähige Denkweise ist:

> M: Es gibt auch ein Buch darüber, dass Eltern für alles zum Arzt rennen. Ne? Für alles. Sagt auch meine Hausärztin manchmal: direkt Antibiotika immer, alles direkt.
>
> A: Ja und wir sind bei Kindern auch wie ich finde sehr defizitorientiert. Ja, wir gehen hin und suchen erst mal das, was nicht stimmt, anstatt zu sehen, was er alles <u>kann.</u>
>
> M: Ja. Ja richtig.
>
> A: Und ich bin immer der Meinung, man sollte erst immer gucken: Ja, wo sind denn die Stärken-
>
> M: ⌊Richtig. Die gibt's ja immer.
>
> A: und da dran ansetzen. Und da gibt's ja genau, genau. Nur wie gesagt, „g" und „k" mit fünf würd ich- und fünf ist auch ein Alter, die ist ja clever, ne? Die versteht jetzt, was die Logopädin von ihr will. Und ähm da kann man das jetzt, wenn Zeit ist, mal angehen, ne?

Durch das Beipflichten schafft die Ärztin einen gemeinsamen Ort mit der Mutter und baut Widerstand ab: Die Logopädie-Empfehlung muss nicht mehr als grundlegende Haltungsdifferenz abgewehrt bzw. zurückgewiesen werden. Vielmehr kann sich die Mutter Sachargumenten öffnen. Damit ist der Boden bereitet, um die ärztliche Logopädie-Empfehlung erneut zu platzieren.

In der Gesamtbetrachtung lässt sich sagen: Die Ärztin zeigt sich bereit, zunächst *ihre eigenen Relevanzen zurückzustellen* und sich der Perspektive der Mutter anzunähern mit dem Ziel, sie mit den ärztlichen Empfehlungen erreichen zu können. Im Nachgespräch mit der Beobachterin wird deutlich, dass die Strategie der Ärztin aufgegangen ist. Auch bestätigt sich, dass die *Vereinbarkeit der Entscheidung für Logopädie mit der mütterlichen Grundhaltung* von zentraler Bedeutung ist:

> M: Und deswegen find ich's natürlich gut, wenn ich jetzt höre, okay, jetzt wär die Zeit, dass sie damit anfängt. Ich seh das jetzt auch nicht als Defizit, weil wir ja alle irgendwas haben, ne? Weil manche ja so „Oh mein Kind hat das", wie manche extrem panisch sind, weil ihr Kind ne Brille trägt, weil's dann anders aussieht, ne? Ich find immer, wenn's fürs Kind gut ist, macht man's ja gerne.

Die Mutter kann die Empfehlung nun befolgen, ohne ihrer eigenen Orientierungsmuster beraubt zu sein. Was anfänglich einer Compliance im Weg stand, nämlich die Gleichsetzung eines identifizierten Handlungsbedarfs mit einer Defizitorientierung, ist nach diesem Gespräch nicht mehr nötig.

4.6.3.4   Arbeitsbündnis

In den Nachgesprächen wurde von Eltern immer wieder ein ausgeprägtes Vertrauen in ihren jeweiligen Arzt artikuliert, gerade auch von Eltern aus Milieus mit niedrigem SES (vgl. ausführlicher Kap. 3.3.5). Im Konzept des Arbeitsbündnisses wird explizit auf das Potenzial einer solchen Vertrauensbeziehung zurückgegriffen (vgl. etwa DE MASO et al. 2013; FLÜCKIGER et al. 2015; LENZMANN et al. 2010; HORWATH et al. 1989). Die Beziehung zwischen Eltern und Arzt kommt hier als ein wechselseitiges Bündnis in den Fokus, in dem beide etwas tun müssen, aber eben auch tun dürfen, wie folgender Auszug aus einem Gespräch mit einer Mutter (hoher SES) veranschaulicht:

> Es war schon ganz gut, dass er manchmal auch so hartnäckig war und gesagt hat: Jetzt machen se das so. Aber man muss ihn auch zu nehmen wissen, und ich glaube, wenn man gar nicht mit seinem Kinderarzt klarkommt, dann wechselt man auch, wenn man es irgendwie nicht kann. Ansonsten wenn man da gut miteinander auskommt, und das so, ich mag das ja auch, wenn man direkt sagt, wo ein Problem ist, oder sein könnte, ich möcht nicht, dass man drum herumredet, und dann soll er sich klar ausdrücken und das auch so sagen, was er meint. Und er muss sich dann genau so anhören von mir, was ich dann dazu meine.

Auf der Basis eines (gesicherten) Vertrauensverhältnisses wird dann eine – offene – Auftragsklärung zentral: Solange der Arzt wie auch die Eltern auf die Erfüllung von Aufträgen pochen, ohne dass eine gemeinsame Auftragsklärung erfolgt ist, wird vor allem Widerstand erzeugt. Bspw. ist der Arzt über die elterliche Erwartung verärgert, eine Überweisung auszustellen, ohne sich selbst ein Urteil über Sinn und Zweck eines solchen Auftrags machen zu können. Die Eltern umgekehrt ignorieren Aufträge (u.a. im Rahmen von Beratungen), die ihnen gegen den Strich gehen – aus welchen Gründen auch immer.

Das Arbeitsbündnis stellt eine Alternative zu dieser Beratungspraxis dar, die Professionelle immer dann auf eine relativ ohnmächtige Position festlegt, wenn die Beratenden regelmäßig Empfehlungen nicht befolgen, obwohl unterschiedlichste Anstrengungen von professioneller Seite erfolgt sind. Besteht hingegen eine Vereinbarung, die von beiden Seiten getragen wird, so stehen Eltern dem Arzt gegenüber in einer Verantwortung, diesen gemeinsamen Vereinbarungen auch nachzukommen:

> Also ich möchte, dass am Ende des Gesprächs klar is, was jeder will und wo's hingehen soll. Das erwarte ich eigentlich. Und wenn ich das nicht hingekriegt hab, finde ich das unbefriedigend. Aber wenn wir alle wissen, ok, das is der Plan und man hat das

Gefühl, die Eltern ziehen mit oder können das unterstützen, oder es ist auch ihr Plan, dann find ich das gut. Dann geht's dem Kind auch besser.

Auf einer solchen Grundlage kann der Arzt für sich in Anspruch nehmen, im Falle der Non-Compliance den (Vertrauens-)Bruch der gemeinsamen Vereinbarung anzusprechen und als Ultima Ratio Konsequenzen zu ziehen, wie in folgender Bemerkung einer Ärztin zum Ausdruck kommt: „Jammern, ohne selber was zu tun, gibt es bei mir auf Dauer nicht. Gelegentlich sage ich eindeutig nach einem Termin: Jetzt ist Schluss."

Eine solche Selbstermächtigung hat nicht zuletzt psychohygienische Gründe: Sie schützt Ärzte vor einer überstrapazierten Gefühlskontrolle (s.u. Kap. 5.1), d.h. davor, sich ständig nur im Hinterzimmer ärgern zu dürfen, nie aber Unmut, in einem annehmbaren Rahmen gegenüber Eltern selbst äußern zu dürfen.

Was im folgenden Zitat als ärztliche Empfehlung für eine Mutter im Umgang mit ihrer widerständigen Tochter formuliert wird, entspricht im Grunde genau dem, was auch für ärztliches Beraten gilt:

> Tun Sie's, auch wenn's unangenehm ist. Sie müssen dann nicht zehn Minuten Vortrag halten, sondern drei Sätze, dass Sie keine Lust auf dieses Verhalten haben.

4.7 Fazit: Responsive Kommunikationskompetenz

Die Ausführungen haben gezeigt, dass weder verständliche anamnestische Fragen noch eine für Laien nachvollziehbare Vermittlung von Fachwissen hinreichende Bedingungen einer funktionalen Elternkommunikation sind. Den geschilderten funktionalen Handlungsmustern der Elternkommunikation ist vielmehr gemeinsam, dass die ärztlichen Übersetzungsleistungen *responsiv* sind. Überträgt man den medizinischen Begriff der Responsivität auf die Interaktion zwischen Eltern/Kinder und Ärzten, so geht es hier um die *„Ansprechempfindlichkeit" des ärztlichen Redens bzw. Handelns,* also inwieweit die ärztlichen Übersetzungsbemühungen auf elterliche Relevanzsignale „ansprechbar" sind. Wie in den vorangegangenen Kapiteln dargelegt wurde, treten diese Signale eher selten in Form eines offenen Widerspruchs und ausführlicher elterlicher Relevanzdarstellungen zu Tage (vgl. Kap. 4.3). Dies hängt damit zusammen, dass die Patientenfamilien sich in der Regel an die spezifischen Rollenerwartungen eines Arzt-Patienten-Gesprächs halten und die Asymmetrie – auch der Redebeiträge – grundsätzlich akzeptieren (vgl. auch Kap. 3.4.2). Der ärztliche Eindruck, dass Eltern in aller Ausführlichkeit ihre Anliegen vorbringen, vor allem dann, wenn man ihnen Raum lässt, konnte mit Blick auf die jeweiligen Redeanteile unerwartet selten bestätigt werden. Zwar bringen einige Eltern eine Vielzahl von Sorgen vor, halten sich aber in der Regel kurz. Ebenso wurde deutlich, dass Eltern Probleme, die im Hinblick auf eine Einschätzung psychosozialer Risiken wichtig wären, nicht selten in Form „verkappter Enthüllungen" lediglich andeuten bzw. gar ganz verschweigen. Dass dennoch bisweilen der ärztliche Eindruck eines „Ausuferns" elterlicher Ausführungen besteht, liegt neben der realen Zeitknappheit auch an der spezifischen Rollenerwartung: Die Elternrolle in der Vorsorge wird nach dieser Erwartung in erster Linie in einer kompetenten Informationsübermittlung und einem aktiven Bemühen, die ärztlichen Ausführungen zu verstehen und als sinnhaft anzuerkennen, gesehen. Komplementär dazu wird dann angenommen, dass die ärztliche Ausführlichkeit eine selbstverständliche elterliche Erwartung darstellt. Entspricht das elterliche Verhalten nicht der zugeschriebenen Rolle, so wird vonseiten des Arztes entweder selbstkritisch unzureichende Übersetzungsleistung und Ausführlichkeit vermutet oder aber mangelnde elterliche Verstehensfähigkeit bzw. -Willigkeit zugeschrieben. In beiden Fällen dominiert ein einseitiges Bild von Kommunikation.

Die Gewährleistung der Ansprechempfindlichkeit setzt demgegenüber voraus, dass die ärztliche Handlungsperspektive des „Sich-verständlich-Machens" pro-aktiv ergänzt wird durch diejenige des „Verstehen-Wollens", die nicht zuletzt auch die Frage zulässt, warum sich manche Gespräche unnötig in die Länge ziehen bspw. warum sich das Gegenüber immer noch nicht mit der eigenen Erklärung zufrieden gibt etc. (vgl. etwa Diskursschleifen 4.4.2.2). Dabei geht es dann nicht in erster Linie darum, potenzielle Pathologien des Gesprächspartners zu verstehen. Vielmehr gilt die Aufmerksamkeit der interpersonellen Dynamik. Treffender als von patientenzentrierter Vorsorge wäre dann von einem *dialogzentrierten pädiatrischen Vorsorgehandeln* zu sprechen (vgl. auch KOERFER et al. 2009: 42).

Wird kommunikatives Handeln konsequent als *wechselseitiger Verständigungsprozess* begriffen, bedeutet dies umgekehrt auch, dass die Erwartung an Eltern, sich in angemessener Knappheit um Verständlichkeit zu bemühen, legitim und unter Bedingung eines aufgebauten Vertrauens auch artikulierbar ist.

Die Funktionalität bemisst sich am Gespür für genau diesen Verständigungsprozess. Kompetenz macht sich hier also nicht an isolierten Kommunikationsstrategien fest, also weder an einzelnen treffenden Fragen, anschaulichen

Erklärungen, verständlichen Mitteilungen oder an guten Ratschlägen, sondern in erster Linie an einem effektiven Verlauf des Erfragens, Erklärens, Mitteilens oder Beratens. Die Qualitätskriterien einer responsiven Kommunikationskompetenz umfassen dann folgende Aspekte: (a) *Aufmerksamkeit* (Wahrnehmen von Relevanzsignalen des Gegenübers), (b) *ermittelndes Verstehen bzw. Deuten der Signale* und (c) *anschlussfähige Reaktionen.* Entscheidend ist dabei, dass eine *Balance zwischen differenten Relevanz- und Erwartungssystemen von Arzt und Eltern* gelingt.

Eine so verstandene responsive Kommunikationskompetenz dient – so sollte in diesem Kapitel deutlich geworden sein – einer verbesserten Zielerreichung der Vorsorgeuntersuchungen (vgl. Abb 2). Sie stärkt nicht nur den Vertrauensaufbau, sondern verbessert ebenso die Validität der Entwicklungsbeurteilung und Risikoeinschätzung wie auch die präventive Wirksamkeit des ärztlichen Handelns. Letzteres bezieht sich einerseits auf eine verbesserte Compliance bei der Beratung, andererseits aber auch – wie in Kapitel 4.5.3 dargestellt – auf die angemessene Bearbeitung sich abzeichnender Risiken.

Was nun die Förderung von responsiver Kommunikationskompetenz betrifft, so erweist sich die von RIDER (2011) – am Beispiel der Pädiatrie – vorgeschlagene Unterscheidung zwischen „*interpersonal*" und „communication skills" (RIDER 2011: 449) als sehr sinnvoll. Letztere „can be learned and applied for basic interviewing" (ebd.). Hier machen Schulungen zu gängigen Kommunikationstechniken im medizinischen Feld sicherlich Sinn (vgl. etwa Four Habits Model und Motivational Interviewing[34]). Die Vermittlung von *Interpersonal skills* hingegen müsste die Tatsache berücksichtigen, dass der Arzt in der Kommunikation – wie oben deutlich wurde – oftmals mit schlechtdefinierten Situationen (vgl. Kap. 2.1) konfrontiert ist, wo eine „sprecherzentrierte und instrumentalistische Auffassung von Kommunikation"[35] (FIEHLER 2002), regelmäßig an ihre Grenzen kommt. Kennzeichnend für solche Situationen ist, dass keine „Regeln oder Prinzipien, die alle Fälle umspannen können" (GRUBER et al. 1996: 605) existieren. Hierbei ist – entgegen der in der beschriebenen Standardisierungsideale (vgl. Kap. 1.2) – eher eine „kognitive Flexibilität" (KREMS 1996) zu vermitteln und profes-

---

34 Vgl. MILLER et al. (2016); WÖLBER u. FRICK (2014).
35 „Sprache ist ein Werkzeug im Mund der einzelnen Person, mit dem das Gegenüber vermittels der Anwendung bestimmter Techniken möglichst geschickt ‚bearbeitet' werden soll. Die Spezifik dieser Auffassung wird deutlich, wenn man sie z.B. mit einer interaktionistischen (Auffassung von Kommunikation, Anm. Autoren) vergleicht, nach der ein Gespräch eine gemeinsame Hervorbringung ist, die in Verlauf und Resultat durchaus nicht den Intentionen der einzelnen Beteiligten entsprechen muss" (FIEHLER 2002: 29).

sionelle Hilfestellungen zur Modulation von Haltungen, die tendenziell einer funktionalen Elternkommunikation im Wege stehen, anzubieten. Bevor auf die Frage der adäquaten Vermittlung von responsiver Kommunikationskompetenz im Rahmen der pädiatrischen Facharztweiterbildung näher eingegangen werden kann, müssen im folgenden Kapitel ebendiese Grundhaltungen ermittelt werden, welche die Entwicklung einer responsiven Kommunikationskompetenz entweder eher begünstigen oder hemmen.

5 Grundhaltungen personaler Kompetenz

Seit einiger Zeit fokussiert die Medizindidaktik im Bereich Kommunikation neben der Vermittlung von konkreten Fertigkeiten verstärkt die sog. „Modulation von Einstellungen". Ansatzpunkt sind Einstellungen, die einer Akzeptanz durch Patienten mehr oder weniger förderlich sind. Auch in den vorbereitenden Delphi-Befragungen zum Basler Consensus Statement „Kommunikative und soziale Kompetenzen im Medizinstudium" (KIESS-LING u. LANGEWITZ 2008) fiel auf, dass „Ausbildungsziele, die Haltungen und Einstellungen zum Inhalt hatten" (ebd.: 5) von langjährigen Experten als zentral für die Herausbildung kommunikativer Kompetenzen eingeschätzt wurden. Nach wie vor – so das Fazit der Autoren – finden diese Ziele allerdings kaum Eingang in die Ausbildung. Grund dafür sei, „dass Haltungen und Einstellungen schwierig zu unterrichten und zu prüfen" (ebd.) seien. Eine solche Einschätzung muss insofern relativiert werden, als sie vor dem Hintergrund der traditionellen Lehr-und Prüfungsformate in der Medizin erfolgte und Erfahrungen anderer Diszplinen eher nicht berücksichtigte (vgl. bspw. BECKER-LENZ et al. 2012). Nichtsdestotrotz steht die Erlernbarkeit erwünschter Grundhaltungen zur Debatte – zumal hier Dispositionen angesprochen sind, die Wahrnehmen, Denken und Handeln eher unbewusst denn bewusst prägen und die sich über einen mehr oder weniger langen Zeitraum entwickeln – und bisweilen tief in der Persönlichkeit verankert sind. Zudem vollzieht sich eine solche Entwicklung nicht alleine bzw. oftmals nicht einmal zentral durch eine gezielte Vermittlung (etwa im Rahmen eines Seminars), sondern wird gleichsam durch sämtliche Erfahrungen, die (angehende) Ärzte machen, beeinflusst.

Bevor man deshalb Ausbildungsziele entlang von Haltungen formulieren kann, die einer personalen Kompetenz förderlich sind, bedarf es der Auseinandersetzung mit der Habitusentwicklung, die sich jenseits formeller Lerninhalte selbstverständlich vollzieht und teilweise formell formulierte *Ausbildungsziele im Rahmen kommunikativer Kompetenz konterkariert*. Diese These formulierte HAFFERTY in seinem breit rezipierten Aufsatz „Beyond Curriculum Reform: Confronting Medicine's Hidden Curriculum" (1998). In der Folge widmeten sich zahlreiche, vornehmlich qualitative Studien den informellen Lerninhalten im Medizinstudium (vgl. etwa GALAM 2014; MARTINEZ et al. 2013; HIGASHI 2013; LAMIANI 2011; GAUFBERG et al. 2010).

Auf dieser Grundlage sollen in einem ersten Schritt (Kap. 5.1) einzelne Aspekte der Habitusentwicklung, die eine funktionale Elternkommunikation tendenziell erschweren, dargelegt werden, um dann in einem zweiten Schritt (Kap. 5.2.) aufzuzeigen, welche Haltungen eine funktionale Elternkommunikation im Rahmen der Vorsorgeuntersuchungen befördern.

5.1 Kritische Aspekte der Entwicklung von Haltungen in der Aus- und Weiterbildung

Studierenden wird im Studium nicht bloß Fachwissen vermittelt, vielmehr werden sie in eine spezifische Fachkultur eingeführt, die einen Vorrat an Deutungen, Typisierungen und Bewertungen vorhält (vgl. LIEBAU u. HUBER 1985). Diese Fachkultur fungiert als „Hidden Curriculum" (HAFFERTY 1998): Sie transportiert Wertigkeiten, die nicht formal curricular verankert sind, sondern diese im Gegenteil teilweise unterlaufen. Entsprechend groß kann die Diskrepanz zwischen expliziten und impliziten Inhalten in der Ausbildung sein.

Zur Bewältigung individueller Erfahrungen greifen Studierende im Dienste der Komplexitätsreduktion auf diesen Deutungs- und Bewertungsvorrat zurück, und es formt sich ein fachlicher Habitus.

Die folgenden Ausführungen konzentrieren sich auf diejenigen Aspekte der Habitusentwicklung, die eine *Ausbildung personaler Kompetenz tendenziell erschweren*. In einem ersten Schritt wird eine die medizinische Grundausbildung prägende Eigenschaft der Fachkultur dargelegt, um im zweiten Schritt auf habituswirksame Sozialisationserfahrungen in der Weiterbildung von pädiatrischen ÄiWs zu fokussieren.

5.1.1 Kultur der Kontrollierbarkeit

Auf der Grundlage von 24 problemzentrierten Einzelinterviews mit Studierenden eines medizinischen Modellstudiengangs (vgl. Kap. 2) sowie unter Berücksichtigung einschlägiger Untersuchungen zur Fachkultur Medizin (VON FELDEN 2010; NIEROBISCH 2010; MERL 2011; WITTMAN 2013) konnte festgestellt werden, dass ein Teil des Hidden Curriculum darin besteht, angehende Mediziner in eine „Kultur der Kontrollierbarkeit" einzuführen. Mehr implizit als explizit werden hier grundlegende Orientierungen in Bezug auf *eine hohe Selbstwirksamkeitserwartung* (Kap. 5.1.1.1), ein

Ideal der Kontrolle von Gefühlen (Kap. 5.1.1.2) und eine Problematisierung bzw. Abwertung der eben oftmals nur bedingt kontrollierbaren psychosomatischen (Begleit-)Erkrankungen (Kap. 5.1.1.3) vermittelt.

5.1.1.1 Festigung einer hohen Selbstwirksamkeitserwartung

Bereits die Entscheidung für das Studium der Medizin ist zumeist schon Teil eines übergreifenden biographischen Plans, denn der für die Zulassung zum Studium notwendige anspruchsvolle NC erfordert es, dass die Studierenden in gewisser Hinsicht schon die letzten Jahre ihrer Schulzeit auf das Medizinstudium hinarbeiten müssen. Es beginnen also primär jene ein Medizinstudium, die es gewohnt sind, hohe bis höchste Ansprüche an sich selbst zu stellen und wie selbstverständlich erfolgreich Leistungsanforderungen zu bewältigen.

Wie sich in den Interviews zeigte, verstärkt sich die leistungsbezogene Selbstwirksamkeitserwartung mit jeder erfolgreich überwundenen Hürde, die die verschiedenen Phasen des Studiums bereithält: Zwar werden einerseits immer wieder Prüfungssituationen beschrieben, die aufgrund ihrer Forderung nach besonders breitem, wie auch besonders spezifischem Wissen als überfordernd erlebt werden. Die Verantwortung dafür, dass dies als schwierig empfunden wird, wird dann allerdings eher selten überzogenen institutionellen Ansprüchen zugeschrieben, sondern als Teil der tradierten Kultur akzeptiert und in ihrer Sinnhaftigkeit kaum infrage gestellt (vgl. WOLF 2016; ARNDT et al. 2015). Vielmehr wird Überforderung als Folge selbst erzeugten Drucks präsentiert:

> Ich bin 'n ehrgeiziger Mensch und ich hab immer gedacht, dass ich das auf jeden Fall schaffen muss u:: nd ja das ((lächelt)) war dann halt auch einfach in meinem Kopf, ne? Dann äh, °musste das auch so sein° und wenn das nich' geklappt hätte, auch wenn man versucht, sich das einzureden: ja das is' nich' schlimm und dann machste' halt 'n Semester mehr, in dem Semester kannst du noch andere Kurse belegen, irgendwelche Sprachen lernen. Was man sich alles so ausdenkt, aber eigentlich war für mich klar, dass wenn das passiert, das wär' 'ne riesen Katastrophe. Aber auch wirklich nur von mir aus. Also ich hatte da kein' Druck von außen oder so, es war nur ich.

Im Zitat wird deutlich, wie selbstverständlich *hohe institutionelle Leistungsanforderungen als Selbstanspruch verinnerlicht* sind und wie existenziell die Bestätigung der Selbstwirksamkeitserwartung im Laufe der Zeit werden kann. Selbst Situationen, die aus dem bisher gewohnten Erfahrungsrahmen herausfallen (z.B. Sektionskurs) und durchaus als bedrohlich und verunsichernd wahrgenommen werden, sind in erster Linie als Bewährungsproben gefasst, die eine erfolgreiche Bewältigung erwarten lassen:

A: Du hörst halt vorher schon so, ja einigen wird so schlecht oder es kippen auch manchmal welche um oder so. Und ich dachte halt oh Go::tt, ich will nicht eine von denen sein, die umfallen so, ne::

I: ((lachen)) Wieso?

A: ((lachen)) Das ist einfach peinlich. Wenn du in so in der Halle bist und dann um knallst, das ist nicht so der Hit.

Die frühe Konfrontation mit überfordernden, emotional aufwühlenden Situationen im Medizinstudium repräsentiert für Studierende so etwas wie einen *Härtetest*: Es gilt, die Kontrolle nicht zu verlieren, denn *Kontrollverlust* ist – wie im Zitat deutlich – *mit Beschämung assoziiert.*

5.1.1.2   Gefühlskontrolle

Generell sind Gefühle im ärztlichen Habitus eher als etwas typisiert, was ärztliches Handeln stört (HELMICH et al. 1991: 123). Erlernt wird das Ideal, emotionales Berührt-Sein strikt kontrollieren zu können bzw. zu müssen(vgl. auch GAUFBERG et al. 2010: 1714). Eine Studienanfängerin schildert diesen Prozess der *Desensibilisierung* folgendermaßen:

> Am Anfang kannst du nicht so sagen: „Oh Leute, das ist so'n bisschen krass momentan", weil du wirst ja auch voll reingeschmissen einfach. Es wird von dir verlangt: So, du willst mal Ärztin werden, sei tough und nimm das einfach so hin. Und dann beugst du dich da dann einfach drin, weil ist halt auch einfach die Erwartung dann und ich find es auch einfach hilfreich, weil du dann damit auch zack umgehst. Und dass du dann nicht alles so überfragst und unterfragst und dann probiert du's eben, nicht so mega zu analysieren, sondern einfach °Okay° das nehm ich hin. Und dann du härtest auch einfach ab ganz schnell.

Der eigene wie auch fachkulturell vermittelte Anspruch, keine Schwäche zu zeigen und die Kontrolle nicht verlieren zu dürfen, prägt nun auch den Patientenkontakt und die *Wahrnehmung dieses Interaktionsgeschehens.* Dabei werden im Zusammenhang mit Arzt-Patienten-Gesprächen immer wieder Momente der Verunsicherung artikuliert. Es wird deutlich, dass die Selbstwirksamkeitserwartung angesichts erlebter Widerständigkeit und Eigensinnigkeit von Patienten wie auch ihrer Angehörigen empfindlich irritiert wird. Getreu der oben erwähnten Strategie, die Dinge eben nicht zu „*überfragen*", „*unterfragen*" oder „*mega zu analysieren*", führt jene Irritation in der Folge eher zu einer *externalisierenden Deutung*, wonach das Verhalten und die Ansprüche der Patienten und Angehörigen einen nicht selten vom eigentlichen medizinischen Kerngeschäft abhalten. Legitim ist vor diesem Hintergrund dann, Strategien zu erlernen, um das Interaktionsgeschehen kontrollieren und den „Interaktionsstress"[36] (BADURA 1990: 319ff.) dadurch reduzieren zu können:

> Wenn man eh wirklich angepisst ist und keinen Bock hat, noch einmal in dieses Zimmer zu gehen und sich denkt:"Ich könnt ihn jetzt erwürgen!" Dann versuche ich das dann meistens zu merken und sag dann immer: „Jaja und Mhm". Also man hört den Leuten halbwegs zu und gibt ihnen die Zugeständnisse, die man ohne Probleme geben kann. Aber man darf keine Zugeständnisse machen, die dann später eingefordert werden. Und man kann ja auch so ein bisschen Verständnis herbeizaubern.

Dass der Kontrollierbarkeit von Gesprächssituationen trotz ausgefeilter, bisweilen Empathie simulierender Gesprächstechniken Grenzen gesetzt sind, entspricht ebenfalls einer verunsichernden Erfahrung von Studierenden[37]. Sie führt teilweise dazu, Lehrinhalte zu kommunikativer Kompetenz, wie sie in medizinischen Modellstudiengängen gestärkt wurden, aufgrund ungewisser praktischer Wirksamkeit infrage zu stellen: Verstärkt wird diese Kritik, wenn in der Lehre der Eindruck von erlernbarem Rezeptwissen vermittelt und damit indirekt eine Kontrollierbarkeit versprochen wird.

Das Ideal der Gefühlskontrolle betrifft auch den *Umgang mit Fehlern*: Studierende erlernen, negative Gefühle angesichts begangener Fehler in Praktika etc. strikt unter Kontrolle zu halten. Da Fehler in der medizinischen Praxis prinzipiell unvermeidlich sind, entspricht dieser Umgang gerade vor dem Hintergrund hoher Selbstwirksamkeitserwartungen zunächst einer funktionalen Copingstrategie: Die Gefühlskontrolle kann vor einer unverhältnismäßigen Infragestellung der eigenen Kompetenz schützen. Problematisch wird es dort, wo diese negativen Gefühle nach außen hin zwar unter Kontrolle gehalten werden, nach innen aber zu massiven Selbstzweifeln führen. Hier wird das Überwältigt-Werden von Gefühlen quasi zur Privatsache, weil es fachkulturell mit Schwäche konnotiert ist.

5.1.1.3 Ideal der Delegation von psychosomatischen (Begleit-) Erkrankungen

Obwohl in den vergangenen Jahrzehnten die psychischen Ursachen und Folgen von Krankheiten verstärkt ins Blickfeld medizinischen Fachwissens gerückt sind und gesellschaftlich eine Entstigmatisierung stattgefunden hat,

---

36 Diskrepanz zwischen tatsächlichen und sozial erwünschten Gefühlen.
37 Die Herausforderung in personenbezogenen Pflege-, Bildungs- und Unterstützungsleistungen besteht darin, dass die persönliche Begegnung (face-to-face) im Unterschied zu rein sachbezogenen und informationsbezogenen Tätigkeiten aufgrund der zwischenmenschlichen Prozesse *deutlich weniger vorhersehbar, planbar und kontrollierbar* ist (BADURA 1990).

dominiert in der Lehre eine arbeitsteilige Beschäftigung mit psychischen Krankheitsbildern. Entsprechend wird den Psychosomatikern schnell ein Alleinstellungsanspruch auf diesem Gebiet zugeschrieben mit der Konsequenz: Wer nicht diesen Facharzt anstrebt, ist tendenziell auch nicht kompetent und damit nicht zuständig für diese Themen und Fragen. Diese Erwartung wird allerdings in Famulaturen etc. konterkariert: Hier erleben Studierende, dass sog. „psychosomatische Begleiterkrankungen" gerade bei chronisch kranken Patienten, die die größte Patientengruppe in Krankenhäusern ausmachen, an der Tagesordnung stehen und den Krankenhausalltag durch ihre teilweise schwierigen Verhaltensweisen wesentlich prägen:

> Ne Patientin zum Beispiel, die ne chronische Lungenentzündung hat und kommt, weil sie keine Luft zu Hause mehr kriegt' ((imitiert Atemnot der Patientin)) und dann hat sie den Rettungswagen gerufen und dann kommt man zur Visite und sie sitzt da und frühstückt ganz gemütlich (lächelnd) und dann äh fängt man an „ja erzählen Sie doch mal" ne, und dann fängt sie halt zu erzählen an und fängt dann auch so ((ahmt Luftnot nach und imitiert Patientin)) „ach jetzt ist es schon wieder und jetzt krieg ich schon wieder keine Luft" und dann ist man natürlich direkt: ach Gottchen und denkt so: och können wir die wieder los werden?

Ein Dramatisierungsverdacht wird bei solchen Patienten öfters geäußert. Der heimliche Wunsch, solche Patienten wieder loswerden zu können, liegt nicht nur an der Arbeitsbelastung, sondern auch daran, dass diese (Begleit-)Erkrankungen „nur schwer in den Griff zu kriegen" sind. Demzufolge stößt die in einem kurativen ärztlichen Selbstverständnis definierte Selbstwirksamkeitserwartung bei „Psychosomatischem" regelmäßig an Grenzen:

> Also, wir haben jetzt ne Patientin gehabt mit äh ner chronisch entzündlichen Darmerkrankung, junge Patientin, 24 Jahre alt, das ist keine schöne Erkrankung, weil sie ist halt chronisch und wird nicht mehr weggehen und das schränkt auch echt die Lebensqualität ein, aber (4) die war halt da, weil die nen akuten Schub hatte mit ja Blutverlust und weiß ich nicht und hat aber (2) objektiv nicht viel geboten, also (2) weiß ich nicht: Ultraschall war in Ordnung, die Blutwerte waren in Ordnung, sie hat nicht so viel Blut verloren, dass das jetzt irgendwie kritisch gewesen wäre (3) und die hat dann halt irgendwie am Schluss, als wir sie dann entlassen haben, wir haben ein bisschen die Medikamente, die sie kriegt, hochgefahren und ansonsten haben wir sie eigentlich nur beobachtet (3), war sie so, als hätte man nichts getan für sie, also: sie war jetzt hier vier Tage und nichts ist passiert ((...)) Und das ist dann auf jeden Fall (3), naja das ist so bisschen psychosomatisch dann. Die brauchen eigentlich dann auch mal jemanden wirklich zum Sprechen und das ist einfach im stationären Rahmen nicht möglich. Das ist dann immer, man (3) man kann das verstehen, dass sie's so schwer haben, a::ber ähm, hat halt auch nicht die Kapazität, das so zu händeln, auch nicht die Ausbildung. Also da müsste theoretisch schon ein Psychiater ran.

Was die Studentin latent selbst problematisiert – dass man „objektiv" wenig tun konnte – artikuliert die Patientin als direkten Vorwurf. In der Folge setzen selbstwertdienliche Interpretationen des Patientenverhaltens ein und negative Emotionen werden begünstigt. Bezeichnend ist, dass die Studentin diese Gefühle auch im Interview eher versteckt (Satzabbruch, häufige, lange Pausen) denn offen artikuliert – hier deutet sich eine Form der individualisierten Gefühlskontrolle an (BADURA 1990: 321), wie sie im direkten Umgang mit solchen Patienten typisch zu sein scheint.

5.1.2   Haltungswirksame Erfahrungen in der Weiterbildungsphase

Beim Übergang in die fachärztliche Weiterbildung erfährt die internalisierte Kultur der Kontrollierbarkeit eine mehr oder weniger ausgeprägte Erschütterung, und es wird deutlich, dass die Selbstwirksamkeitserfahrung im Studium, die sich vor allem aus Leistungserfolg speiste, in der Weiterbildungszeit keine selbstverständliche Fortsetzung findet:

> Ich bin voller Enthusiasmus ans Studium rangegangen, ich hab das Studium auch geliebt, das hat super viel Spaß gemacht ((...)). Ich habe mir den Arztberuf eigentlich niemals so vorgestellt. Ich hatte es mir viel positiver vorgestellt. ((...)) Ja, man rettet ständig jemanden ((lachen)) und man hat ja immer das Gefühl, man steht dann als Held da, aber letztendlich steht man ganz häufig im Arztberuf auch manchmal als Versager da. Und, äh, das ist die Kehrseite der Medaille.

Die folgenden Ausführungen basieren in erster Linie auf problemzentrierten Interviews mit pädiatrischen ÄiWs (vgl. Kap. 2.3.2). Dabei wird auf erfahrungsbegründete Deutungs- und Bewertungsmuster fokussiert, die im Hinblick auf eine funktionale Elternkommunikation im Rahmen von pädiatrischen Vorsorgeuntersuchungen tendenziell *hinderlich* sind.

5.1.2.1   Eltern als Störfaktor

Die medizinische Grundausbildung in Pädiatrie fokussiert primär das kranke Kind. Entsprechend formt sich bei Medizinstudierenden die Erwartung, dass das Kind im Zentrum des medizinischen Handelns steht. Am Ende des Studiums, im praktischen Jahr, ergibt sich (idealerweise) die Möglichkeit und auch die Zeit, sich mit „schwierigen, spannenden Fällen" in Zusammenarbeit mit dem Oberarzt differentialdiagnostisch zu beschäftigen. Aber spätestens mit Eintritt in die pädiatrische Weiterbildung wird dieses implizite Ideal radikal infrage gestellt: Man ist in erster Linie mit Stationsalltag beschäftigt und versucht „sein Tagwerk irgendwie rumzukriegen" und „muss natürlich auch immer mit den Eltern reden" (Zitat Ärztin in Weiterbildung). Die Präsenz der Eltern ist im Kinderkrankenhaus allgegenwärtig und stellt eine besondere Herausforderung dar:

> Man hat sozusagen drei Patienten. Man hat den Hauptpatienten, der die Symptome hat und dann hat man noch zwei, die besorgt sind.

Eltern befinden sich mehr oder weniger ausgeprägt in einer Ausnahmesituation und entsprechend herausfordernd ist der Umgang mit ihnen. ÄiWs schildern zahlreiche Situationen, in denen Eltern als Störung eines effizienten Ablaufs der Behandlung des Kindes erlebt werden. Dies umso mehr, als eine sehr enge zeitliche Taktung den Arbeitsalltag prägt. Zwar wird die Legitimität elterlicher Ansprüche/Fragen nicht grundsätzlich in Abrede gestellt; dennoch besteht in vielen Fällen der Eindruck, dass Eltern mit ihren Sorgen wertvolle Zeit rauben, die eigentlich den Kindern, besonders den ernsthaft Erkrankten zustehen würde.

Gerade in der Anfangsphase, wo die „Angst, was Wichtiges beim Patienten zu übersehen" (Zitat Ärztin) allgegenwärtig ist, formt sich die Haltung, dass Eltern potenziell immer ein Störfaktor seriösen medizinischen Handelns sind. Im Kontrast dazu werden die Kinder als besonders dankbare, nachsichtige und liebenswürdige Patienten dargestellt. Man wähnt sich glücklich, nicht erwachsene Patienten behandeln zu müssen, die „viel stöhnen, übertreiben und palavern" und auch nicht selten selbstverschuldet im Krankenhaus liegen. Gerade die Zuschreibung einer Schuld am Krankheitszustand, die den Wert eines Patienten in der traditionellen medizinischen Kultur mindert, fällt bei Kindern weg. Sie sind der Behandlung immer würdig, weil eben „unschuldig", wie es eine Ärztin formuliert. Hinzu kommt der besondere „Heilungswille" der Kinder:

> Kinder sind erst mal nicht leidende Menschen. Also wenn, selbst wenn die die schwerste Lungenentzündung haben, sobald die aufm Weg der Besserung sind, dann lachen die wieder und wollen spielen und wollen sich bewegen und hängen dann nicht noch irgendwie drei Wochen lang hinterher und leiden.

Der medizinische Heilungsanspruch wird bei Kindern eher als einlösbar gesehen; Kinderpatienten scheinen die fachkulturell typische Wirksamkeitserwartung mit höherer Wahrscheinlichkeit zu garantieren als erwachsene Patienten (insbesondere im Hinblick auf psychosomatische Begleiterkrankungen.

Diese Wirksamkeitserwartung bezüglich Kinderpatienten wird dann jedoch im Kontakt mit Eltern tendenziell enttäuscht: Eltern fügen sich oft nicht reibungslos dem ärztlichen Behandlungsplan, stellen kritische Fragen, wollen eine Zweitmeinung, bringen andere Behandlungsideen vor und „pochen ganz anders auf ihre Rechte" (Zitat Arzt), als normale Patienten dies in der Regel tun. Oder aber, sie halten sich umgekehrt aus allem raus und befolgen die ärztlichen Anweisungen zu Hause nicht, was zu wiederholten Krankenhausaufenthalten des Kindes führt.

5.1.2.2   Inkompetenz der Eltern

Eine weitere Erfahrung, die vor allem in Notfallambulanzen gemacht wird, hinterlässt ebenfalls Spuren im Habitus (vgl. auch HOFFMANN et al. 2007): Regelmäßig wird geschildert, dass der größte Teil der Kinder, die in der Notaufnahme vorgestellt werden, keine Notfälle im medizinischen Sinn sind. Dies erweckt oder bestätigt den Eindruck, Eltern wären „erschreckend unsicher" (Zitat AiW), nicht fähig, ihre Kinder angemessen beurteilen zu können und/oder Eltern würden das Gesundheitssystem ausnutzen, u.a. um sich von der Verantwortung zu entlasten. Die Wahrnehmung, dass Eltern wegen „Lappalien" vorstellig werden, ist sehr prägend und kann vor dem Hintergrund eines in der medizinischen Kultur ebenfalls tief verankerten Verständnisses von Zeitverschwendung („time-consuming-tasks"[38]) als ungerechtfertigte Zumutung gedeutet werden.

5.1.2.3   Eltern als (zusätzliche) Quelle von Überforderung

Durchgängig wird die große Überforderung der Anfangszeit („volle Verantwortung", „allein als Neuling", „Daueranspannung") und das übermäßige Arbeitsvolumen während der Facharztweiterbildung im Krankenhaus geschildert. Gerade die weiblichen Interviewpartner artikulierten ihre (anfängliche) Überforderung sehr offen:

> Ich hab auch regelmäßig heulend meinen Freund, jetzigen Mann, da angerufen, weil ich gemeint hab: „Boah du, ich kann das nicht, so viel." Was neu ist, was du wirklich gar nicht gewöhnt bist, dass du deine Patienten, deine Kinder, im <u>Kopf</u> haben musst. Also du musst sagen können, okay, hinten links liegt der und der mit der Pneumonie, ohje da musst du noch n Blut abnehmen und dann schauen ob du weiter mit der Antibiose machst. Rechts liegt der und der mit den Bauchschmerzen, da fehlt noch das und das und dann kann der heim. Links vorne, ok das passt, da warten wir noch bis das Fieber auch unten is. Plus dann eben gleichzeitig, was die Eltern wollen. So viele Patienten im Kopf mit dem aktuellen Krankheitsstand und dann dem Oberarzt zu vermitteln, was das fürn Problem is plus das Gefühl hast, dass die Eltern sich gut betreut fühlen. Das war schon sehr schwierig.

---

38 Vgl. BECKER et al. 1961: 328, 335.

Der „riesige Informationsbedarf" vieler Eltern potenziert die Überforderung sowohl in zeitlicher wie in fachlicher Hinsicht. In fachlicher Hinsicht sieht man sich herausgefordert, Wissenslücken schnellstmöglich zu schließen und in Elterngesprächen von jetzt auf gleich „kompetent zu wirken", obwohl man eher das Gefühl hat, keine Ahnung zu haben. Diese Vorkehrungen ersparen einem dann aber nicht, dass Eltern im Zweifel an einem vorbei den Oberarzt konsultieren, sich gar beschweren und einem die eigene Unwissenheit, ja Inkompetenz vorführen. Rückendeckung vonseiten der Vorgesetzten ist dabei ungewiss. So schildert eine ÄiW, dass von ihr eine Entschuldigung gegenüber Eltern erwartet wurde, obwohl außer Frage stand, dass das elterliche Verhalten inadäquat war: „Wir gehen da jetzt nochmal rein und betüddeln die". Solche Momente des Interaktionsstresses (BADURA 1990; vgl. auch Kap. 5.1.1.2), wo eigene negative Gefühle komplett zurückgestellt werden müssen, verfestigen negative Assoziationen bezüglich Elternkontakt und befördern eine distanzierte Haltung: „Die Eltern sind mir häufig, muss ich leider auch ehrlich sagen, egal." Diese Distanzierung erscheint umso dringlicher, als Eltern gerade vor dem Hintergrund des erlebten Darstellungs- und Erfolgsdrucks in der ärztlichen Weiterbildung (vgl. auch JANSON 2011; HIGASHI et al. 2013; MARTINEZ 2013) in besonderem Maß als unberechenbare Größe wahrgenommen werden.

5.1.2.4   Kontrollanspruch in der Elternkommunikation

Dem Idealbild von kooperativen und kompetenten Eltern entsprechen solche, die sich reibungslos in den hektischen Krankenhausalltag einfügen, sich angesichts der ungünstigen Rahmenbedingungen verständnisvoll und geduldig zeigen und ein „gesundes Maß an Sorge" artikulieren, d.h. die ärztliche Priorisierung nach Dringlichkeit akzeptieren. Unter diesen Bedingungen fungieren Eltern als unverzichtbare „Quasi-Assistenten" zur Bewältigung des Alltags der ÄiWs. Diesem Idealbild steht die Erfahrung gegenüber, dass die Begegnung mit Eltern eine kaum-routinisierbare Bewährungsprobe darstellt. Umso mehr stellt sich vor dem Hintergrund einer ausgeprägten internalen Kontrollüberzeugung die Frage, mit welchen Strategien man versucht, die Eltern „zu kontrollieren", um die Irritationen, Unannehmlichkeiten und die zeitliche Investition zu reduzieren.

Also, man muss irgendwie ne Strategie entwickeln, wobei ich ganz ehrlich sage. Strategie, ne perfekte Strategie, ist sehr schwierig und jede Situation kann einen manchmal aus der Bahn werfen und auch die entwickelte Strategie doch irgendwie, ja zerstören ((lachen)) sag ich jetzt mal. Das, ähm ist dann nicht immer ganz einfach.

Es formt sich die Überzeugung, mittels *strategischer Kommunikation* Eltern in Zaum halten zu müssen: Man lernt etwa, durch frühzeitige Informationen Eltern den Wind aus den Segeln zu nehmen („ganz früh viel abfangen") und zu beruhigen und eignet sich mehr oder weniger ritualisierte Deseskalationsstrategien an:

> Dann gehe ich da halt hin und erklär den Eltern ganz ruhig, dass wir uns auf jeden Fall um alle Kinder kümmern, aber dass sie auch Interesse haben, dass auch ihr Kind ausführlich und gründlich untersucht wird. Dass es leider einfach auch so ist, dass wir das nicht Voraus planen können, wann welcher Notfall reinkommt. Das kann auch kein Mensch auf der Welt, ne und ähm, und dass es leider in allen Kliniken so ist.

Bedeutet die Anwendung solcher Strategien eine ständige emotionale Dissonanz zwischen organisational erwünschtem Gefühlsausdruck (freundlich sein) und tatsächlich empfundenen Gefühlen, verfestigt sich das Bild, dass Eltern primär ein auslaugender Stressfaktor sind.

5.1.2.5   Erschwerte Ausprägung einer Fehlerkultur

Zwar wird oft betont, dass Pädiater zu den „Netten" unter den Medizinern gehören würden, dennoch werden regelmäßig *Beschämungsrituale* seitens Vorgesetzter im Rahmen der Weiterbildung geschildert. So wird beispielsweise darüber berichtet, wie ein Oberarzt willentlich ein Klima der Angst in der Visite geschaffen hat, um die Unerfahrenen zur Wissensaneignung zu motivieren. Typisch ist vor allem die Schilderung, wie man bei Ratsuche beschämt wurde und mit dem Gefühl „ich bin total blöd" nach Hause ging. Folge davon ist für viele, Unwissen und Fehler nicht mehr einzugestehen (weil man keine Fehler machen darf), auf einen Rat von Vorgesetzten zu verzichten und „irgendwie allein klarzukommen", was allerdings ein riskantes Verhalten darstellt:

> Es gibt halt andere Leute, die lassen sich dann nen Panzer wachsen, sag ich mal und machen einfach alles, egal, wer was sagt. Das ist beides irgendwie nicht sinnvoll, führt glaub ich beides nicht zu guter Medizin. Und das finde ich gerade bei Assistenzarztkollegen, wo ich dachte: ne! Das fand ich mal ganz unangenehm von einem Kollegen. Also natürlich muss man nicht bei jeder Kleinigkeit den Oberarzt anrufen. Und trotzdem sollte man so'n bisschen die Demut vor dem bewahren, was man kann und was nicht. Wenn man keine Ahnung hat und trotzdem einfach mal ausprobiert. Man kann am Ende echt Kinder gefährden.

Wie oben beschrieben, wird im Rahmen des „Hidden Curriculum" (HAFFERTY 1998) tendenziell eine negative Bewertung und Nicht-Beachtung von eigenen Gefühlen gelernt. Um in Situationen der Beschämung die Gefühle noch unter Kontrolle halten zu können, erscheint das Zulegen eines

„Panzers" grundsätzlich funktional. Allerdings wird eine solchermaßen strikte Desensibilisierung im Zitat bezeichnenderweise mit Realitätsverlust in Zusammenhang gebracht und eine Selbstüberschätzung als riskanter Preis einer Immunisierung erlebt: Sie verblendet ein realistisches Bewusstsein des eigenen Könnens und Nicht-Könnens, der eigenen Fehlbarkeit.

Gegenstück zur Immunisierung sind Rückzug und verheimlichte Versagensgefühle, die ebenfalls kaum zu einer professionellen Fehlerkultur disponieren: Sie führen entweder zu einer entgrenzten Arbeitshaltung (Freizeit nutzen, um fehlerfreier zu werden) oder einer konsequenten Externalisierung. So wird regelmäßig berichtet, dass man für Fehler verantwortlich gemacht wurde, die eigentlich vom Vorgesetzten begangen wurden:

> Und da hat mir dann die Kollegin gesagt: „Du musst darauf aufpassen, du musst genau sein" und da hab ich mich echt en bisschen, also angegriffen gefühlt, weil ich mir dachte: Na ja komm, ich hab dir eine Arbeit abgenommen und dann gesagt: Ich kann's nicht einschätzen, aber es könnte eine Thrombose sein. Sie hat zunächst einfach abgewunken. Und dann hat sie mir den schwarzen Peter zugeschoben. Das ist halt leicht, sie war im Stress, hatte nen schlechten Tag und hat gedacht na ja komm, irgendwer muss schuld sein.

Vorgesetzten ein Feedback zu geben, wird als äußerst heißes Eisen erlebt, weil der Spieß sehr schnell umgedreht werden kann:

> Ich fand ihre Behandlung bei einer Patientin nicht optimal und hab echt einmal den Fehler gemacht, ihr das zu sagen und das fand sie nicht sehr witzig und äh im Prinzip war das skurril, weil dann hab ich ähm ein Feedback gemacht, aber sie hat mir erstmal unterstellt, ich hätte ja einfach natürlich keine Ahnung, weil ich ja Assistenzärztin wäre und das war eigentlich ziemlich unangenehm.

Wenn Fehler eher zum Aufbau eines „geistigen Immunsystems" (MEYER-DRAWE 2013) beitragen und in der praktischen Ausbildung kaum als Lernchance erfahrbar werden, wird der Aufbau einer allseits propagierten Fehlerkultur in der Medizin erschwert. Das neuerlich lancierte didaktische Mittel des *wohlwollenden Feedbacks*, wie es im Rahmen der Aus- und Weiterbildung in Form von Feedbackregeln normativ eingefordert wird, kann – so unsere Beobachtung von Feedbackgesprächen im Rahmen einer einwöchigen praxisorientierten Blockveranstaltung – dazu führen, dass man sich gegenüber Kollegen auf oberflächliche Beruhigungsformeln beschränkt, im Nachhinein aber – wie in den anschließenden Interviews – dem Kollegen selbstverständlich ein „Scheitern" zuschreibt. Darf man nichts mehr beim Namen nennen, verstärkt dies eher eine negative Besetzung von Fehlern und Immunisierung gegenüber Lernprozessen (vgl. AUF DEM BERGE et al. 2015).

Im folgenden Zitat einer ÄiW deutet sich umgekehrt an, unter welchen Bedingungen Lernprozesse möglich werden:

> Ich hab bei niemandem annähernd so viel gelernt, wie bei diesem Oberarzt: Der beherrscht es einfach, konstruktive Rückmeldung zu geben, der sowas wie „Danke" sagt, und lobt, was im Krankenhaus auch tatsächlich bei uns unfassbar selten ist. Also so, dass es wirklich extrem auffällt, wenn's mal jemanden gibt, der einen auch lobt und was einfach total gut tut. Was mir aber umso mehr was wert ist, weil ich genau weiß, dass der sehr ehrlich ist und auch sehr ehrlich kritisiert. Und einem auch sagt, wenn man was nicht gut macht. Aber eben nicht, indem er einen einfach immer mal wieder zur Sau macht und klein macht. Der sagt: „Pass mal auf, das war nicht gut – so hätt's laufen sollen, so kann man's besser machen".

5.1.2.6 Aufopferung

In engem Zusammenhang mit einer gering ausgeprägten Fehler- und Feedbackkultur steht die Aufopferungsbereitschaft im Rahmen der Facharztweiterbildung: Es gilt zu beweisen, dass man als Novize „alles gibt", um besser zu werden – und bei Bedarf auch „alles gibt", um die Eltern zufrieden zu stellen. Hier amalgamiert der subjektive Wunsch, Beschämung zu vermeiden, mit der fachkulturellen Erwartung eines überdurchschnittlichen Engagements. Eine solche Erwartung legitimiert sich einerseits über altruistische Motive („Ich stell halt nicht die Akte ins Regal und mach morgen weiter, es geht halt um Menschen", Zitat Ärztin in Weiterbildung) und andererseits über ein Statusversprechen: Wenn die harte und entbehrungsreiche Assistenzarztzeit geschafft ist, steht einem ein hoher SES zu.

Wie tief diese Kultur verankert ist, wird an den geschilderten Reaktionen deutlich, wenn man als einzelner ÄiW dieser Aufopferungskultur nicht gänzlich Folge leisten möchte:

> Es kotzt mich so sehr an, dass ich so viele Kollegen hab, die das blind mitmachen ((...)) Man wird belächelt, von wegen hier „ja ja Generation Y und Work-Life-Balance und stell dich nicht so an", so ungefähr: „Ich hab früher doppelt so viel gearbeitet" und blablabla, so von wegen: „Ihr seid alle so verweichlicht". Da denk ich mir manchmal, was für eine Scheiße. Wirklich unfassbar, was von einem verlangt wird. Wo ich immer denke: Leute, seid ihr eigentlich alles Übermenschen?

5.2 Grundhaltungen eines funktionalen Rollenwandels nach der Niederlassung

Die Niederlassung als Allgemeinpädiater stellt neben vielfältigen Anforderungen der beruflichen Selbständigkeit auch inhaltlich neue Herausforderungen. Nach der Niederlassung stellen sich sowohl vonseiten der Gesellschaft wie vonseiten der Eltern andere Erwartungen als im Krankenhaus (vgl. auch JENNI 2016). Da in Deutschland nach wie vor der größte Teil der Pädiater seine gesamte Facharztweiterbildung im Krankenhaus ableistet, werden die veränderten Erwartungen nicht selten als *zweiter Praxisschock* beschrieben:

> Was man jetzt so in der Praxis macht, hat ja überhaupt gar keinen Bezug zu dem, was man im Krankenhaus macht. Das ist eben die große Diskrepanz. Das heißt das, was man in der Praxis braucht, hat man nicht im Krankenhaus gelernt.

Als besonders anspruchsvoll erlebt werden insbesondere die konkrete Durchführung der Vorsorgeuntersuchungen („Buch mit sieben Siegeln", Zitat Arzt) sowie die damit verbundenen ärztlichen Entscheidungen. Kommunikativ herausfordernd wiederum sind der Vertrauensaufbau zur wirkungsvollen Zusammenarbeit mit den Eltern sowie der adäquate Umgang mit elterlichen Sorgen bei einem (aus medizinischer Sicht) gesunden Kind.

Die fachlichen Herausforderungen liegen überwiegend nicht mehr im klassisch biomedizinischen Bereich: Die vom Allgemeinpädiater zu behandelnden Akutkrankheiten bestehen „zu fast 80 Prozent aus Husten, Schnupfen, Heiserkeit, wie man so schön sagt" (Zitat Arzt). Zudem haben sich die fachlichen Anforderungen in den letzten Jahrzehnten sukzessive weg von den körperlichen Krankheiten hin zu sog. „sozialen Krankheiten" verlagert (FEGELER 2012: 16). Hier ist allerdings umstritten, ob diese Anforderungen und eine damit notwendige verstärkte Primärpräventivorientierung bereits selbstverständlicher Teil des Berufsbilds des niedergelassenen Kinder- und Jugendarztes geworden ist. JENNIs (2016) Einschätzung ist hier eher pessimistisch:

> „Although the health problems of children and the concerns of parents have changed considerably since the introduction of preventive care follow-ups in European pediatrics about 40 years ago, the purposes, schedules, and contents of well-child visits have changed relatively little. Surveillance and screening examinations of physical and developmental abnormalities are still the first priority." (JENNI 2016: 276).

Ob ein solch pauschal negatives Urteil angemessen ist, bleibt vor dem Hintergrund unserer Beobachtungen fraglich. Gerade bei den geschilderten funktionalen Mustern der Elternkommunikation lässt sich durchaus ein verändertes Rollenverständnis erkennen. Genau diese Entwicklungen gilt es zu benennen, um sie im Rahmen der Facharztweiterbildung verstärkt unterstützen zu können und den eingeforderten Kulturwandel – flankiert durch adäquate Rahmenbedingungen (vgl. Kap. 6.1) – voranzubringen.

Im vorangegangenen Abschnitt wurden Grundhaltungen beschrieben, die sich ungünstig auf eine funktionale Elternkommunikation auswirken und insofern dem angesprochenen Kulturwandel entgegenstehen. Diese erlernten und institutionell unbeabsichtigt beförderten Haltungen können nach der Niederlassung nicht einfach abgelegt werden, obwohl die vorgefundenen Aufgaben und elterlichen Erwartungen mit dem Medizinverständnis und der Arztrolle, die in einer langen Ausbildungszeit verinnerlicht wurden, kaum zu vereinbaren sind.

Katalysator eines veränderten Rollenverständnisses scheint im Hinblick auf Elternkommunikation eine *kritische Distanz gegenüber der erlebten Kultur im Krankenhaus* zu sein. Rückblickend schildern die befragten Ärzte etliche Kommunikationssituationen des Krankenhausalltags, die als problematisch erlebt wurden, wie etwa eine fast schon ritualisierte Genervtheit über Eltern in der Notfallambulanz:

> Ich finde, in einer Notfallsituation, wie in den Ambulanzen in der Klinik, da kennen die Leute den Patienten nicht und die wissen auch nichts über den. Und da kommen die, und da kann ich nicht, ja, genervt sein, finde ich. Dann soll ich auch ausführlich mit denen reden und auch wenn gar nichts ist, und das war wirklich Lappalie. Wenn man mit denen wirklich gesprochen hätte-°Ich hab° dann immer die Hoffnung, dass sie dann beim nächsten Mal nicht mehr so schnell nochmal kommen, ne: und dann auch bisschen verantwortungsbewusster damit umgehen. Aber wenn ich die nur °abspeise° und genervt bin, dann werden die beim nächsten Mal genauso häufig und schnell kommen.

Eine kritische Distanz zur dominanten Kommunikationskultur allein garantiert noch keinen funktionalen Rollenwandel, begünstigt aber eine Modifikation erlernter Grundhaltungen. Gerade in der rückblickenden Reflexion gewinnt die Kritik an der unterschätzten Relevanz der Elternkommunikation im Krankenhaus an Kontur und motiviert zu einer Neupositionierung nach der Niederlassung:

> Ich glaub, das Reden ist ganz wichtig. Ich glaube ähm, dass auf Stationen viel zu wenig geredet wird mit den Eltern. Dass einem viel verziehen wird, wenn man mit ihnen spricht. ((...)) Und ich glaube, dass die Eltern oft da so einfach im Regen stehen gelassen werden und es spricht keiner mit ihnen. Und ein Satz manchmal reicht, um die Stimmung positiv zu wenden. Und dann geht das auch wieder. ((...)) Und das ist, glaub

ich, vielen nicht bewusst. Die wollen dann zack zack die Visite und schnell und schnell und schnell.

Auch Berichte über Vorgesetzte, die nicht nur fachlich sondern auch im Hinblick auf Elternkommunikation herausragten und hier *alternative Orientierungen* zur vorherrschenden Kultur boten, verweisen auf eine kritisch-reflexive Auseinandersetzung mit dem Erlebten:

> Ich fand's immer gut, wenn jemand versucht hat, zuzuhören und auf das Problem einzugehen und dann auch offen und ehrlich war, wenn er meint, dass da was in dem Gespräch schiefgeht, dass man dann sagt: „Ok, irgendwo sind wir jetzt an nem Punkt, wo's nicht mehr weitergeht. Was wollen Sie, was will ich, ne?" Und sich wieder zusammenbringt. Das fand ich erstrebenswert. Da war so ein Oberarzt, der das immer so gemacht hat und toll gemacht hat.

Angesprochen wird hier eine Alternative zum oben erwähnten Modus des asymmetrischen Kontrollanspruchs in der Elternkommunikation. Sie setzt auf Reziprozität der Beziehung zwischen Eltern und Arzt. Diese Erfahrung hatte für die zitierte ÄiW eine wichtige Vorbildfunktion und konnte in der Weiterbildungsphase bei einem niedergelassenen Kinder- und Jugendarzt als Ressource genutzt werden.

Eine solche Beziehungsorientierung, wie sie auch REIMANN in ihrer Studie zu medizinischer Sozialisation bei einem Teil der untersuchten Medizinstudierenden und ÄiPs feststellen konnte (vgl. REIMANN 2013: bspw. 245), manifestierte sich in unseren Interviews auch dahingehend, dass in der stationären Tätigkeit eine *mangelnde Beziehungsbasis für eine wirkungsvolle Zusammenarbeit mit Eltern* wahrgenommen wurde: Die kurzfristige Behandlung von Kindern in Akutsituationen und die fehlende Einflussmöglichkeit auf die Eltern bringt mit sich, dass man den Genesungsprozess auch dann den Eltern überlassen muss, wenn das Wohl des Kindes nicht sichergestellt ist. Oder es wird bemerkt, dass im Krankenhaus bei der Arztwahl in der Regel keine Freiwilligkeit besteht, was erfahrungsgemäß die Zusammenarbeit erschwerte.

Vor dem Hintergrund solcher Problematisierungen wird die Niederlassung zu einem Ort medizinischer Praxis, der potenziell eine Alternative zu den bisherigen Erfahrungen und zur erlebten Kultur bietet (vgl. auch REIMANN 2013). Die Niederlassung als Allgemeinpädiater bedeutet im Idealfall eine *„zweite Professionalisierung"* (OEVERMANN 1996), wie sie in der Professionssoziologie genannt wird: Die erste Professionalisierung betrifft die Fachkompetenz, die zweite beschreibt die Fähigkeit des Arztes, „zwischen der asymmetrischen Ferne einer spezialisierten, professionellen Arzt-Patient-

Beziehung und der diffusen Nähe einer zwischenmenschlichen Begegnung bewusst hin- und herzuwechseln" (HERRMANN u. LEEMANN 2013: 386). Im Hinblick auf eine verstärkte Präventivorientierung wird dieser zweite Professionalisierungprozess in besonderer Weise relevant.

Im Folgenden werden materialbegründet Grundhaltungen benannt, die eine solche zweite Professionalisierung befördern. Im Dienste der Nachvollziehbarkeit werden kontrastierend dazu Haltungs-Ausprägungen genannt, die eher auf einen beharrenden Habitus[39] hindeuten und einem funktionalen Rollenwandel nach der Niederlassung tendenziell im Weg stehen. Inwiefern die aktuellen gesundheitspolitischen Rahmenbedingungen einem funktionalen Rollenwandel förderlich oder eher hinderlich sind, soll in Kapitel 6.1. diskutiert werden.

5.2.1   Verständnis von Medizin

Klassischerweise hat die Medizin ihre Referenz nicht in der Gesundheit, sondern in der Behandlung des kranken Körpers. Dies ändert sich nach der Niederlassung mehr oder weniger radikal:

> Hier ist es mehr ein Sortieren: Wo ist jetzt wirklich ne Erkrankung, wo ich hellhörig werden muss. Wo ich ihn dann vielleicht in die Klinik schicken muss. Aber eigentlich sind wir wirklich an der Basis. Und die Kinderheilkunde ist ja sehr sehr viel Vorsorge. Ein großer Bereich und Impfen, das ist Prävention. Da sind wir noch gar nicht im Krankheitsbereich. Und da geht's ja eher drum, aufmerksam zu sein, zu gucken. Ist die Entwicklung gut? Sind irgendwelche Schäden? Was ist mit den psychosozialen Umständen, was entwickelt sich daraus?

Die im Zitat genannten Aspekte deuten auf ein *erweitertes Verständnis von Medizin* hin. Ein solches wird von den Ärzten in unterschiedlichem Maß wie auch in unterschiedlicher Hinsicht als Handlungsorientierung verinnerlicht. Hier zeigt sich, welcher Stellenwert der Prävention nicht nur rhetorisch, sondern handelnd eingeräumt wird.

Ein erweitertes Verständnis von Medizin bemisst sich an verschiedenen Indikatoren: Im Vordergrund stehen eine kindzentrierte Prozessorientierung

---

39 In der Soziologie spricht man in diesem Zusammenhang von „Hysteresis-Effekt": Bourdieu bezeichnet damit die dem Habitus eigene Trägheit, die dazu führen kann, dass Wahrnehmungs- und Bewertungskategorien fortbestehen, obwohl sich die Chancenstruktur grundlegend verändert hat (BOURDIEU u. WACQUANT 1996: 164ff.). Unter diesen Bedingungen passen die habituell verankerten Erwartungen nicht mehr zu den vorgefundenen Anforderungen. Die durch den Habitus hervorgebrachte Praxis wird angesichts veränderter Möglichkeiten u. U. gar „unzweckmäßig" (ebd.).

(Kap. 5.2.1.1) und ein systemischer Blick (Kap. 5.2.1.2). Hinzukommen eine anerkannte Gleichwertigkeit psychosozialer/-somatischer Themen (Kap. 5.2.1.3) und eine Relevanzzuschreibung pädagogischen Wissens (Kap. 5.2.1.4).

5.2.1.1 Kindzentrierte Prozessorientierung

Prozessorientierung gilt bei Berufen im Gesundheitswesen zwar nicht als klassische Herangehensweise (vgl. GEENE et al. 2016: 540); sie ist aber für die beforschten Kinder- und Jugendärzte in der Regel eine selbstverständliche Handlungsressource und wird nicht nur als Alleinstellungsmerkmal der ambulanten allgemeinen Pädiatrie herausgestellt, sondern auch als zentraler Aspekt des beruflichen Interesses und Quelle von Berufszufriedenheit angeführt. Als Bedingung einer Prozessorientierung gilt ein langfristiges Kennen der Kinder, das grundsätzlich nur über den regelmäßigen Kontakt mit dem Kind – auch jenseits der konkreten Vorsorgeuntersuchungen – möglich wird.

Ein Hinweis darauf, dass die Entwicklungsperspektive tatsächlich als Potenzial ärztlichen Handelns genutzt wird, sind Schilderungen über erschwerte Bedingungen des Kennenlernens eines Kindes, wie sie etwa von einer Ärztin im Nachdenken über eine unbefriedigende Vorsorge zur Sprache gebracht wird:

> Das sind immer so Patienten, die-. Ich kenne die nicht seit Baby. Und damit ist ganz viel, geht verloren. Und man kriegt nie so ein Gefühl für die, als wenn man die von Baby an betreut, als wenn man die später anfängt zu betreuen. Weil die, die ich von Baby an betreue, da weiß ich ganz genau, wo, was, wie ist. Und bei den anderen vergess ich das dann auch eher mal.

Entscheidendes Indiz einer Prozessorientierung ist, dass ein adäquates ärztliches Urteil über den Entwicklungsstand nie nur aufgrund des Ist-Zustands, sondern immer nur unter Berücksichtigung des individuellen Entwicklungsverlaufs eines Kindes zu erfolgen hat. Gerade bei sich abzeichnenden Gefährdungspotenzialen steht eine *aufmerksame Langzeitbeobachtung* im Vordergrund:

> Das ist ja der Vorteil an der Praxis, dass man die Kinder auch schon kennt. Und dass man genau weiß, die sind an anderen Tagen eben anders. Und die sprechen und erzählen was oder machen irgendwas oder verhalten sich normal. Aber an dem Tag eben nicht. Das sind eben Kinder. Die machen das halt einfach nicht, ne. Und die Mutter,

---

40 „Akteure des Gesundheitswesens sind gewohnt, Expertenwissen weiterzugeben, das sich hoher Nachfrage erfreut. Sie diagnostizieren bzw. verschaffen sich im Regelfall schnell einen Überblick und leiten daraus direkte, unmittelbare Maßnahmen ab" (GEENE 2016: 5).

die schätze ich auch so ein. Ich hatte das dann nochmal mit ihr später besprochen, hab dann nochmal gesagt: "Also wenn da jetzt irgendwas ist mit der Lea auch sprachlich, können Sie sich melden, oder wir gucken das nächste Mal nochmal mit der Sprache. Das läuft uns ja nicht weg". Ich hab mir das auch noch notiert, dass wir die Sprache bei der nächsten Gelegenheit, wenn sie dann wieder ein bisschen besser drauf ist, nochmals prüfen.

Im Zitat manifestiert sich nicht nur ein aufmerksames ärztliches Dranbleiben sondern auch ein Verständnis für den elterlichen Kommunikationsbedarf angesichts von Auffälligkeiten oder ausbleibender Performanz des Kindes (vgl. auch Kap. 3.4.2).

Funktional im Hinblick auf Elternkommunikation ist die Prozessorientierung vor allem, wenn sie in Form einer *beidseitigen Entlastung von Handlungsdruck* genutzt wird. Ärztlicherseits entlastet diese Orientierung von Interventionen unter Zeitdruck; den Eltern wird umgekehrt ebenfalls Zeit eingeräumt, um etwa das Kind hinsichtlich einer Auffälligkeit zu unterstützen, bevor sie direkt einer Therapie zustimmen müssen. Beidseitig entlastend ist auch, dass bei divergenten Dringlichkeitseinschätzungen nicht von jetzt auf gleich eine Annäherung gelingen muss:

> Es gibt Eltern, die sagen „Naja, aber wenn mein Kind in die Frühförderung geht oder auch noch einen integrativen Kindergartenplatz bekommt, dann ist das auf ner Bildungsschiene, die nicht mehr im normalen Bildungssystem läuft. Und dann kann man sich auch im Einzelfall schon mal zurückhalten, wenn wir nicht sagen „Es liegt jetzt tatsächlich schon eine Behinderung vor", ne. Frühförderung ist ja eigentlich für den Zeitraum davor gemacht, ne. Das sind dann aber auch oft Eltern, wo ich sag also: „Wenn Sie das nicht möchten, dann machen wir das auch nicht". Und wenn ich die dann über die Jahre weiter begleite, haben wir eben einen Teil, der nachher doch in die Förderung und Behandlung reingeht, weil es einfach viel offensichtlicher geworden ist. Und es gibt einen Teil, die fangen sich auf Grund von was, ob die Eltern jetzt irgendwelche Ratschläge dann berücksichtigen oder andere glückliche Zufälle sind oder wir haben uns einfach getäuscht in unserer Einschätzung. Und die brauchen das nicht.

Die Berufserfahrung zeigt, dass Entwicklungen nur bedingt prognostizierbar sind und man auch mit Fehleinschätzungen rechnen muss. Wird diese Erfahrung verinnerlicht, erleichtert sie eine respektvolle Zurückhaltung in Situationen artikulierten elterlichen Widerspruchs und befördern auch veränderungsoffene Urteile (vgl. Kap. 4.5).

Schließlich impliziert eine funktionale Prozessorientierung quasi automatisch, dass dem *Beziehungsaspekt* im ärztlichen Handeln ein höherer Stellenwert als im erlernten medizinischen Rollenverständnis eingeräumt wird.

Denn sowohl das Vertrauen der Eltern aber auch dasjenige des Kindes erscheint für eine prozessorientierte Arbeit unabdingbar.

Vorzufinden sind allerdings unterschiedliche Auslegungen des Beziehungsaspekts, die sich auf einem Kontinuum beschreiben lassen: Am einen Ende wird die persönliche Ebene mit dem Kind höher bewertet – der gute Draht zum Kind wird als Grundlage einer seriösen Entwicklungsbeurteilung gewertet. Am anderen Ende wird die Beziehung zu den Eltern stärker gewichtet. Aus ersterer Haltung leitet sich eine dezidierte Parteilichkeit für das Kind ab, was allerdings nicht bedeutet, die Eltern zu ignorieren, ihnen aber potenziell eher wenig Raum in der Vorsorge einzuräumen. In der Folge werden elterliche Sorgen konsequent an den kindlichen Bedürfnissen gespiegelt und entsprechend als mehr oder weniger legitim gewertet. Im zweiten Fall rückt „die persönliche Ebene mit den Eltern" (Zitat Ärztin) ins Zentrum, was im Kleinkindalter dazu führt, die Kontaktaufnahme mit dem Kind auf die vorgesehene körperliche Untersuchung und einzelne eher schematisch gestellten Fragen zu beschränken. Dem Elterngespräch – ob in der Realisierung funktional oder nicht, sei dahingestellt – wird entsprechend viel Platz eingeräumt, und zwar auch dann noch, wenn Kinder aufgrund ihres Alters als Gesprächspartner zur Verfügung stehen.

Spiegelt man diese ärztlichen Gewichtungen der Beziehung an der in Kapitel 3.4.2 geschilderten Bedeutung der Vorsorge für Eltern, so deckt sich ein Mittelweg am ehesten mit den Erwartungen der Eltern und scheint außerdem die elterlichen Unsicherheiten am wirksamsten bearbeiten zu können.

Einen solchen Mittelweg kennzeichnen wir im Folgenden als „systemischer Blick": Er verbindet die beiden genannten Pole und realisiert sich in Form einer gewissen Allparteilichkeit.

5.2.1.2   Systemischer Blick

Ein systemischer Blick bei Kinder- und Jugendärzten zeichnet sich nicht dadurch aus, dass die vordringliche Zuständigkeit für das Kind infrage gestellt wird. Gleichwohl dominiert die Überzeugung, dass das Wohl des Kindes nicht unabhängig vom Wohl der Eltern betrachtet werden kann. Die Formulierung *„ich sehe mich als Familienarzt"* markiert eine entsprechende Ausrichtung.

Wie in Kapitel 4 mehrmals angesprochen, zeigen die befragten Ärzte ein auffällig differenziertes Bild der Patientenfamilien. Ob dieses Bild dann auch das ärztliche Handeln prägt, hängt – abgesehen vom zeitlichen Rahmen –

entscheidend davon ab, ob eine *Erweiterung des Rollenverständnisses* vollzogen wurde, wonach Eltern nicht mehr vor allem als Störfaktor ärztlicher Tätigkeit, sondern im Hinblick auf die Kindergesundheit als unverzichtbare Kooperationspartner angesehen werden. Dabei werden die elterlichen Sorgen, Belastungen wie auch deren punktuelle elterliche Hilfsbedürftigkeit als integraler Bestandteil pädiatrischen Handelns wahrgenommen. Im folgenden Zitat wird diese Rollenerweiterung auf den Punkt gebracht:

> Im Krankenhaus sind die Kinder also im Rahmen der Kinderklinik, die ja wirklich entweder schwerste Erkrankungen haben oder chronische oder unklare Zustände ((...)) Also man hat so diese ganze geballte in Anführungsstrichen Medizin. Natürlich auch die in dem Rahmen der Zeit Patientengespräche mit den Eltern und und und, aber dann sind sie weg. Rückmeldung kommt nicht. So das ist ein ganz anderes Arbeiten, als wenn ich in der Praxis ein Kind im Grunde begleite mit allen kleinen Wehwehchen. Wir haben ja hier in der Praxis sag ich gerne so salopp Tüddelmedizin. Wir müssen ganz viel die Eltern versorgen.

Bezeichnend ist hier, dass sich „*Tüddeln*" nicht allein auf ein Versorgen der Kinder mit ihren „*Wehwehchen*" bezieht, sondern ebenso selbstverständlich auf die Eltern. Die Eltern bedürfen einer Aufmerksamkeit, die sich aus einem rein fachlichen Expertenverständnis heraus nicht ableiten lässt und die eben auch einen zusätzlichen Zeitaufwand mit sich bringt. Im Bild des Betüddelns von Eltern wie auch in der Formulierung „müssen" wird zwar durchaus auch eine Ambivalenz gegenüber diesem *zusätzlichen* Versorgungsauftrag deutlich, gleichwohl wird er nicht als Zumutung begriffen. Die Orientierung am Wohl des Kindes verläuft – so die Erfahrung – eben nicht selten indirekt, über das Betüddeln der Eltern, um „*dem Kind eine Basis zu schaffen, dass es gesund oder halbwegs gesund aufwachsen kann*".

Diese Rollenerweiterung manifestiert sich dann auch in einer ausprägten *Sensibilität für elterliche Imagegefährdungen*, wie sie sich als entscheidend für eine funktionale Beratung herausgestellt hat (vgl. Kap. 4.6).

> Ein Kind ist ja quasi ein verlängertes Ich. Das heißt, das Kind wird kritisiert, also werde ich auch kritisiert. Ich habe irgendwo versagt als Mutter in meiner Erziehung, in was weiß ich, weil mein Kind nicht richtig spricht.

Diese Sensibilität führt zu einer selbstverständlichen Differenzierung in der Ansprache der Eltern, wie in folgendem Zitat eines Arztes zum Ausdruck kommt:

> Ich hatte heute Morgen zum Beispiel eine Vorsorge, eine U9 von einer ganz ganz empfindlichen russischen Mama, sehr gebildeten osteuropäischen Mama. Und der Kleine ist super, malt schon wie eine eins, Feinmotorik ganz toll. Aber hat mit seinen fünf Jahren schon eine Haltungsschwäche. ((...)) Jetzt kann ich aber zu dieser Mama nicht

sagen, also wissen Sie, der Dimitri hat ja so einen <u>krummen</u> Rücken. Ich hab gar nicht mit der Mutter gesprochen. Ich kenne ihn ja auch seit Geburt. Ich habe gesagt: „Turnen, zum Turnen, das überlegst du dir gar nicht, du gehst zum Turnen, denn das tut deinem Rücken gut. Und das Schwimmen, da finde ich, solltest du mit dem Papa hingehen". Da ist er mit der Mama hingegangen, die ist ängstlich, und klar hat er dann Angst vor dem Wasser. Ich kenn auch den Papa, der ist deutlich robuster. „Dann kannst du überlegen, mit dem Papa zum Schwimmen zu gehen". Und dann hat er gestrahlt. Das ist wieder eine ganz andere Art der Herangehensweise, als wenn ich eine ganz patente Mama sitzen habe und ich dann sage: „Also wissen Sie, das ist ja eine richtige Haltungsschwäche. Ja und dann sagen diese Patientenmamas: „Ja, das hab ich auch schon gesagt."

Die beschriebene Vorgehensweise bringt zum Ausdruck, mit welcher Selbstverständlichkeit der Arzt das *Gespür für die Familie* als Handlungsgrundlage begreift und es als *Ressource* in der Beratung nutzt, um Anschlussfähigkeit und damit Compliance zu erreichen.

Im Zitat wird noch ein weiteres Indiz des systemischen Blicks angesprochen: Risikoentwicklungen des Kindes werden nicht individualisiert, sondern immer auch als *Familienthema* begriffen, d.h. ein problematisiertes kindliches Verhalten wird potenziell als Antwort auf eine familiale Situation, auf ein elterliches Verhalten oder wie im Beispiel als Spiegel elterlicher Ängste gesehen. Dieses Verständnis kann beispielsweise dazu führen, therapeutische Maßnahmen zu präferieren, bei welchen „die Eltern im Prinzip mitbehandelt werden" (Zitat Arzt). Dies sehen manche Ärzte beispielsweise bei der interdisziplinären Frühförderung in stärkerem Maß realisiert als bei anderen Therapien (vgl. Kap. 6.2).

Ein Bewusstsein für familiäre Interdependenz sensibilisiert im Besonderen auch für das Co-Parenting, was zu folgender Handlungsorientierung führen kann:

> Entweder man macht eine Schlafintervention und dann müssen auch alle Oma Opa, und alle müssen da mithelfen. Es nützt nichts, wenn sie als Mama alleine eine Intervention macht. Das muss der Mann mittragen.

Dass diese Haltung funktional ist, zeigt sich darin, dass Umsetzungsschwierigkeiten im Hinblick auf Beratungsinhalte nicht selten in einem spannungsreichen Co-Parenting begründet sind (vgl. Kap. 3.3.1).

Ein habitualisierter systemischer Blick schließt letztlich zwei weitere ärztliche Handlungsorientierungen mit ein: Einerseits wird psychosozialen Themen eine hohe Relevanz eingeräumt und andererseits werden pädagogische Kenntnisse als unabdingbar angesehen.

5.2.1.3 Gleichwertigkeit von psychosozialen/psychosomatischen Themen

Grundsätzlich scheint es für die befragten Ärzte selbstverständlich, sowohl die psychosoziale Entwicklung eines Kindes als auch entwicklungsrelevante elterliche Belastungen mit zu berücksichtigen. Insgesamt lässt sich eine hohe Sensibilität für psychische Auffälligkeiten feststellen, wie etwa in folgender Beobachtung deutlich wird:

> Zu dem ungepflegten Baby kommt noch eine Mutter dazu, die auch noch ungepflegter ist. Nicht so, dass man sagt „Sie stinkt" oder sonst wie. Aber so, dass man ((seufzen)) sagt, die müsst man an die Hand nehmen. ((...)) Das Mädchen ist anderthalb, zwei. Springt sofort auf alle los. Ist wie wir so sagen distanzlos, kennt keine Fremden. Geht mit jedem mit. Ist wunderbar. Ist fröhlich, möcht einen zum Abschied gleich küssen. Ähm das ist letztendlich nicht normal::l. Da ist en psychosozialer Hintergrund. Da ist keine wirklich sichere Bindung zwischen Mutter und Kind, die man haben möchte und die man bra::ucht.

Unterschiedlich ist nun allerdings die Handlungsrelevanz, die man psychosozialen Themen im Rahmen der Vorsorgeuntersuchung beimisst. Mit Verweis auf Zeitdruck, der Notwendigkeit einer Prioritätensetzung und der wahrgenommenen Zurückhaltung seitens der Eltern können psychosoziale Themen in den Hintergrund treten:

> Wenn jetzt etwas sichtbar krank ist, was weiß ich, die Muskulatur nicht funktioniert. Oder dass ein Kind wirklich nicht ans Laufen kommt oder eine Grunderkrankung hat, dann ist das immer kein Problem. Aber wenn das wirklich aus psychosozialen Gründen passiert, ist es ein Problem, weil es von den Eltern als solches nicht wahrgenommen wird. Und, wenn man das ansprechen würde, auch wei::t weg geschoben wird.

Handlungspraktisch folgt aus einer solchen Einschätzung ein (normalisierendes) Vermeidungsverhalten (vgl. Kap. 4.5). Gerade Beobachtungen, die keinen Hinweis auf ein klinisches Krankheitsbild geben, sondern höchstens als vorklinisch einzustufen sind, bleiben in der Folge eher unausgesprochen bzw. unbearbeitet. Diese Vermeidung verweist nicht selten auch auf eine Ratlosigkeit im Umgang mit diesen Themen im Rahmen der Vorsorgeuntersuchungen. Hier wird deutlich, dass *sozialpädiatrisch geschulte und interessierte Ärzte* vorklinische Verhaltensauffälligkeiten und Belastungssignale viel eher als handhabbare Handlungsaufforderung begreifen können. Zwar ist die Zurückhaltung der Eltern genauso Thema und kann auch nachvollzogen werden, hindert aber nicht daran, Wege einer situationssensiblen Ansprache zu suchen:

> Man kann der Mutter ja nicht sagen „Sie haben das und das Problem". Dann geht das nicht, sondern das geht eher über das Kind: „Ihr Kind ist wirklich ein anstrengendes Kind. Das ist schwierig". Und sie ist ja auch alleinerziehend. Dann sage ich z.B.:

„Mensch, ich möchte ja nicht allein mit dem Kind. Es ist ja auch in so einem schwierigen Alter. Haben Sie denn Hilfen?" Dann erstmal gucken, gib´s irgendwie eine Oma, die unterstützt? Solche Sachen. Und wenn nicht, dann anfangen, Hilfen anzubieten. Es gibt ja hier so Angebote mit Elterncafé und da ist eigentlich eine Mitarbeiterin des Jugendamtes. Läuft nur nicht unter Jugendamt. Da kann man dann anbinden. Da braucht´s ein paar Besuche, ein paar Gespräche, damit ich überhaupt merke, über welche Schiene komme ich an welche Mutter ran.

Gerade im Hinblick auf psychosoziale Risiken gilt die *Entwicklung eines Gespürs für die adäquate elterliche Ansprache* unabdingbar. Diese Haltung realisiert sich dann etwa im Zitat in einer indirekten Herangehensweise („geht eher über das Kind"), um vorschnelle Abwehr zu vermeiden. Bei Verhaltensauffälligkeiten des Kindes kann sich ein solch indirekter Zugang auch darin äußern, dass (zunächst) somatische Argumente vorgebracht werden, um Eltern von einem Förderbedarf des Kindes zu überzeugen, was durchaus einer impliziten Erwartung der Eltern entspricht (vgl. Kap. 3.4.2)

Auch das *Interesse an psychosomatischen Ursachen von Symptomen* des Kindes ist bei den befragten Ärzten unterschiedlich ausgeprägt und erhalten in Vorsorgeuntersuchungen mehr oder weniger große Aufmerksamkeit. Eltern nutzen Vorsorgeuntersuchungen, um somatische „Dauerthemen" eines Kindes zur Sprache bringen, wie etwa Kopfschmerzen, Verstopfung oder Bauchschmerzen. Die ärztliche Reaktion darauf erfolgt entweder stärker symptombezogen oder aber ursachenergründend, also eine psychosomatische Orientierung offenlegt, wie es im folgenden Beispiel der Fall ist:

Ein Junge, der hatte regelmäßig Bauschmerzen. Und ich hab gedacht „Was hat der eigentlich?" Und hab angefangen, das so ein bisschen abzuklopfen. Hab dann gefragt „Wie geht's in der Schule? Wie sieht es aus?". Und festgestellt, der war ein Linkshänder, der aber keine Anleitung bekommen hat für linkshändiges Schreiben, weil das ist auch so ein komplexes Problem. Dann hatte der noch einen großen Bruder, der super fit durch die Schule ging.

Anschaulich wird die unterschiedliche Relevanz einer psychosomatischen Betrachtungsweise etwa bei ärztlichen Reaktionen auf „Fingernägel-Kauen": Im einen Fall werden direkt mögliche Maßnahmen angesprochen und/oder vor allem normalisiert, wie im Beispiel ein Arzt gegenüber einer besorgten Mutter:

Das ist letzten Endes, ne Übersprungshandlung, ne Nervosität-, das kennt man, der eine kratzt sich am Kopf. Er hat das eben mit dem Fingernägeln-Kauen. Das ist eine vorübergehende Sache, die wahrscheinlich auch irgendwann wieder aufhört, ne. Manche kauen auch in einem höheren Alter ihre Fingernägel. Aber da kann man nicht so wahnsinnig viel machen, außer-. Es gibt Erfolge in diesem Stopp und Grow, aber Kinder sind ja nicht blöd.

Im anderen Fall fokussiert die Ärztin eher auf einen Zusammenhang zur aktuellen Situation des Kindes (U10) in der Schule:

> Das ist dann die Anspannung. Ist mal mehr und mal weniger, wahrscheinlich ne? Gut ich meine klar, das ist natürlich auch die Situation, ich kann mir vorstellen, dass sie da auch nicht ganz glücklich auch war. Hast du ja selber auch gemerkt, dass es nicht so ganz gut gelaufen ist letztes Jahr, ne. Und da ist man natürlich auch bisschen angespannter und dann kommt das mit den Nägeln knabbern. Aber ich kann mir jetzt vorstellen, wenn's dir jetzt gut geht in der Schule, dass das auch ein bisschen weniger wird, ne.

Erst auf diese ärztliche Äußerung hin erfolgen dann einige – hier nicht mehr aufgeführte - Ratschläge, die gerade dadurch eine ausgeprägtere Anschlussfähigkeit für die Familie aufweisen.

5.2.1.4 Relevanz pädagogischen Wissens

Die Erfahrung, dass Erziehungsfragen selbstverständlich Teil der Vorsorgeuntersuchungen sind, führt bei den untersuchten Ärzten zu unterschiedlichen Reaktionen: Im einen Fall wird mit dieser Erfahrung eher stärker denn schwächer gehadert und ein Rollenwandel in dieser Hinsicht auch nicht als erstrebenswert gesehen. Zwar handelt man punktuell in der Rolle des (Laien-)Erziehungsberaters, betrachtet dies aber nicht als Teil der Fachkompetenz und sieht kein Problem darin, hier subjektives, wertgebundenes Alltagswissen als eine Mischung aus eigenen Erziehungserfahrungen, Erfahrungen als Eltern und aus beruflichen Erfahrungen zu vermitteln.

> I: Was denken Sie denn, gehört das zu Ihrer Aufgabe, den Eltern Erziehungstipps zu geben?

> A: Nö. Mhm ((verneinend)). Also ist nicht meine Aufgabe. Aber wenn's denen hilft. Also ich berichte auch gelegentlich über meine Erfahrung und erzähl. Aber ist überhaupt nicht meine Aufgabe.

Mit welcher Selbstverständlichkeit hier ein Professionalitätsanspruch zurückgewiesen wird, verweist darauf, dass dieser Aspekt nicht in das berufliche Selbstverständnis integrierbar erscheint. Anders ist es hingegen, wenn *Erziehungsprobleme als entwicklungsrelevant* betrachtet werden und entsprechend auch als selbstverständlicher Teil einer Entwicklungsberatung angesehen werden. In den oben beschriebenen funktionalen Mustern ärztlicher Mitteilungen widerspiegelt sich eine entsprechende Grundhaltung: Sich abzeichnende Entwicklungsrisiken werden dann selbstverständlich zum Anlass genommen, Eltern auf Möglichkeiten einer erzieherischen Unterstützung hinzuweisen (vgl. Kap. 4.5.1.3) und sie auch in ihrer Position zu stärken (vgl.

Kap. 4.6) Wie oben (ebd.) beschrieben, erweist sich eine solche Orientierung bspw. in der U7 aber vorbereitend auch schon in der U6 als außerordentlich funktional oder in den Worten von HELMICH et al. 1991:

> „Nicht selten fällt Müttern (oder auch Vätern, Anm. Autoren) der Rollenwechsel von der sich einstimmenden Versorgung des abhängigen Kindes zur begleitenden Förderung seiner Individuation schwer. Diese Mütter (bzw. Väter, Anm. Autoren) ‚verlieren' sozusagen ihr Baby. Der die Familie begleitende Hausarzt kann auf solche Schwierigkeiten achten und solche Mütter (und auch Väter, Anm. Autoren) mit dem erforderlichen Umstellungsprozess unterstützen" (HELMICH et al. 1991: 103).

Wird eine *phasenangemessene Erziehung* tatsächlich zum Referenzpunkt der eigenen Professionalität, kann in der Konsequenz weder auf wissenschaftliche Erkenntnisse noch auf Reflexion eigener Erziehungsideale verzichtet werden. Die folgende Empfehlung eines Arztes identifiziert diesbezüglich einen Professionalisierungsbedarf (vgl. hierzu auch JENNI 2016: 278):

> I: Was würden Sie empfehlen, was in der Facharztausbildung für Kinder- und Jugendärzte vermittelt werden sollte?

> A: Also, was ich gut fände, was wir nie hatten und was ich im Moment empfinde, was zu kurz kommt, was wirklich notwendig wäre, wäre Pädagogik. Wir bräuchten zwei Semester, vier Semester oder begleitend Pädagogikvorlesungen und pädagogische Praktika. Und durchaus auch mal in einer Schule. So etwas fände ich hervorragend. Wer nachher Neonatologe und Intensivmediziner wird, der braucht das nicht, vielleicht sollte man ab einer gewissen Zusatzqualifikation das machen. Wir haben bei der Ausbildung zum Diabetologen psychologische Seminare belegt, das war auch sicher sehr hilfreich, aber diese Alltagspädagogik, also das, was uns eben so jeden Tag begegnet. Das fehlt in der, oder fehlte, ich weiß nicht wie es jetzt ist, das fehlte auf jeden Fall völlig. Und meine Reaktion, und meine, Ratschläge entstehen eben nicht aus Erlerntem, sondern aus Erfahrungen, aus erfahrenem Wissen. Damit liege ich im Moment ganz gut und es gibt viele Momente, in denen ich auch schlinger und in denen ich auch denke mhm, was machst du denn jetzt oder was kann man denen denn raten.

5.2.2 Regelorientierung

Die Durchführung pädiatrischer Vorsorgeuntersuchungen wird von Ärzten immer wieder als etwas beschrieben, das sie beim Übergang zur Niederlassung erst neu erlernen mussten, weil dies gerade nicht Teil ihrer Aus- bzw. Weiterbildung in Studium oder Krankenhaus war. Zusätzlich muss dies bewältigt werden, ohne dass bspw. eine Orientierung an – erfahrenen – Vorbildern möglich wäre. Selbst der (Erfahrungs-)Austausch mit Kollegen ist, wie die von uns interviewten Ärzte berichteten, wenn überhaupt eher die Ausnahme denn die Regel. Berücksichtigt man zusätzlich, dass die Vorsorgen jeweils unter ausgeprägtem Handlungsdruck durchgeführt werden müssen, verwundert es nicht, dass dies mit einem gehörigen Maß an Unsicherheit verbunden ist. Im Umgang mit dieser Unsicherheit kristallisierten sich in unserer Untersuchung zwei typische ärztliche Haltungen heraus, die das Handeln im Rahmen der Vorsorgeuntersuchungen in grundlegender Weise prägen; beide sollen im Folgenden kontrastierend veranschaulicht werden. Eine Haltung ist als *schematische Regelorientierung* beschreibbar, die andere Haltung folgt einer *situationssensiblen und flexiblen Auslegung von Regelwissen.*

5.2.2.1   Schematische Regelorientierung

Diese ärztliche Haltung sucht Sicherheit in einem *stärker schematischen und an Regelwissen orientiertem Vorgehen*, in einer Haltung mithin, die tendenziell anstrebt, die Vorsorge auf immer gleiche, man könnte auch sagen standardisierte Weise durchzuführen. Hier wird nur in einer engen Regelorientierung bzw. einem schematischen Vorgehen eine Möglichkeit gesehen, das *Ziel einer vollständigen Erfassung sämtlicher – aus ärztlicher Sicht – relevanter (Teil-)Aspekte* zu erreichen. Das im Kapitel zum ärztlichen Frageverhalten beschriebene „Abarbeiten eines Fragekatalogs" (vgl. Kap. 4.3.2.2) folgt bspw. einer solchen Logik.

Bei einem Arzt, der sich erst kürzlich niederließ, wird deutlich, dass die von uns beobachteten Vorsorgen stets nach einem nahezu identischen Muster abliefen. In folgendem Interviewausschnitt wird deutlich, wie ein Verfehlen des geplanten schematischen Ablaufs dann aber nicht mehr kompensiert werden kann und in der Folge der gesamte Ablauf der Vorsorge in eine Krise gerät, aus der der Arzt keinen Weg mehr herausfindet:

> Ja aber das ist mir letztens noch aufgefallen, bei einer Vorsorge, U3, wo ich dann auch gesagt hab: Boa war das ein Krampf. Ich konnte nicht das abspulen, das sagen, wie ich es sonst immer bei der U3 mache. Ne? Und dann wird man selber unsicher, weil die Eltern auch dann – die spielen natürlich da auch eine Rolle – nicht reagieren, nicht antworten, ganz ruhig sind, verängstigt sind, nur gucken. Und ich's dann nicht geschafft hab, die abzuholen, die Eltern, ne?

Auffällig ist, dass die in der Erzählung des Arztes beschriebene verstummende Reaktion der Eltern derjenigen gleicht, die als eine Folge eines schematischen ärztlichen Fragverhaltens herausgearbeitet wurde (vgl. Kap. 4.3.2.2). Die Krise eines solchen „Abspulens" deckt sich dabei mit Erkenntnissen der Expertiseforschung (NEUWEG 2005; DREYFUS 1987), die gezeigt haben, dass sich eine zu schematische Befolgung von Handlungsregeln insbesondere in komplexen Situationen als weitestgehend inadäquat erweist, da Handlungsregeln stets von der spezifischen Situation abstrahieren und per se nur eine begrenzte Zahl an Kontingenzen zulassen. Sie beziehen sich auf den typischen Allgemeinfall, nicht jedoch auf den je besonderen Einzelfall.

In der oben beschriebenen Haltung ist das Ziel ärztlichen Handelns vor allem, das Programm *schematisch* „abzuspulen", wie dies der Arzt in obigem Zitat formuliert. Dann erscheinen im Übrigen die von Eltern und Kindern ausgelösten Irritationsmomente vor allem als Störfaktoren, die es tendenziell zu vermeiden bzw. unterbinden gilt.

Gleiches gilt in einer solchen Haltung für den *Anspruch auf Vollständigkeit*: Elterliche Erzählungen werden dann oftmals als für das ärztliche Handeln weitestgehend unwichtige „Ausschweifungen" gesehen, die den Prozess der aus ärztlicher Sicht eigentlich wichtigen Informationsgewinnung stören. In den Worten einer interviewten Ärztin:

> Und wenn die Eltern dann „da und da" und „hach und ja". Und eigentlich Sachen erzählen, die überhaupt nicht interessant sind für die Entwicklung, dann fange ich an, mit geschlossenen Fragen genau da nachzuhaken, was ich gerne hören möchte oder wo sich eben das Problem darstellt.

Nicht nur beim anamnestischen Vorgehen zeigt sich ein solcher Vollständigkeitsanspruch, sondern auch in der Beratung, wenn dort die stets gleichen Ratschläge auf die immer gleiche Art vorgetragen werden, dem Prinzip folgend: Hauptsache, ich habe es einmal oder auch mehrmals angesprochen.

Hier wird deutlich, dass in einer solchen Haltung vor allem das *Primat des ärztlichen Redens* gilt. Gerade im eigenen Reden wird eine Steuerungsfunktion für das Interaktionsgeschehen gesehen. Ein Zuhören ist im Gegenzug nur insoweit vorgesehen, als die elterlichen Reaktionen im Rahmen ihrer erwarteten Rolle bleiben – bspw. angemessen auf die ärztlichen Fragen zu antworten. Ein erweitertes Verständnis von Zuhören, bei dem der Arzt den Eltern eigene Themen- bzw. Relevanzsetzungen ermöglicht und ein Stück weit die Kontrolle über das Gespräch abgibt, ist in dieser schematischen Haltung unvorstellbar.

5.2.2.2 Flexible Regelorientierung

Anders ist dies nun eben bei einer Haltung, in der mit den Herausforderungen – und auch Vorgaben – einer Vorsorge sehr viel flexibler umgegangen wird. In folgendem Interviewauszug mit einem Arzt wird die Kehrseite des obigen Vollständigkeitsanspruchs noch einmal deutlich:

Aber die Elternfragebögen, ich bin kein großer Freund, ich bin ein sehr individualisti-scher Mensch. Und ich bin kein großer Freund von diesen standardisierten Dingen, das war ich schon in der Klinik nicht. Und ich hab einfach gemerkt, auch bei den standar-disierten Anamnesebögen, da werden dann Sachen erfragt, die sind völlig irrelevant, weil man das Kind kennt und dann ist überhaupt keine Zeit mehr übrig, für das, was wirklich wichtig ist. Klar ist das irgendwie, wenn Sie nicht viel Zeit haben und eine Vorsorge in einer Viertelstunde ablaufen muss, dann werden halt den Eltern die Frage-bögen ausgeteilt, dann müssen sie die ausfüllen, dann lesen Sie die. Aber was das dann heißt, wenn da irgendwo ein Kreuzchen steht, ob das dann bedeutet, naja sind sie wirk-lich zufrieden damit, sind sie nicht zufrieden, Sie kriegen ja keine Feinheiten mit. Die Feinheiten kriegen Sie nur mit im Gespräch.

Die Vollständigkeit, die durch das Abarbeiten eines Schemas erreicht werden soll, wird hier in zwei Richtungen infrage gestellt: Zum einen wird festge-stellt, dass ein schematisches Vorgehen prinzipiell immer zu viel bzw. viel Unnützes ermittelt „weil man das Kind [auch so] kennt"; zum anderen bleibt keine Zeit mehr für eine punktuelle Vertiefung. Dass die angestrebte Voll-ständigkeit eines schematischen Vorgehens oftmals nur eine *scheinbare Vollständigkeit* ist, zeigte sich häufig bei den dysfunktionalen Kommunikati-onsmustern, z.B. beim ärztlichen Frageverhalten, wenn das einfache Abar-beiten von anamnestischen Fragen dazu führte, dass verschiedenste – prob-lematische – Aspekte bspw. der familiären Situation gerade nicht in den ärztlichen Blick gerieten.

In der Formulierung „weil man das Kind kennt" aus dem obigen Zitat scheint zudem eine andere Idee von Vollständigkeit auf, die sich immer wieder in den Ärzteinterviews zeigte, wenn danach gefragt wurde, wie Ärzte denn zu einer – ersten – Einschätzung über ein Kind bzw. eine Familie kommen wür-den. Beschrieben wird dann gerade nicht ein schematisches Vorgehen, son-dern vielmehr ein sehr breiter und differenzierter Blick auf Kind und Fami-lie. Beispielhaft hierfür ein Auszug aus einem Interview mit einem erfahre-nen Arzt:

Ähm ((lachen)) also, man guckt. Man macht die Augen auf. Und das werden Sie viel-leicht auch von anderen Kollegen hören, aber ich glaube, dass unglaublich viel über die Eindrücke geschieht, die man sieht. Wie die Mutter mit dem Kind umgeht. Ich komm rein und ich sehe: Das Kind sitzt, das Kind liegt, das Kind steht, das Kind läuft weg ((lachen)). Das Kind haut ab, das Kind schreit. Alles Informationen. Das ist das, was ich gelernt habe und was mir unglaublich hilft. Dass jede Sache, die man sieht und die passiert, eine Information ist und auch irgendwas Wichtiges für die Entwicklung, für die Interaktion mit den Eltern, für was weiß ich was. Ich glaube, jede Sache ist In-formation.

Typisch ist hier zunächst die im anfänglichen Zögern und Auflachen mitschwingende Schwierigkeit, das eigene ärztliche Handeln verbal zu explizieren.[41] Der erfahrene Arzt kann und weiß deutlich mehr, als er in der Lage ist, in Worte zu fassen, womit auch hier die Grenze eines schematischen Vorgehens – bspw. eines anamnestischen Fragebogens – offenbar wird. Im dann beschriebenen Primat des ärztlichen Blicks („Man macht die Augen auf") kommt ein eher *gestalthaftes Wahrnehmen* zum Ausdruck, das immer auch erfahrungsgesättigt ist. Mit zunehmender Berufserfahrung bildet sich ein (implizites) Wissen, das eine immer höhere Sensibilität für *situative Unterschiede in der Wahrnehmung und Bewältigung von Arbeitssituationen* ermöglicht. Für die allgemeinpädiatrische Praxis kommt noch jene Erfahrung hinzu, die mit einer konkreten Familie über einen längeren Zeitraum hinweg gemacht wird. Eine solche Erfahrung kann sich nur bilden, wenn die konkrete Familie nicht von vornherein als typischer Fall betrachtet wird, sondern als spezifischer Einzelfall.

Eine Haltung des *„Sicheinlassens"* (NEUWEG 2005: 7) auf erfahrungsbegründet-intuitive Momente der Wahrnehmung und des Handelns erwies sich gerade auch im Hinblick auf das Eingehen auf die Kinder als vorteilhaft – gerade die Kinder sind im Rahmen der Vorsorgen oftmals ein nur schwer zu kontrollierender „Faktor". Für den Umgang mit diesem „Faktor" ist ein Vorgehen produktiv(er), das nicht stets auf ähnliche Weise versucht, in Kontakt zu kommen, sondern vielmehr jeweils sensibel eine Anschlussfähigkeit findet, um die Vorsorgesituation aufzuschließen bzw. zu veralltäglichen. Folgendes Interviewzitat ist ungekürzt wiedergegeben, um zu veranschaulichen, wie differenziert der Arzt die Kinder im Blick hat. Berücksichtigt man zudem, wie oben beschrieben, dass selbst erfahrene Ärzte immer nur einen Teil ihres Erfahrungswissens überhaupt explizieren können, so offenbart sich hier eine ausgeprägte Situationssensibilität:

> So ein Beispiel. Dann sitzt das Kind da im Unterhemd bei der U9. Sitzt dann da. Dann weiß ich, das ist ein Mädel, dann setz ich mich nicht daneben und fang jetzt erst mal an, irgendwie einen Sprachtest zu machen oder so. Sondern dann sag ich: "Komm mal her". Was ich sehe, dem Kind ist kalt. Und dann tanzen wir mal ein bisschen. Dann mach ich das halt so der Situation ein bisschen angemessen, ja. Oder wenn ich reinkomme. Da sitzt dann so ein Kind bei der Mama noch auf dem Schoß bei der U8. Da denk ich schon: Ok, muss man ein bisschen vorsichtig sein. Dann erzähl ich immer so ein bisschen mit der Mama. Und wenn man dann so ein bisschen erzählt mit der Mama, dann werden die immer so ein bisschen neugierig. Und dann drehen die sich im-

---

41 Dies steht im klaren Gegensatz zum Rezitieren von etwaigen Handlungstechniken, bspw. die in Kommunikationsseminaren gerne gebrauchte Formel des Stellens von „offenen Fragen".

mer mal so um und dann kramen die in der Stiftdose. Dann nehmen sie sich mal einen Stift. Ich versuch das so ein bisschen- du kannst auch nicht mit Kindern dann da anfangen. Dann fangen die manchmal an und machen überhaupt nicht mit. Erst mal versuche ich immer, einen Zugang zu den Kindern zu finden. Und das mach ich dann immer aus der Situation heraus. Wenn die hier ein tolles Bild gemalt haben, dann haben sie ein tolles Bild gemalt: "Ey, hast du doch nicht selber gemalt?" Und dann fang ich erst mit dem Bild an. Und dann gucken wir, „was ist das hier?" Dann fangen sie an zu sprechen. Dann mach ich im Prinzip aus dem Bild schon einen Sprachtest. Dann brauch ich nicht- ich hab ja hier meinen standardisierten Sprachtest, den wir da durchgehen. Aber wenn mir so ein Kind dann da erzählt und ich komm mit dem ins Gespräch, dann brauche ich keinen standardisierten Sprachtest mehr zu machen. Das kann ich mir dann <u>sparen</u>. Das ist doch langweilig, wenn ich dann nochmal das Buch nehme und wieder von vorne anfange. Und wenn ich ein Kind habe, das locker mit mir ins Gespräch kommt und wir haben da unseren Spaß, dann sehe ich erst mal, das Kind kann kommunizieren. Ist freundlich, ist zugewandt. Und wenn ich mit dem Kind hier zehn Minuten irgendwelche Sachen malen kann. Ja? Und wenn's den Pinguin macht und einen Salto macht und Spaß hat. Ja, hallo. Ich glaub, man muss sich auch so ein bisschen auf seine Erfahrung verlassen, wie so eine Vorsorge dann funktioniert. Dann muss ich nicht bei <u>jedem</u> einzelnen Item, was die Entwicklung angeht, <u>immer</u> meinen Standard abzurufen. Wo ich einfach merke, das läuft rund. Das ist super. Die erzählt mir hier zehn Minuten ein Ohr ab. Da muss ich keinen Sprachtest mehr machen. Die malt mir hier sieben Schmetterlinge. Schreibt ihren Namen, irgendwo Mama und Papa. Dann weiß ich, das Kind ist feinmotorisch gut. Das ist interessiert. Das ist neugierig. Ja, das ist für eine Fünfjährige super weit.

Neben der ausgesprochen differenzierten Wahrnehmung der Kinder und dem daran anschließenden situationssensiblen Umgang wiederholt sich im Zitat die Ablehnung eines rein schematischen Vorgehens. Wie oben bereits angemerkt, wird bei einem schematischen Vorgehen vor allem auch die Einschränkung der Möglichkeit einer punktuellen Vertiefung bemängelt. Eine produktive ärztliche Haltung zeichnet sich demnach ebenfalls dadurch aus, dass sie sich nicht allein auf ein intuitiv gesthaftes Wahrnehmen (und Handeln) verlässt. Vielmehr wird sie vor allem dazu genutzt, die Richtung des ärztlichen Handelns abzuleiten und eine *flexible Regelorientierung* zu eröffnen. Am Beispiel des Umgangs mit – standardisierten – Testverfahren zeigt sich eine erfahrungsgesättigte und situationssensibel flexible Nutzung dieser Instrumente, wie in folgenden zwei Auszügen aus Interviews mit erfahrenen Ärzten deutlich wird:

Es gibt ja Tests, die man standardisiert machen kann und so. Also ich habe das so von mir aus schon angedacht, das eventuell zu etablieren. Aber ich würde das nicht grundsätzlich bei allen Kindern machen. Da sind so manche Kinder, die begleitest du die ganzen Jahre und da weißte einfach, die sind gut. Ja. Und da gibt's einfach speziell noch mal so ein paar Sachen, es gibt so ein paar Erziehungsfragen und ein paar Entwicklungsfragen. Da brauch ich jetzt nicht bei allen Kindern grundsätzlich den Bayley und den ET 6-6 zu machen oder sowas alles. Ich glaub, das ist völlig übertrieben. Mein Ziel ist es, bei den Kindern, wo ich mir nicht so ganz im Klaren bin, da eventuell gezielt nochmal so einen Entwicklungstest anzusetzen. Wo man vielleicht auch mal einen zweiten Termin macht, und sagt "Kommen Sie nochmal, dann machen wir einfach so standardisierte Tests", wo ich aber auch die Kollegen mit einbinden würde.

Aus einem weiteren Interview:

Aber ich bin überhaupt kein Freund von Testungen, ne. Ich °hasse° das regelrecht. Dass ich ein Kind teste und dann aufgrund der Testungen beurteile, weil das Testergebnis mag ja mit dem Problem, was ein Kind hat, überhaupt nichts zu tun haben. Wenn ein Kind super lernt und gut in der Schule ist, dann ist mir der Intelligenztest doch völlig egal. Ja, und es wird einfach wild rum getestet und ich mag das überhaupt nicht. Wenn es ein Problem gibt und man das Problem nicht einschätzen kann, dann muss man sich mehr Informationen holen und auch gewisse Testungen machen und noch mehr Testungen machen und sehr genaue Testungen machen und die auch nochmal wiederholen. Ich glaub', dass es wirklich gezielt gemacht werden muss. Also dass man, wenn ein Problem da ist, gezielt nach diesem Problem gucken kann. Und wirklich auch dann eben nicht mit so einem Screeningtest mit so einem Ruckizucki. Dann muss es wirklich Testungen geben, die sehr komplex zum Teil sind. Und da braucht es zum Teil eben sehr viel Zeit. Also eher eine gezielte Behandlung, anstatt ein ständiges Screening mit Tests.

Auch wenn der Arzt im zweiten Auszug eine deutliche Ablehnung von „Testungen" formuliert, wird im weiteren Verlauf klar, dass sich dies nicht auf die Testverfahren an sich bezieht, sondern vielmehr auf die Art und Weise, wie diese im Rahmen der Vorsorgen genutzt werden. Abgelehnt wird von beiden Ärzten eine undifferenziert-routinierte Anwendung. Stattdessen scheint hier eine *flexible und situationssensible Prioritätensetzung* auf, die einer *vertiefenden Analyse* durch weitere Testverfahren vorangeht. Diese Vertiefung wird durch den oben beschriebenen erfahrungsbegründeten – und gerade nicht schematisch ermittelten – (Gesamt-)Eindruck des Kindes bzw. der Familie erst möglich.[42]

42 Die in den obigen Zitaten formulierte Haltung der Ärzte kann dabei übrigens womöglich auch als – mehr oder minder – intuitive Bearbeitung eines in der Literatur immer wieder beschriebenen Dilemmas der Entwicklungsdiagnostik betrachtet werden (REUNER u. PIETZ 2006): „Screeningverfahren sind nicht dazu geeignet, schon als entwicklungsauffällig identifizierte Kinder zu untersuchen. Das Dilemma der entwicklungsdiagnostischen Anstrengungen im Rahmen der Vorsorgeuntersuchungen ist damit offensichtlich. Signifikante Entwicklungsstörungen werden meist ohne Screening gesehen und sollten dann zum Einsatz eines Entwicklungstests führen. Leichtere Auffälligkeiten, und das sind die einer Behandlung besonders zugänglichen und effektiv beeinflussbaren Entwicklungsprobleme, werden durch kurze und unter schwierigen Bedingungen durchgeführte Entwicklungsscreenings nur unzureichend erkannt." (REUNER u. PIETZ 2006: 310)

Eine solche Haltung zeigte sich, wenn der Arzt mit einer gewissen Hartnäckigkeit Themen verfolgte, bei denen die Eltern eine Tendenz zur Normalisierung zeigten und – zunächst – eher oberflächlich in Form „verkappter Enthüllungen" (vgl. Kap. 4.1.3) antworteten. Hartnäckigkeit war vor allem dann funktional, wenn sie in responsiver Weise mittels Präzisierungsfragen (vgl. Kap. 4.3.3; SPRANZ-FOGASY 2010) erfolgte und gerade nicht über das Abarbeiten eines Fragekatalogs. Im Gegensatz zu der oben beschriebenen schematischen Regelorientierung wird hier dem *ärztlichen Zuhören* ein besonderer Wert beigemessen. So wird die Arzt-Patienten-Kommunikation zu einem für ein responsives Vorgehen charakteristischen, wechselseitigen Verständigungsprozess (vgl. Kap. 4.7).

Bedeutsam ist die Anerkennung der Sinnhaftigkeit einer situationssensiblen Auslegung von Handlungsregeln auch hinsichtlich eines *professionellen Selbstverständnisses*. Dies zeigt folgende Äußerung:

> ((...)) Dass wenn die Mutter ein Kreuz an der Stelle macht, dass das Kind dann überwiesen werden soll. Also so einfach, ne. Ein Kreuz ist eine Ecke und ich sage, es muss ins SBZ. Das ist so ein Formalismus. Das ist <u>völliger Schwachsinn</u> auf Deutsch. Man soll da wirklich mit den Eltern entscheiden, was ist wichtig und was ist nicht wichtig. Zu welchem <u>Zeitpunkt</u> ist was wichtig. Kann ich die Mutter beruhigen. Können wir ganz bewusst auch sagen "Nein, wir warten jetzt mal drei Monate und machen <u>keine</u> Untersuchungen, weil Stress in der Familie ist oder so". Ich finde, das Standardisierte muss irgendwie rein, weil man muss irgendwie schon versuchen zu gucken, wie können verschiedene Ärzte ein Kind ähnlich untersuchen. Aber die individuellen Absprachen und die individuellen Entscheidungen über das, was man tut, ist <u>extrem</u> wichtig. Und das würde ich mir ungerne auch als Arzt nehmen lassen. Und das wird nicht so berücksichtigt.

Die schematisch-automatische Ableitung einer Handlungsempfehlung (ein „Kreuz an der Stelle") wird hier zugleich als Angriff auf die ärztliche Entscheidungsautonomie gesehen. Dem wird die Haltung einer *qualifizierten Ermessensarbeit* entgegengesetzt, die die konkrete Familiensituation aufmerksam wahrnimmt und dann „individuelle Absprachen und ((…)) individuelle Entscheidungen" trifft. Die Ermessensarbeit wird als Kern des eigenen ärztlichen Selbstverständnisses markiert – es wird deutlich, dass erst so die Möglichkeit entsteht, die sub-klinischen „Zwischenbereiche" zu berücksichtigen (vgl. Kap. 4.5.3.2). In einem schematisch orientierten Vorgehen gibt es vor allem Schwarz-und-Weiß, wie sich in folgender Bemerkung zeigt, die sich auf einen Fragebogen zur Ermittlung postpartaler Depression bezieht:

> Und da ist man ja auch manchmal überrascht. Dass dann doch so hohe Punktzahlen rauskommen und dass die dann doch ne postpartale Depression haben.

Ähnlich wie oben das „Kreuz an der Stelle" entscheidet hier der Score des Fragebogens darüber, ob nun eine Depression besteht oder nicht. Was allerdings geschieht, wenn der Schwellenwert zur Depression vielleicht gerade noch unterschritten wird, bleibt offen. In einer wie oben beschriebenen qualifizierten Ermessensarbeit hätten auch die Grautöne bzw. Zwischenwerte eine höhere Chance, wahrgenommen und bearbeitet zu werden.

Letztlich wird erst in solch einer Ermessensarbeit responsives ärztliches Handeln relevant: Wenn nicht nur einfach Handlungsempfehlungen aus Tabellen und Fragebögen abgeleitet werden sollen, bedarf es eines (situations-)sensiblen Blicks dafür, „was wichtig ist und was nicht", und dies eben auch gemeinsam mit den Eltern. Eine responsive Grundhaltung ist somit Teil eines professionellen Selbstverständnisses.

5.2.3 Autoritätsverständnis

Das inkorporierte Autoritätsverständnis des Arztes bezieht sich auf die Haltung zum eigenen Wissen (sowohl medizinisch-kategoriales Wissen als auch (berufs-)biografisches Erfahrungswissen) und prägt damit maßgeblich die Elternkommunikation in der Vorsorgepraxis mit. Folgend wird zunächst eine Haltung dargestellt, die zu einem eher einseitigen Kommunikationsverhalten führt (*enger Autoritätsanspruch*). Kontrastierend dazu wird im zweiten Schritt eine Haltung beschrieben, derzufolge eine gewisse Uneindeutigkeit und Perspektivität des ärztlichen (Erfahrungs-)Wissens als gegeben akzeptiert und somit eher eine responsive Elternkommunikation befördert wird (*relativer Autoritätsanspruch*).

5.2.3.1 Enger Autoritätsanspruch

Ein enger Autoritätsanspruch meint, dass der Arzt das eigene Wissen als weitestgehend gesetzt und insofern in sich abgeschlossen betrachtet. Er folgt dabei vor allem einer *Instruktionslogik*, d.h. der Arzt vermittelt den Eltern bereits vorher feststehende Inhalte, welche in der Vorsorge und im Gespräch mit den Eltern nicht mehr zur Disposition stehen (vgl. auch KOERFER et al. 2008: 41). Die Eltern werden vielmehr im Hinblick auf den betreffenden Sachverhalt informiert bzw. zu einer als eindeutig „richtig" erachteten Handlung angeleitet. Das ärztliche Wissen wird auf der Grundlage unterschiedlicher Referenzsysteme *objektiviert:* Erstens beruft man sich auf Mess- und Kennzahlen (bspw. auch Scores aus Fragebögen) bzw. auf evidenzbasiertes Wissen. Zweitens werden persönliche Präferenzen dahingehend

„verobjektiviert", als dass man selektiv passende Studienergebnisse zur Objektivierung heranzieht. Drittens werden eigene Erfahrungen als Mutter oder Vater bzw. Erfahrungen, die man mit einzelnen Patientenfamilien gemacht hat, in quasi allgemeingültiges Regelwissen rückübersetzt, nach dem Motto: Das hat bei mir geklappt bzw. bei mehreren Patientenfamilien, also klappt es bei allen anderen auch.

Ein solchermaßen objektiviertes Wissen beansprucht unabhängig von der konkreten Situation Gültigkeit. Ein enger Autoritätsanspruch erlaubt es daher kaum, dass sich der Arzt von Erfahrungen der Eltern „belehren" lässt und das eigene Wissen(-sspektrum) erweitert. Im Hinblick auf Elternkommunikation bedeutet dies dann beispielsweise: Man hat den Umgang mit einer typischen Eltern-Problematik, die in der Vorsorgeuntersuchung häufig auftritt (bspw. die Schnuller-Entwöhnung, nächtliches Schlafverhalten, Zeitpunkt der Einführung von Beikostnahrung etc.) für sich abschließend geklärt – und transportiert die Lösung in einem tendenziell entmündigenden Aufklärungsgestus. Das konkrete Gegenüber (im Vorsorgekontext die Eltern) kann dann die ärztliche Sichtweise nicht mehr legitimerweise irritieren. Konsequenz einer solchen Haltung ist eine mehr oder weniger erstarrte Routine und ein Verhindern von Lernprozessen, die das Expertenwissen durch stets neue Erfahrungen anreichern bzw. beleben würden. Dieser Haltung entsprechend werden versuchte Relevanzsetzungen vonseiten der Eltern auch verstärkt als störend empfunden (vgl. „Eltern als Störfaktor", Kap. 5.1.2.1). Folglich befördert der enge Autoritätsanspruch eine einseitige Elternkommunikation und ein eher paternalistisches Rollenverständnis, in dem Eltern instruiert werden und dem Arzt vor allem gut zuhören sollen. Darüber hinaus wird die eigene ärztliche Beobachtung gegenüber dem elterlichen Erfahrungswissen mehr oder weniger selbstverständlich als überlegen eingeschätzt. Elterliches Erfahrungswissen als (weitere) Informationsquelle sowohl für die Feststellung des kindlichen Entwicklungsstands als auch für die Ausgestaltung von Erklärungen und Empfehlungen wird dann konsequenterweise kaum als wertvoll behandelt. Handlungswirksam wird diese Haltung bspw. in beharrenden Beratungsmustern (vgl. Kap. 4.6.2.2).

5.2.3.2 Relativer Autoritätsanspruch

Ein relativer Autoritätsanspruch anerkennt in mehrerlei Hinsicht die *Grenzen des eigenen ärztlichen Wissens*: Zum einen wird die Eindeutigkeit des medizinisch-kategorialen Wissens relativiert und entsprechende Interpretationsspielräume wahrgenommen. Zum anderen wird anerkannt, dass dem eigenen ärztlichen Erfahrungswissen immer auch eine gewisse Perspektivität und damit Subjektivität anhaftet.

Anerkennung der Grenzen medizinisch-kategorialen Wissens

Kennzeichnend für einen relativen Autoritätsanspruch ist zunächst einmal die Wahrnehmung der Grenzen medizinisch-kategorialen Wissens. Konkret bedeutet dies ein Bewusstsein darüber, dass medizinisches Wissen im Allgemeinen und das eigene medizinische Wissen im Besonderen immer wieder auch als unsicher, unzureichend und uneindeutig erlebt wird. In diesem Verständnis werden etwa Leitlinien zwar als „sinnvolle und notwendige Entscheidungshilfen zur Gewährleistung einer qualitativ hochstehenden medizinischen Versorgung" (V. TROSCHKE 2004 in MERL 2011: 53) betrachtet. Nichtsdestotrotz wird vielfach auch gesehen, dass „methodische Grundlagen der evidenzbasierten Leitlinien nicht immer gesichert sind" (ebd.). Es gilt, wie VOGD (2002) formuliert:

> „Die Beziehung zwischen Wissenschaft und Medizin ist jedoch keinesfalls trivial, denn die ‚Experten' der akademischen Disziplinen generieren Wissen ‚eines relativ esoterischen Typs', da sie ihre Wissensbasis unter kontrollierten (Labor-)Bedingungen erzeugen. Es hat zwar oft ‚wissenschaftlichen Status', ist aber nach Stichweh ‚dennoch in entscheidender Sicht insuffizient', denn der ‚Tendenz nach gibt es eine Überkomplexität der Situation im Verhältnis zum verfügbaren Wissen, eine Relation, die es ausschließt, das Handeln des Professionellen als problemlose Applikation vorhandenen Wissens mit erwartbarem und daher leicht evaluierbarem Ausgang zu verstehen'(STICHWEH 1987: 228)" (VOGD 2002: 298).

Gerade die hier angesprochene schwierige Applikation evidenzbasierten Wissens auf konkrete komplexe Praxissituationen wird im Rahmen eines relativen Autoritätsanspruchs als Grenze der Leitlinienorientierung akzeptiert. Daraus folgt im positiven Sinne, dass der Interpretationsspielraum zahlreicher wissenschaftlich basierter Leitlinien handlungspraktisch als Ressource genutzt und in Abhängigkeit von konkreten Familiensituationen ausgelegt wird (vgl. Kap. 4.6.1.2). Der Umgang mit Leitlinien wird sozusagen als „freischaffende Kunst grob um die Leitlinien herum" betrachtet (MERL 2011: 406). Folgendes Zitat eines Arztes macht diesen situativen und damit in gewisser Weise improvisierenden Umgang mit Leitlinien deutlich:

> Da kann ich natürlich sagen "Ja:::, die Empfehlungen sind aber so, dass man ab dem vollendeten – möglichst früh schon vollendeten – vierten Monat anfangen soll. Wie stehen Sie dazu? Könnten Sie sich auch vorstellen da früher anzufangen? Also die Empfehlungen wegen Allergieprävention gehen dahin – jetzt neuste wissenschaftliche Ergebnisse – dass man eben ab dem °vierten° anfängt. Und nicht so, wie Sie es gesagt haben, ab dem sechsten". Und dann sagen die "Nein, das möchten wir so. Wir- ähm

oder ich bin noch nicht dazu bereit, Brei einzuführen". Und da merk ich schon, dass die Eltern eben so auf Abwehr sind und dann versu::ch ich auch gar nicht, da- Ich hab das dann erwähnt und notier das dann eben schriftlich auch, dass ich das eben schon empfohlen habe. Aber dass es von den Eltern nicht so gerne so umgesetzt werden möchte, dass die dann erst ab dem sechsten Lebensmonat zufüttern möchten. Dann ist das für mich auch ok. Das hat die Kinder bis jetzt noch nicht umgebracht, dass die später mit der Beikost anfangen.

Im Zitat wird die Unsicherheit bzw. der stetige Wandel medizinisch-kategorialen Wissens offensichtlich. Dieser Wandel macht für den langjährig tätigen Arzt mit relativem Autoritätsanspruch eine rigide Leitlinientreue fragwürdig. Nachfolgendes Zitat eines Arztes verdeutlicht sehr schön, wie strittig die wissenschaftliche Basis von Leitlinien empfunden wird:

Nach Vorgabe unserer Berufsverbände sollte man jetzt im vollendeten vierten Monat anfangen. Ich hab's ja nicht gemacht, weil ich an der Validität dieser Studie zweifle ((...)). Ich fühlte mich definitiv in meiner Meinung bestätigt, als sich die nationale Stillkommission massiv dagegen gewehrt und gesagt hat: „Nein, nein, wir sind absolut nicht dafür, dass ab dem vierten Monat beigefüttert wird". Und dann gab's nen großen Streit, und dann hat man sich geeinigt zwischen dem vierten und sechsten.

Für den zitierten Arzt folgt aus dieser Beobachtung, dass er auch gegenüber Eltern seine Position selbstverständlich als eine relative, d.h. als eine Position unter mehreren darstellt. Dies bedeutet nun aber nicht, gegenüber Eltern einen verunsichernden Relativismus zu vertreten – vielmehr sieht sich der Arzt gefordert, seine Positionierung als gut begründete persönliche Überzeugung auszuweisen, die überdies von anderen Instanzen (Stillkommission) geteilt wird.

Ist der relative Autoritätsanspruch verinnerlicht, sieht sich der Arzt im Umgang mit medizinisch-kategorialem Wissen immer wieder vor die Herausforderung gestellt, im Einzelfall einschätzen zu müssen, wie groß denn nun der Interpretationsspielraum tatsächlich sein darf. Bezeichnend ist hier bspw. die Unterscheidung zwischen „harten und weichen Facts". Hier sind aus ärztlicher Sicht elterliche Entscheidungsspielräume in unterschiedlichem Maß zulässig:

Wenn die Eltern zum Beispiel sagen: "Impfen machen wir jetzt nicht" ((leichtes lachen)) oder Vitamin D zum Beispiel: „Ich geh in die Sonne mit dem Kind. Ich bin jeden Tag draußen." ((...)) Da bin ich dann schon eher hinterher, nen Ratschlag zu geben und die Eltern da auch anzuhalten dann einfach. Also es gibt weiche und es harte Facts, wie ich immer so schön sage. Wo ich etwas mehr hinterher bin und wo ich die Eltern ein bisschen auch lasse dann.

Dass es sich bei der Definition von „harten und weichen Facts" immer auch um einen Abwägungsprozess handelt, wird nur schon daran deutlich, dass Ärzte die Grenzen zwischen „hart" und „weich" unterschiedlich ziehen. Auch bezogen auf die Diagnostik[43] wird die Unsicherheit und Uneindeutigkeit medizinischen Wissens immer wieder erfahren, wie in folgendem Zitat deutlich wird. Hier konnte erst der fünfte Arzt einen medizinischen Befund klar einordnen und eine Therapie anordnen:

> Das war bei so ner Fußstellungsgeschichte, ne, wo ich wirklich nicht viel zu sagen konnte, wo ich ne Überweisung zum Orthopäden geschrieben hab, da hat's dann drei weitere Überweisungen gegeben, weil keiner genau wusste, was mit dem Fuß ist. Und der fünfte wusste es anscheinend dann irgendwie, hat ne Physiotherapie aufgeschrieben. Zu spät wohl dann auch insgesamt. Damit muss man umgehen lernen einfach, dass ich (nur ein Kollege bin), nicht allwissend bin und noch lerne einfach, ne. Sonst glaub ich wird man unglücklich, wenn man da mit zu viel Anspruch an die ganze Sache drangeht. Ja.

Hier befördert ein verinnerlichtes Bewusstsein um die Grenzen medizinisch-kategorialen Wissens, auch in Gegenwart der Patientenfamilien Fehler eingestehen zu können und nicht stets „allwissend" sein zu müssen. Unsicherheiten können so eher offengelegt werden, da sie nicht als ein Versagen betrachtet werden und gleichzeitig anerkannt wird, dass Unwägbarkeiten ärztliches Handeln häufig mitprägen. Dass Fehler zum Arztberuf dazugehören, wird auch in folgendem Zitat noch einmal explizit deutlich:

> Aber es gibt sicher, man hat, um Gottes Willen, man hat ne ganz normale Fehlerquote. Manchmal läuft was schief, manchmal klappt was nicht, manchmal übersieht man was. Das ist ja klar.

Erst in einer Haltung, die die Grenzen medizinisch-kategorialen Wissens anerkennt, kann sich ein Raum öffnen, in dem es mehr als eine – zumindest mehr oder minder legitime – Perspektive auf ein Problem geben kann. Eine ärztliche Haltung, die medizinisches Wissen stets schon als objektiv richtiges Wissen begreift und mit einem engen Autoritätsanspruch versieht, kann eine elterliche Abweichung nur als fehlerhaft und damit korrekturbedürftig ansehen. Anders als in der Haltung eines relativen Autoritätsanspruchs ist eine Anerkennung elterlicher Perspektiven als Grundlage eines responsiven Umgangs dort immer schon ausgeschlossen.

---

43 Dass Evidence-Based-Medicine als externe Evidenz allein wiederum nur sehr bedingt auf reale Patientenklientel anwendbar ist, zeigt sich auch darin, dass das insbesondere für niedergelassene Mediziner typische und sehr reale Problem unsicherer und uneindeutiger Diagnosen bei Studien der EBM stets schon ausgeklammert ist (vgl. KOLKMANN et al. 2004).

Bewusstsein um die Begrenztheit und Perspektivität (berufs-)biografischen Erfahrungswissens

Ärztliches Handeln folgt nur z.T. evidenzbasiertem Wissen; ein nicht geringer Teil speist sich aus im Laufe der Zeit aufgeschichtetem Erfahrungswissen. Im Zuge der Evidence-Based-Medicine geriet diese Wissensform aufgrund seiner nicht-systematisierten empirischen Basis in die Kritik. Gleichwohl spielt das (berufs-)biografische Erfahrungswissen beim Aufbau von Kompetenz eine wesentliche Rolle und erwies sich auch in unserer Studie als zentrale Handlungsgrundlage. Im Unterschied zum deklarativen, theoretisch-systematischen Wissen erwächst diese Wissensform eher „gefühlshaft kondensierten Praxiserfahrungen und unbewussten Erfahrungsvergleichen" (DOHMEN 2001 in PAUL 2014: 72) – seien es vergleichbare „Fälle", vergleichbare Handlungssituationen oder analoge Ereignisse (vgl. auch PLATH 2002). Auf den ärztlichen Kontext bezogen bedeutet dies, dass neben bewusst reflektierten Wissensbeständen immer auch andere – durchaus auch wertgebundene – Hintergrundannahmen die ärztliche Praxis prägen.

Folgt ein Arzt nun einem relativen Autoritätsanspruch, nimmt er dieses (berufs-) biografische Erfahrungswissen in seiner Begrenztheit und Perspektivität wahr. Er verfügt also über das (latente) Bewusstsein, dass ärztliches Erfahrungswissen immer auch mit Subjektivem durchsetzt ist – Subjektives betrifft dann etwa die persönliche „Note" des eigenen ärztlichen Vorgehens, die eigenen Wertbindungen, auf deren Grundlage man etwa einzelne Themen stärker gewichtet als andere. Solche und andere subjektiven Komponenten verbieten es, aus dem Erfahrungswissen einen uneingeschränkten Autoritätsanspruch abzuleiten. Die Anerkennung dieser Subjektivität führt aber nicht dazu, das Subjektive per se ausschalten zu wollen und sich eine rigide Leitlinientreue zu verordnen. Eher befördert sie eine Relativierung der ärztlichen Deutungshoheit und entsprechend sieht sich der Arzt immer schon auf ergänzende Perspektiven angewiesen. Dies kann so weit gehen, dass selbstverständlich auch mit einer Korrekturbedürftigkeit des eigenen Blicks gerechnet wird.

Unterschiedliche Erfahrungen mit dem Kind – der Arzt im Vorsorgegeschehen; die Eltern täglich zu Hause; Erzieher im Kitaalltag – konkurrieren dann nicht miteinander, sondern ergänzen und korrigieren einander. Im Ergebnis wird *Wissen nicht als „Wettbewerb"* betrachtet, sondern die strukturtypische Asymmetrie zwischen Arzt und Patient/Eltern (vgl. Kap. 4.1.1) wird im Vorsorgekontext ein Stück weit aufgehoben, indem auch Eltern als Experten für ihr Kind anerkannt werden.

Das Erfahrungswissen der Eltern als wichtige Informationsquelle für die Beurteilung der kindlichen Entwicklung zu nutzen, bedingt jedoch einer Ausdeutung elterlicher Erfahrungen. Dass man so zu einer differenzierten Einschätzung des Elternwissens gelangen kann, wird in folgendem Zitat plastisch:

> I: Sind das für Sie verlässliche Informationen, wenn die Eltern etwas ankreuzen?
>
> A: Natürlich ist das absolut verlässlich, weil es ja eine Antwort der Eltern ist. Es ist eine verlässliche Elternantwort. Ob das jetzt so °stimmt°, das weiß ja keiner, das weiß man ja nicht. Und wie gesagt, jetzt könnte man natürlich sagen: die Eltern sagen, es gibt Probleme mit der Konzentration. Ich guck mir das Kind an und denk mir: Puh, alles in Ordnung. Und dann kommt erstmal für mich die Frage, was meinen die eigentlich mit Konzentration. Was ist das Problem?

Die durch die Wiederholung betonte „verlässliche Elternantwort" ist aus Expertensicht in einer bestimmten Hinsicht verlässlich – nicht unbedingt im Hinblick auf die schieren Fakten, die sie liefert, aber im Hinblick auf die Perspektive der Eltern auf das Kind. Für den Arzt kommt es dann darauf an, diese Perspektive zu prüfen und das Elternwissen auszulegen – als wichtiges Indiz, um nachvollziehen zu können, was eigentlich das „Problem" ist.

Ein relativer Autoritätsanspruch im Umgang mit eigenem Erfahrungswissen manifestiert sich auch dort, wo Ärzte in Vorsorgen eine Irritationsbereitschaft signalisieren und entsprechend auch bereit sind, eigene Urteile über das Kind seitens der Eltern revidieren zu lassen (vgl. Kap. 4.5.3.3).

Handlungswirksam wird die Anerkennung der Perspektivität des eigenen Erfahrungswissens auch dahingehend, dass auf eine rezeptartige Vermittlung von Handlungsempfehlungen verzichtet wird (vgl. Kap. 4.6.2.2). Die Autorität eigener Erfahrungen – hier von bewährten und für gut befundenen ärztlichen Standardempfehlungen – geht nicht so weit, elterliche Compliance nur dann als sichergestellt zu sehen, wenn eigene Vorgaben eins zu ein umgesetzt werden. Vielmehr wird akzeptiert, wenn Eltern Empfehlungen auf ihre eigene Art und Weise umsetzen, wie im nachfolgenden Zitat offenkundig wird:

> Und Eltern, die viele Dinge nicht verstehen können, mit denen muss ich anders umgehen als mit, was weiß ich, Lehrereltern. Die sind ja immer ein gutes Beispiel, mit denen diskutiert man ja sehr viel. Die setzen aber auch nicht unbedingt mehr um, weil sie dann mit anderen dann alles durchdenken und durchdiskutieren und dann das machen, was sie für richtig halten. Ist grundsätzlich auch in Ordnung, ja? Das äh will ich ja jetzt nicht schlecht reden oder so. Ich mag das auch ganz °gerne°, ja? Erstens sind Ratschläge auch immer Schläge und zweitens gibt's ja immer viele Wege, die nach Rom führen. Und ich sag häufig auch in der Sprechstunde: „Was heilt, hat Recht." Punkt.

Ob das jetzt Methoden sind, die ich nicht so toll finde oder die ich ein bisschen windig finde. Wenn sie helfen, ist es völlig <u>ok</u>. Und da muss man halt gucken. Wenn mir Eltern sagen „Ich hab das jetzt <u>doch</u> anders gemacht". Warum nicht?

Dass „viele Wege nach Rom führen", wird auch von anderen Ärzten so kommuniziert und scheint nahezu sinnbildlich für einen habituell verankerten relativen Autoritätsanspruch: Solange der Output, wie etwa ein „wohlgenährtes Kind", stimmt, ist es solch einer Haltung nach nicht dringend erforderlich, dass Eltern medizinisch-kategoriales Wissen im Sinne von Leitlinien oder auf wissenschaftlichen Ergebnissen oder ärztlichem Erfahrungswissen beruhenden Handlungsregeln eins zu eins umsetzen. Im Rahmen einer Individualisierung von medizinischem Wissen werden so bspw. ärztliche Erklärungen vermehrt von Seiten der Eltern als sinnhaft akzeptiert (vgl. Kap. 4.4) und ärztliche Handlungsempfehlungen werden eher als anschlussfähig erlebt (vgl. Kap. 4.6.3.1).

5.2.4 Kontrollüberzeugungen

Wie weiter oben beschrieben (vgl. Kap. 5.1.1), werden Ärzte in ihrer Aus- und Weiterbildung in eine „Kultur der Kontrollierbarkeit" eingeführt, in der sich grundsätzlich hohe Erwartungen hinsichtlich der eigenen Selbstwirksamkeit wie auch der Kontrolle von Gefühlen ausprägen. Überträgt man das Konzept der Kontrollüberzeugung als die „generalisierte Erwartung einer Person, Ergebnisse eigenen Handelns als fremd- oder als selbstkontrolliert wahrzunehmen" (SCHENK 2005: 26)[44] nun auf den pädiatrischen Vorsorgekontext, geraten jedoch ebenso die elterlichen Kontrollüberzeugungen in den Blick: So bedarf es einer *internalen Kontrollüberzeugung der Eltern*, damit sie erwarten, ärztliche Handlungsempfehlungen zu Hause auch umsetzen und damit bspw. schädliche Verhaltensweisen des Kindes verändern zu können. Eltern mit einer niedrigen internalen Kontrollüberzeugung haben dagegen ein „subjektives Gefühl der Machtlosigkeit", wodurch sie davon überzeugt sind, dass sie die Situation selbst nicht verändern können. Gemeinhin verfügen Menschen mit einem niedrigen SES über eine geringere internale Kontrollüberzeugung (und gleichzeitig eine hohe externale Kontrollüberzeugung) als Menschen mit einem hohen SES (vgl. dazu KOVALEVA et al. 2012: 17; GRUNDMANN 2006: 213; BECKER et al. 2016: 68; BAUER 2011: 36). Gerade in Bezug auf Elternschaft wird häufig allerdings auch von Eltern mit hohem SES eine Verunsicherung erlebt, welche sich auch auf die internale

---

44 Ein verwandtes Konzept ist das auf Bandura zurückgehende Konzept der „Selbstwirksamkeitserwartung" einer Person (vgl. dazu BEIERLEIN 2012:7).

Kontrollüberzeugung auswirkt. So wird die Kontrollierbarkeit der Kindererziehung oftmals als eingeschränkt erlebt, da etwa durch normative Erziehungsleitbilder ein hartes Durchgreifen abgelehnt und Erziehung verstärkt durch eine emotionale Involviertheit verkompliziert wird (vgl. Kap. 3). LEVOLD beschreibt Erziehung als einen *„punktuellen Ort des Kontrollverlusts"* (LEVOLD 2002:11):

> „So wie Professionelle mit burn-out-Problemen zu tun haben, sind Eltern, die die vielfältigen Anforderungen an Familie und Erziehung zu ihren Eigenen machen oder sie als realen Außendruck empfinden, mit hohem Stress belastet. Besonders betroffen sind Eltern, die selbst professionelle Pädagogen oder Therapeuten sind oder hohe Erwartungen an die eigene Kompetenz hegen und für die die Erfahrung eigener elterlicher Unzulänglichkeit oft tiefe Beschämung auslöst" (ebd.)

Die internale Kontrollüberzeugung von Eltern spielt in der pädiatrischen Vorsorge also eine wichtige Rolle – so ist sie eine wesentliche Grundlage für das Glücken der Umsetzung von Handlungsempfehlungen. Bei einer eingeschränkten Kontrollüberzeugung ist es außerdem ein ärztliches Ziel, die Eltern in ihrer Kontrollerwartung zu stärken (vgl. Kap. 4.6.3.2). Im Folgenden wird zunächst beschrieben, durch welche Haltung ein eher dysfunktionaler Umgang mit elterlichen Kontrollüberzeugungen begünstigt wird. Daraufhin wird skizziert, welchen Bedingungen ein funktionaler Umgang mit Kontrollüberzeugungen der Eltern unterliegen, um diesen dann in einem letzten Schritt darlegen zu können.

5.2.4.1   Übergehen elterlicher Kontrollüberzeugungen

Der ärztliche Umgang mit elterlichen Kontrollüberzeugungen ist ein hoch sensibles Thema, da eine Zuschreibung von Kontrollüberzeugungen – wie dies mehrfach insbesondere bei einer akademischen Klientel beobachtet wurde – zu Überforderung und ein Absprechen eben dieser – wie sie wiederum eher bei Eltern mit niedriger SES deutlich wurde – zu einer Imagegefährdung führen kann. Gerade bei Eltern mit einem hohen SES wird seitens der Ärzte nicht selten selbstverständlich die eigene Kontrollüberzeugung übertragen, da von einer hohen elterlichen Kompetenz ausgegangen wird. Folgendes Zitat macht deutlich, dass häufig zwar potenzielle Umsetzungsschwierigkeiten gesehen werden, dieses Wissen aber im ärztlichen Handeln letztendlich nicht handlungswirksam wird:

> Bei meinen Patienteneltern hier, denen kann ich so Richtlinien geben. Da kann ich sagen: „So wird's gemacht". Zum Beispiel bei der Beikost, das haben Sie auch mitbekommen. Da habe ich gesagt: „So wird's gemacht und nicht anders. Und ich erklär Ihnen auch, warum". Wenn sie dann trotzdem anfangen, ein vier Monate altes Kind

mit Schmelzflocken und keine Ahnung was zu ernähren, weil die Oma das sagt, oder jemand anders das sagt – es gibt ja viel mehr Störfaktoren oder Einflussfaktoren, die wir gar nicht kennen – und haben dann ein Verdauungsproblem, dann kann ich nur sagen, selber Schuld. Das macht halt keiner. Das macht halt wirklich keiner.

Die hier deutlich werdende Schuldzuschreibung ist für die Übertragung eigener internaler Kontrollüberzeugungen ebenfalls typisch und nährt das Unverständnis: Eltern tun falsche Dinge, obwohl sie es eigentlich besser wissen müssten.

Auch bei Eltern mit niedrigem SES wurde eine solche *Projektion eigener internaler Kontrollüberzeugungen* beobachtet, wodurch die Diskrepanz zwischen ärztlicherseits vermittelten Erwartungen an die Eltern und der Realität der Familiensituation oftmals besonders hoch ist. Wenn bspw. in Bezug auf Medienkonsum von Eltern mit niedrigem SES erwartet wird, dass sie dem Kind im besten Falle nur alle zwei Tage jeweils 30 Minuten das Fernsehgucken erlauben sollen, werden implizit nicht nur eigene bildungsbürgerlichen Ideale auf die Eltern übertragen, sondern auch *Machbarkeitsvorstellungen* transportiert, die stark von der Selbstwirksamkeitsüberzeugung dieser Eltern abweichen. Die Hoffnung, dass mit der Vermittlung hoher Ansprüche der Fernsehkonsum wenigstens ein Stück weit reduziert wird, hat sich in unseren Beobachtungen als überwiegend nicht haltbar erwiesen (vgl. Kap. 4.6.3.2).

Die beschriebene Übertragung eigener Kontrollüberzeugungen basiert dabei häufig auf der Vorstellung, dass der Arzt den Eltern bspw. Beratungsinhalte lediglich verständlich *erklären* muss und diese Erklärung dann selbstverständlich zu einer *Kompetenzsteigerung* führt – die Beratungsinhalte also in der Folge zu Hause (einfach) umgesetzt werden können. Die erlebten Umsetzungsschwierigkeiten, welche die Kontrollüberzeugung der Eltern einschränken können, werden damit außer Acht gelassen und teilweise sogar als Ausreden verstanden. Auch der Umstand, dass Veränderungsbereitschaft manchmal Zeit braucht, wird aus dieser Vorstellung heraus verkannt. Die Annahme, dass Beratungsinhalte aufgrund ärztlicher Erklärung oder Aufklärung im Anschluss umgesetzt werden können – eine interne Kontrollüberzeugung also vorhanden ist – führt dazu, dass Non-Compliance auf mangelnde Motivation, mangelnden Willen oder konträre Prioritätensetzung zurückgeführt wird:

> Meine Aufgabe ist zu sagen: "Also der Schnuller macht das und das." Und sie können natürlich entscheiden als Eltern, ob sie das gerne möchten oder nicht.

Die eingeschränkte Kontrollüberzeugung der Eltern wird dann als solche nicht berücksichtigt. Eltern werden als aktiv Gestaltende der Erziehungspra-

xis gesehen und Erziehung somit nicht als „punktueller Ort des Kontrollverlusts" (LEVOLD 2002:11) anerkannt. Folgendes Zitat verdeutlicht noch
einmal diese Haltung:

> Es hat viel mit der eigenen Motivation der Eltern zu tun. Also ein typisches Beispiel
> ist: Ich sehe hier ja wa::hnsinnig viele Kinder, durchaus drei, vier Jahre alt, mit
> Schnuller und einem irre lutschoffenen Biss. Wenn ich das anspreche, gibt es Eltern,
> die blocken von Anfang an ab: ((verstellt die Stimme)) „Der braucht das". Dann erklär
> ich zwar, dass das Kind das nicht braucht, sondern das eine Angewohnheit ist. Aber
> wenn die das gar nicht abgewöhnen wollen. ((...)) Wenn dann aber kommt ((verstellt
> die Stimme)): „Ja, aber dann hat der immer nen neuen Schnuller. Und Oma gibt dem
> ja. Und mein Mann, der ist ja dann". Dann ist da halt keine Motivation und dann funk-
> tioniert es auch nicht.

Die Aussagen von Müttern, welche die Non-Compliance mit der Umsetzung
entgegenwirkenden Handlungen von anderen Bezugspersonen wie Großeltern oder Partner (inkonsistentes Co-Parenting) oder den kindlichen Bedürfnissen („der braucht das") erklären, scheinen aus ärztlicher Sicht lediglich
Ausreden und in Anbetracht eines medizinischen Blicks (Angewohnheit und
kein Bedürfnis) schlichtweg falsch zu sein. Das elterliche Handeln entspricht
aus dieser Perspektive einer Verweigerung von Verantwortung. Der Unwille
der Eltern steht dem Wohl des Kindes entgegen. Was unter „Wohl des Kindes" verstanden wird, ist nicht verhandelbar, obwohl faktisch durchaus Interpretationsspielraum bestünde, welcher der Perspektive der Mutter eine größere Relevanz beimessen könnte.[45] Diese Haltung basiert auf einer
ausgeprägten Kontrollerwartung bzw. einer hohen Selbstwirksamkeitserwartung, wodurch andere Gründe für Non-Compliance aus dem Blick geraten. Eine solche Grundhaltung wird insbesondere in den dysfunktionalen
Handlungsmustern der Beratung – etwa in der „beharrenden Wiederholung
von Beratungsinhalten bei Non-Compliance" – handlungswirksam (vgl. Kap.
4.6.2.2).

5.2.4.2   Reflexion eigener Kontrollüberzeugung und Selbstansprüche

Bevor nun darauf eingegangen wird, wie eine alternative Haltung beschaffen
ist, die einen responsiven Umgang mit eingeschränkten elterlichen Kontrollüberzeugungen befördert, soll auf eine zentrale Bedingung der Ausprägung
einer solchen funktionalen Haltung eingegangen werden.

---

45 „Manche Kinder brauchen eben etwas länger, sich von ihrem Nuckler zu trennen – das ist auch
    ihr gutes Recht" (KEICHER 2012: 21).

Wie oben (vgl. Kap. 5.1.1.1) dargelegt wurde, wird Ärzten in Studium und Assistenzzeit eine hohe internale Kontrollüberzeugung, verbunden mit einem hohen Selbstanspruch, oftmals sozusagen „antrainiert". Diese Festigung hoher Selbstwirksamkeitserwartung geht häufig mit einer Strenge und Unnachgiebigkeit sich selbst gegenüber einher, wodurch Krisen, Unsicherheiten und „Fehler" tendenziell aberkannt werden. Um nun ein grundlegendes (handlungswirksames) Verständnis für eingeschränkte Kontrollüberzeugungen entwickeln zu können, bedarf es einer *Distanz zu eigenen, oftmals stark leistungsbezogenen Kontrollüberzeugungen* und einer Reflexion derselbigen, was schließlich auch zu einer responsiven Elternkommunikation disponiert. Ein Verzicht auf die Übertragung hoher Selbstansprüche auf die Patientenfamilien erfordert *Selbstreflexionskompetenz.* Diese gewährleistet im Falle der Kontrollüberzeugung, dass die Fixierung auf elterliche Willensschwäche oder gar Schuld aufgegeben und ein Perspektivwechsel möglich wird. Hilfreich ist dabei, sich eigener Erfahrungen eingeschränkter Wirksamkeit zu erinnern bzw. vor Augen zu führen. Ansatzpunkt ist dabei etwa die eigene Elternschaft: Das Abrufen eigener Erfahrungen von Kontrollverlust während der Erziehung der eigenen Kinder kann ein empathisches Verständnis für Erziehungsschwierigkeiten der Eltern fördern, wie etwa in folgender Bemerkung einer Ärztin gegenüber einer Mutter und Physiotherapeutin deutlich wird:

> Sie haben ja auch immer mit Patienten zu tun, ne. Aber sobald es sich um das eigene Kind dreht, ist man da komplett anders, kann man alles vergessen, was man vorher gemacht hat und ist da emotional so anders drin und kann sich da auch nicht vor schützen, das ist einfach so.

Wenn die eigene Erfahrung mit Kindern präsent gehalten wird, erleichtert dies den Perspektivwechsel und ermöglich genau die erforderliche Distanz zu erhöhten Erwartungen an die Kindererziehung bei den Patienteneltern.

Auch im Hinblick auf die eigene Tätigkeit in der Kinderarztpraxis gehören eingeschränkte Wirksamkeitserfahrungen gerade etwa in der Beratung der Eltern zum Alltag. Die Frage ist allerdings, ob diese einer Selbstreflexion zugänglich werden. Wenn Compliance-Probleme sogleich externalisiert und eben bspw. allein der Willensschwäche der Eltern zugeschrieben werden, erschwert dies eine wohlwollende Reflexion des eigenen Beratungshandelns. Wohlwollend meint in diesem Zusammenhang, dass den eigenen „Schwächen" und Schwierigkeiten genauso wenig mit Härte begegnet werden müsste. Vielmehr könnte Selbstreflexion neue Handlungsperspektiven eröffnen.

Erschwerend für die Ausprägung einer resilienzfördernden Selbstreflexion sind mangelnde substanzielle Feedbackerfahrungen und –Gelegenheiten: Wie oben erwähnt, wird der Selbstreflexion im Studium oftmals kein sehr großer Stellenwert eingeräumt (vgl. Kap. 5.1.2.5; REIMANN 2013:32). Zwar wird heute – u.a. in medizinischen Modellstudiengängen – verstärkt auf Feedback Wert gelegt. Gleichzeitig erhält dieses aber teilweise einen stark ritualisierten Charakter, so dass kritisch-konstruktive Rückmeldungen kaum offen ansprechbar sind bzw. sogleich mit beruhigenden Worten normalisiert werden, wie unsere Beobachtungen in entsprechenden Lehrveranstaltungen zeigten (BRAVO et al. 2015).

Auch in der Weiterbildungsphase kommt das Feedback nicht selten zu kurz (vgl. Kap. 5.1.2.5). Eine ÄiW bringt die Problematik auf den Punkt:

> Also (2) die Zeit des Abguckens war zu lang, aber die Zeit, dass jemand bei mir zuguckt, war dagegen zu kurz.

Die Niederlassung wiederum bringt oftmals die Erfahrung mit sich, dass man sich als Einzelkämpfer zu bewähren hat. Festzustellen ist, dass ein Austausch unter niedergelassenen Ärzten zwar stattfindet, sich aber eher weniger über eigenen Schwierigkeiten im ärztlichen Alltag, wie etwa Compliance-Probleme, ausgetauscht wird. Ein junger Arzt, der den konkreten fachlichen Austausch mit älteren Kollegen vermisst, formuliert diesbezüglich folgende These:

> Ich glaube auch, dass viele alte Kollegen (die Vorsorge) so aus der Routine machen, wie sie es vor 20 Jahren gemacht haben. Aber so, wie ich mich jetzt wahrscheinlich nach diesem Gespräch ((mit dem Interviewer)) hinterfragen werde, sich nie hinterfragt haben, ob das halt alles so richtig ist, wie sie mit den Patienten umgehen, wie viel Zeit sie sich nehmen, welche Tests sie durchführen ((...)). Und warum das so ist? Ich glaub aus Angst, dass man einen aufdecken könnte, so: „Ha, du hast bei der U8 nicht äh an Urin gedacht. Du machst ja schon seit 20 Jahren bei der U8 keinen Urin, pah". Ich weiß es nicht, warum das so ist.

Bezeichnend ist, dass der Arzt im Beispiel beschämende Reaktionen angesichts unvollständiger Vorsorgeuntersuchungen phantasiert. Damit erklärt er die beschriebene Immunisierung. Kritik ist – und dies hat wiederum einen Erfahrungshintergrund (vgl. Kap. 5.1.2.5: „Beschämungsrituale") – potenziell mit Beschämung verbunden und entsprechend auch Selbstreflexion kaum attraktiv. Dass der Arzt sich hier ein Stück weit distinktiv abhebt, liegt darin begründet, dass er Anregungen zur Verbesserung seiner ärztlichen Praxis auffällig offen gegenübersteht, wie sich eben auch im Interview mit ihm explizit zeigte.

Durch fehlendes Feedback gerade bei Unsicherheiten in der Interaktion mit den Eltern wird die Weiterentwicklung der eigenen Professionalität tendenziell erschwert. Versteht man die Anfangsphase der Niederlassung insofern als „Krise", als dass der Arzt nun vermehrt mit Eltern in längerfristige Beziehung treten muss (jedenfalls im Vergleich zu Eltern-Interaktionen im Krankenhaus), so ist davon auszugehen, dass gerade dann durch Feedback und Reflexion Lernprozesse angeregt werden können, wodurch auch eine grundsätzliche Empathie im Hinblick auf Wirksamkeitserfahrungen – sowohl der eigenen, als auch die der Eltern – gestärkt werden kann (im Sinne einer „zweite Professionalisierung", vgl. Kap. 5.1.2).

Dort, wo eine interkollegiale Feedbackkultur in der einen oder anderen Form etabliert wurde, lässt sich beobachten, dass sich Ärzte nahezu selbstverständlich von eigenen hohen Kontrollüberzeugungen distanzieren und es ihnen besser gelingt, ein empathisches Verständnis für Eltern aufzubringen. Auch scheint es, als würden dann Fehler und Unsicherheiten leichter eingestanden und Irritationsmomente – durch elterliche Relevanzsetzungen – zugelassen. Andersherum wurde beobachtet, dass eingestandene Erfahrungen eingeschränkter Wirksamkeit eine prinzipielle Offenheit gegenüber Feedback und Irritation zulässt.

Abgesehen von einer Feedbackkultur unter Kollegen ist auch ein direktes Feedback seitens der Eltern eher selten. Ein potenzieller Lernort, der auch zu einer Selbstreflexion führen könnte, ist der Arztwechsel, da dieser oftmals ohne jegliche Begründung erfolgt:

> I: Okay, ein Thema habe ich noch. Und zwar geht's da ein bisschen darum, dass Sie mal überlegen z.B. haben Sie eine Vorsorge vor Augen, wo Sie jetzt sagen würden im Nachhinein: Die ist irgendwie richtig schiefgelaufen.

> A: (22) Weiß ich jetzt nicht. Also die Frage ist ja: Was ist nicht gut gelaufen? So, wenn ich jetzt was übersehen hätte, was wichtig ist. Da (4) hab ich jetzt keine Beispiele im Kopf parat. Wo die Eltern mit dem Ergebnis der Vorsorge nicht glücklich waren. (5) Also ich weiß nicht, ob das auf die Vorsorgen bezogen ist, aber das muss es natürlich immer wieder geben, weil wenn ich dann höre, dass Eltern zu jemand anderes gehen und sagen, sie waren nicht zufrieden mit mir, dann muss es ja irgendwas gewesen sein, was nicht in Ordnung war. Konkrete Rückmeldung dazu gibt's eigentlich sehr sehr selten.

Der Arztwechsel von Patienten führt zwar häufig zu Irritationen und kann oftmals lediglich pauschal damit erklärt werden, dass die Eltern eben „nicht zufrieden" waren. Diese Irritation oder auch Krise setzt aber oftmals keinen Lernprozess in Form der kritischen Reflexion des eigenen Handelns in Gang, sondern hinterlässt eher eine Ratlosigkeit. Oft werden die Gründe für einen Arztwechsel dann eher selbstwertdienlich externalisiert, indem etwa gesagt wird, dass die „Chemie" zum Patienten einfach nicht gestimmt hat oder den Eltern die Wartezeiten zu lang waren. Wenn jedoch NEUWEG feststellt, „dass man durch Erfahrung nur lernen kann, wenn man durch Erfahrung [auch] etwas erfährt" (NEUWEG 2005: 16), so sind solche (krisenhafte) Erfahrungen nur dann lernwirksam, wenn ein Arzt in einer reflexiven Haltung bereit dazu ist, seine Handlungspraxis regelmäßig zu überdenken.

5.2.4.3 Wertschätzende Haltung gegenüber eingeschränkten Kontrollüberzeugungen

Durch die Distanz zur verinnerlichten hohen Selbstwirksamkeitserwartung wird anerkannt, dass Eltern aufgrund biografischer Erfahrungen, unterschiedlicher Ressourcenausstattung und Lebenssituationen über unterschiedlich stark ausgeprägte Kontrollüberzeugungen verfügen und in der Folge mit Handlungsanforderungen unterschiedlich umgehen. So berichtet etwa ein Arzt von einer Mutter, die sich trotz ärztlicher Bemühungen um eine Beruhigung regelmäßig Sorgen um das Gewicht ihres Kindes macht. Anstelle von Unverständnis gegenüber der Unbelehrbarkeit der Mutter gelingt es ihm, durch einen verstehenden Nachvollzug ihrer persistenten Ängste die Hilflosigkeit der Mutter anzuerkennen:

> Wer weiß, was die erlebt hat. Aber die hat bestimmt Dinge erlebt, die dazu führen. Also ich glaub schon, dass die Erfahrung im Leben einen dazu bringt, gewisse Dinge zu denken und zu fühlen und zu machen und so weiter. Und das war der Mutter sehr anzumerken.

Eine solcher Verstehensprozess führt zu einer realistischen Einschätzung, was von einer vor ihm sitzenden Mutter tatsächlich erwartet werden kann und was auf der anderen Seite für die Mutter realitätsfern bzw. herausfordernd ist. Dieser habituellen Grundhaltung wohnt eine Wertschätzung eingeschränkter Kontrollüberzeugungen der Eltern inne, wodurch von vorurteilsbehafteten Milieutypisierungen Abstand genommen und Wahrnehmungssperren tendenziell vermieden werden können (Offene Typisierungen). Non-Compliance wird dann nicht lediglich durch mangelnden Willen oder mangelnde Motivation der Eltern erklärt, sondern es wird auch eine eingeschränkte Kontrollüberzeugung als Ursache für Non-Compliance selbstverständlich in Erwägung gezogen.

Folgendes Beispiel aus einer Vorsorgeuntersuchung zeigt, wie diese grundsätzlich wertschätzende Haltung handlungswirksam werden kann. Im Auszug geht es um die von der Ärztin eingebrachte Abgewöhnung der nächtlichen Milchflasche des zweijährigen Kindes:

A: Ok. Aber wenn Luisa dann jetzt weiß, sie kriegt nachts keine Flasche mehr?

M: Könnte man versuchen ((zögerlich))

A: Ja, das müsste man dann auch konsequent machen. Also am besten ist es immer dann, die Flasche wegzuschmeißen.

M: Wissen Sie, was mein Problem ist? Dass ich einfach nicht da bin.

A: Ich weiß

M: Weil ich auf der Arbeit bin und die Mama halt da ist und sich um das Kind kümmert,

A: Ich weiß

M: versucht man sie halt irgendwo ein Stück weit zu entlasten und zu sagen: „Okay, wenn's nicht geht, dann geht's halt in dem Moment nicht", ne.

A: Ich versteh das. ((...)) Ja, genau. Das heißt, das Leben ist ja immer ein Kompromiss. Das ist ja super, dass die Oma auch da ist und sich kümmert. Das ist ja, also klar, natürlich, dass man da auch guckt, dass das gut klappt und dass das harmonisch läuft und so weiter. Man kann gucken, dass man da vielleicht ein bisschen, also ja das machen Sie ja eh, da auf sie einwirkt. Es geht halt einfach darum, die Flasche irgendwann zwischen zwei und drei sein zu lassen, dass man das so perspektivisch plant. Vielleicht können Sie es mit Ihrer Mutter auch nochmal so besprechen und gucken, was sie dazu sagt, wie man's am besten umsetzen kann.

M: Sie ist dann wahrscheinlich konsequenter als ich sowieso ((leichtes lachen))

A: Ja, ok.

M: Absolut

Hier werden die von der Mutter signalisierten Umsetzungsschwierigkeiten, welche zu einer eingeschränkten Kontrollüberzeugung führen (Co-Parenting und schlechtes Gewissen als berufstätige Mutter), von der Ärztin aufgegriffen und Verständnis dafür offen signalisiert („ich versteh das"). Die ärztliche Empathiebekundung – welche insgesamt in den Vorsorgeuntersuchungen relativ selten zu finden waren – wirkt in keiner Weise floskelartig, sondern greift responsiv genau die geschilderte Not der Mutter auf, was einmal mehr auf eine Verinnerlichung der wertschätzenden Orientierung hindeutet.

Darüber hinaus wird nach alternativen Lösungen gesucht, wobei die konkrete Lebenswirklichkeit der Patientenfamilie aufgegriffen und die Empfehlung somit anschlussfähig wird (vgl. Kap. 4.6.3.1). Die Handlungsempfehlung wird so in gewisser Weise zur Disposition gestellt, da von einem Absolutsetzen des Handlungsziels abgesehen wird. Die Tatsache, dass die Mutter dem Kind die Nachtflasche nicht so leicht entwöhnen kann, wird somit nicht als Ausrede verstanden, sondern als Folge der besonderen Lebenssituation begriffen und somit ernst genommen.

Oftmals zeigt sich das empathische Verständnis für eingeschränkte Kontrollüberzeugungen auch in einem *Gespür für elterliche Kontrollüberzeugungen*, wie es in folgendem Zitat deutlich wird:

> Man entwickelt vielleicht auch ein Gespür dafür, ob das jetzt echt ist, ob das überkandidelt ist, ob da Angst hinter steckt bei den Eltern. Oder auch wie sie umgehen, wenn sie ihr Kind anziehen, ausziehen, ob sie da wirklich ne feste Hand anlegen und ne Ruhe ausstrahlen oder ob das Kind auf der Liege hin und her tobt und sich nicht anziehen lässt und die Mutter kann sich nicht durchsetzen. Solche Sachen sind für die Kinderheilkunde in der Praxis wichtig. Was heißt wichtig? Aber immer auch ein Aspekt, den man einfach so mitnimmt, den man mitträgt, der auch wichtig ist, dass man sich das merkt. ((...)) Das sind so die Dinge, die muss man sich letztendlich ja merken können. Ohne die Eltern jetzt dann abzukanzeln oder so. Die leisten ja alle ihre Sachen. Das sind einfach nur verschiedene Persönlichkeiten und die gehen anders mit ihren Kindern um.

In nachfolgendem Zitat wird darüber hinaus offensichtlich, wie dieses Gespür und das empathische Verständnis für eingeschränkte Kontrollüberzeugung im Vorsorgekontext am Beispiel von Müttern mit niedrigem SES handlungswirksam werden kann:

> Oder Mütter, die wirklich Erziehungsbegleitung brauchen und das ist einfach ein anderes Gefühl und ne andere Arbeit. Die muss ich ja auch unterstützen. Auch wenn ich so ne junge Mutter lobe, die zum Beispiel mit ner Hebamme immer noch kommt, weil sie vielleicht noch Erziehungshilfe braucht und sich total bemüht, aber es natürlich längst nicht so hinkriegt wie andere Mütter, die lobe ich. Der sag ich „Das machen Sie klasse. Sie kriegen das klasse hin". Die wächst über sich hinaus. Und die kommt wieder und die bemüht sich weiter, ja? ((...)) Und dann habe ich zum Beispiel auch beim nächsten Mal vielleicht wieder eine Chance, zu sagen: „Aber so ab und zu muss er auf den Bauch, der Hinterkopf ist einfach noch zu flach". Das kann ich natürlich auch viel besser, wenn ich mal gesagt hab „Super". Das würde ich bei anderen Eltern niemals machen, die würden mich für bescheuert halten ((leichtes lachen)). Das ist einfach was, das kann man nicht greifen. Das ist immer Gespür und immer, ja wenn Sie so wollen, am Menschen bleiben.

Aus einer sensiblen Einschätzung der mütterlichen Kontrollüberzeugung folgt in diesem Falle ein bestärkender Umgang, der die Erfahrung von Selbstwirksamkeit erhöhen kann (Empowerment, vgl. Kap. 4.6.3.2). Hinweis auf eine empathische Grundhaltung gibt dann auch das *Gespür für die Zumutung*, die ein Ratschlag immer mit sich bringt und bei Müttern mit geringer Selbstwirksamkeitserwartung bekanntermaßen besonders prekär ist[46]. Entsprechend wird der Ratschlag durch eine Selbstwertstärkung vorbereitet. Dabei geht es bei dieser Vorbereitung gerade nicht darum, die Mutter möglichst informativ und „adressatengerecht" aufzuklären, sondern vor allem eine emotionale Basis für eine Zusammenarbeit zu schaffen.

Im Umgang mit Eltern mit hohem SES stellt sich hinsichtlich der Kontrollüberzeugung eine etwas andere Herausforderung, wie folgendes Zitat deutlich macht:

> Und das haben ja gerade die Eltern, finde ich, in meiner Praxis, ne. Die im Job perfekt sind, die halt nicht arbeitslos sind, sondern die alle im Job sind und immer ho::he Ansprüche haben. In der Klasse als Lehrerin bspw. immer alle Kinder unter Kontrolle haben und alles läuft super. Und dann haben sie ein eigenes Kind und es funktioniert nichts mehr aus deren Sicht. Kind schreit nur. Kind will nicht essen. Kind nimmt nicht genug Gewicht zu. Stillen klappt nicht so gut. Es gibt nur Probleme und das Gefühl, sie machen irgendwie alles falsch.

Die elterliche Erfahrung eines Kontrasts zwischen erlebter Hilflosigkeit bzw. Unkontrollierbarkeit in der Erziehungspraxis und hoher internaler Kontrollüberzeugung in anderen Lebensbereichen wird anerkannt. Anders als in einer dysfunktionalen Logik wird hier nicht Unverständnis darüber geäußert, dass diese ansonsten erfolgreichen Menschen nun im Umgang mit dem Kind quasi nichts mehr im Griff haben. In folgendem Dialog mit einem überforderten Elternpaar (U3) wird deutlich, dass wie diese verständnisvolle Haltung sich in einer ärztlichen Erklärung niederschlägt:

> M: Wenn sie so weint, dann bin ich nicht genervt, dann tut mir das eher leid, also das ist ja das Schlimme.
>
> A: Genau, das ist auch so n Reflex.
>
> V: Frust, ich kann machen, was ich will, ich krieg sie da nicht mehr raus.
>
> A: Das ist auch so ne Hilflosigkeit, weil letztendlich, wir sind ja alle erwachsen und Sie sind beruflich erfolgreich und haben alles geregelt und dann kommt so eine Situation, also so, dass man denkt: Wieso kann ich das Kind nicht beruhigen, was ist falsch, ne? Was mach ich falsch. Und das macht negative Gefühle über einen selbst. Und das wiederum überträgt sich und macht Unruhe.

Die Erläuterung des Zusammenhangs zwischen der Unruhe des Kindes und den negativen elterlichen Gefühlen signalisiert den Eltern Verständnis ge-

---

46 „Ein Tipp, eine Empfehlung etwas anders zu machen, wurde gleichgesetzt mit einer ablehnenden Bewertung, hop oder top" – so die Erfahrung in einem Frühe Hilfen Projekt in Frankfurt (BURKHARDT-MUSSMANN in: AHLHEIM u. AHLHEIM 2014: 122).

genüber ihrer Hilflosigkeit. Dass die enttäuschte Wirksamkeitserwartung im Umgang mit dem Kind auch das Selbstwertgefühl beeinträchtigen kann, ist ein Hinweis, der den Kreis schließt, weil er letztlich auch für die eigene Situation als niedergelassener Arzt gilt: Nach erfolgreicher Bewältigung eines höchst anspruchsvollen Studiums ist man immer wieder mit Situationen konfrontiert, die die verinnerlichte hohe Wirksamkeitserwartung infrage stellen. Damit diese Erfahrung nicht in destruktive Selbstzweifel mündet und zu einer Verdrängung von Schwierigkeiten in der Vorsorgepraxis führt, bietet sich eine konstruktive Reflexion an. So berichtet etwa ein Arzt über Gespräche mit seiner Partnerin, die den Mangel an Feedback ein Stück weit zu kompensieren vermögen:

> Und dann geht man noch mehr in sich und denkt: Mhm, was machst du denn jetzt? Ja, also es ist eigentlich immer ein Lernprozess. Ich glaube bis zur Pensionierung ist es ein Lernprozess.

5.2.5 Verantwortungsverständnis

Das Thema Verantwortung ist hochsensibel und stellt für den Arzt häufig einen Balanceakt dar. Aufgrund der hohen Inanspruchnahme der Vorsorgeuntersuchungen gerade bei Kleinkindern gelten Kinder- und Jugendärzte als „Schlüsselfiguren für die Begleitung und Förderung des Kindeswohls in den ersten Lebensjahren ((…)) und tragen neben den ärztlichen Aufgaben eine (Mit-)Verantwortung, Kinder vor schädlichen Entwicklungen zu schützen und die Elternverantwortung zu stärken" (HERRMANN et al. 2016: 362). Das Verantwortungsverständnis eines Arztes ist in hohem Maße prägend für sein Handeln. Vom inkorporierten Verantwortungsverständnis hängt ab, bis zu welchem Grad der Arzt Verantwortung für die Umsetzung von Handlungsempfehlungen übernimmt, zu welchem Zeitpunkt bzw. in welcher Form er (Eigen-)Verantwortung der Eltern erwartet und welche Rolle elterliche Kompetenzansprüche im Hinblick auf Verantwortungsübertragung spielen. Im Folgenden wird zunächst das Spannungsfeld skizziert, in dem sich Kinder- und Jugendärzte auf der Suche nach dem für sie richtigen Maß an Verantwortungsübernahme bewegen.

5.2.5.1 Verantwortungsdilemma

Die Autonomie der Eltern/der Familie hinsichtlich der Entscheidungen für das Kind ist letztlich unhintergehbar und als solche vom Arzt anzuerkennen. Zugleich hat aber auch der Pädiater eine Verantwortung für das Kindeswohl (sowohl eine innerliche/berufsethische Verantwortlichkeit, als auch eine gesellschaftlich zugeschriebene). In dem Maße, in dem der Arzt Verantwortung für das Kindeswohl beansprucht, greift er zugleich immer auch in die elterliche Autonomie ein. Hier entfaltet sich das erste handlungsrelevante Spannungsfeld, das bisweilen auch als „Wohl- und Wille-Problem" gefasst wird: Es stellt sich etwa die Frage, inwiefern zugunsten des Kindeswohls (im weitesten Sinne) der wahrgenommene elterliche Unwille (Grenzmarkierung /Zurückhaltung/Normalisierung) bearbeitet werden darf.

Wird darüber hinaus das Wohl des Kindes unterschiedlich besetzt, d.h. existieren unterschiedliche Deutungen, was dem Wohl des Kindes dient, dann öffnet sich ein weiteres Spannungsfeld: Es spannt sich auf zwischen einem *Absprechen von elterlicher Kompetenz*, über das Wohl des Kindes zu befinden (alleiniger Expertenanspruch) und einer eher *indifferenten Akzeptanz des elterlichen Kompetenzanspruchs*, welche auch zu einem *blinden Zuschreiben von elterlicher Kompetenz führen kann.*

Weiterhin ergibt sich aus dem Verantwortungsdilemma eine spannungsreiche Adressatenfokussierung im Hinblick auf ein identifiziertes Risiko: An einem Pol steht das *Wohlbefinden der Eltern*, am anderen das *Wohlbefinden des Kindes.* Steht Letzteres im Vordergrund, liegt *die Problematisierung elterlichen Handelns* auf der Hand. Ist vor allem das Wohlbefinden der Eltern im Blick, so erweist sich *eine Normalisierung von Risiken* als bevorzugte Handlungsperspektive (Konfliktvermeidung).

Es hat sich herauskristallisiert, dass eine responsive Elternkommunikation vor allem dann begünstigt wird, wenn Ärzte sich bei der Verantwortungsübernahme an einem beziehungszentrierten Verständnis von Verantwortung orientieren, in dem Verantwortungsübernahme auf der Grundlage einer (Vertrauens-)Beziehung zwischen Arzt und Eltern erfolgt. Ein stärker arztzentriertes, technokratisches Verantwortungsverständnis, in dem im Hinblick auf das skizzierte Verantwortungsdilemma jeweils lediglich eine Seite der dargestellten Pole in den Fokus rückt, befördert hingegen eher ein nichtresponsives Vorgehen. Im Folgenden werden nun zunächst die Merkmale eines arztzentrierten und eher technokratischen Verantwortungsverständnisses aufgezeigt, in dem Beziehungsaspekte keine bzw. eine untergeordnete Rolle spielen, um daran anschließend kontrastierend das beziehungszentrierte Verständnis von Verantwortung darzulegen.

5.2.5.2   Arztzentriertes Verantwortungsverständnis

Das arztzentrierte Verantwortungsverständnis zeichnet sich dadurch aus, dass Verantwortungsübertragung quasi *automatisiert* erfolgt. D.h. es wird unabhängig von der besonderen (Lebens-)Situation der Familie Verantwortung entweder weitestgehend bzw. gar vollständig *abgesprochen oder undifferenziert einfach zugeschrieben*, wodurch im ersten Fall eine inadäquate Entmündigung, im zweiten Fall eine Überforderung droht. Geschlossene Elterntypisierungen – also die selektive Einschätzung einer Familie anhand vergangener Erfahrungen oder allgemeiner Milieucharakteristika (vgl. Kap. 3) – spielen hierbei sicherlich eine tragende Rolle, da sie zu einer (häufig eben abgeschlossenen) Einschätzung führen, inwieweit den Eltern Verantwortung zugemutet werden kann oder eben nicht.

Folgendes Beispiel verdeutlicht ein solches Verantwortungsverständnis, welches basierend auf der Überzeugung einer hohen Elternkompetenz selbstverständlich Verantwortungsübernahme erwartet. Der Arzt bezieht sich in folgender Äußerung auf eine Mutter mit hohem SES, bei welcher er ein erhebliches Bindungsproblem zur vierjährigen Tochter feststellt, gleichzeitig aber beobachtet, dass sich in den letzten Jahren kaum etwas verändert hat:

> Aber irgendwann kommt der Punkt, wo die Selbstverantwortung der Eltern da ist. Insbesondere hier bei meiner Klientel. Ich habe wirklich mit Engelszungen auf diese Frau eingeredet. Und auch begründet. Dieses Kind braucht Sie jetzt nicht mehr körperlich, ne. Dann sagt sie "Jaja. Ja, ich verstehe das". Und zuhause kann sie es nicht umsetzen.

Dem hier offenbarten Verständnis nach liegt die Verantwortung des Arztes in einer (verständnissichernden) Erklärung und Erläuterung von Beratungsinhalten – sobald dies geschehen ist, übergibt der Arzt die Verantwortung im Grunde komplett an die vermeintlich kompetenten Eltern, wodurch die *ärztliche Aufklärung auf den Zweck eigener Verantwortungsentlastung* reduziert wird: Ob die eigene Aufklärungsstrategie mehr oder weniger an den Bedürfnissen, am Kenntnisstand und an der eingeschränkten Kontrollüberzeugung ansetzen, sind selbstkritische Fragen, die sich dann nicht mehr stellen bzw. gestellt werden müssen. Dies führt u.a. dazu, dass der Arzt es im Weiteren strikt ablehnt, der Mutter die Annahme von Hilfsangeboten wie etwa eine Psychotherapie zu empfehlen, obwohl sie offenbar nicht in der Lage ist, ihr Verhalten zu ändern und sich beim vierjährigen Kind nun ein selektiver Mutismus abzeichnet, weshalb es voraussichtlich therapeutisch behandelt werden muss.

Oftmals zeigt sich ein solches Verantwortungsverständnis auch in einem *Springen von einer entmündigenden hin zu einer überfordernden Adressierung der Eltern.* Die Anerkennung und Berücksichtigung der Autonomie der Eltern springt hier von einem Extrem zum anderen: Während die ärztliche Aufklärung im Rahmen der Vorsorgehandlung die elterliche Perspektive kaum gelten lässt, werden die Eltern bei der Umsetzung der Beratungsinhalte als autonom Handelnde typisiert, welchen selbstverständlich zugetraut wird, Instruktionen des Arztes zu Hause zu befolgen. Zur Erläuterung dieser Haltung soll hier kurz auf eine U7a eingegangen werden: Die Mutter (niedriger SES, MH) äußert die Sorge hinsichtlich des Essverhaltens ihres Kindes („Immer nicht viel essen. Ich weiß nicht warum") Die Mutter gesteht damit elterlichen Unterstützungsbedarf ein. Daraus wird dann von ärztlicher Seite der Auftrag abgeleitet, die Verantwortung für einen angemessenen Umgang mit der mütterlichen Sorge vollständig übernehmen zu müssen, da der Mutter aufgrund ihrer eigenen Übergewichtigkeit ein deutlich verzerrter Blick auf ihre Tochter zugeschrieben wird:

A: So, jetzt wollten wir noch gucken, ob du wirklich zu dünn bist. (3) Ne? (3) Nö. Das Gewicht passt genau zu der Größe. Die ist nicht zu dick und nicht zu dünn.

M: Gut.

A: Ja? Da brauchen Sie sich auch keine Sorgen zu machen.

M: mhm

A: Ne? Ich mein, ist ja ganz gut, wenn die nicht so viel isst, die Schwester war da ja nen bisschen anders, ne? Das passt gut. Okay. (2) Nein, machen Sie sich nicht so viel Sorgen mit Essen. Ne? Das ist so ein tolles Mädchen, wenn die mal ein bisschen dünner ist, das ist nicht so schlimm.

M: mhm

A: Ne? Das sage ich Ihnen schon, wenn ich denke, die sind zu dünn. Die müssen ein bisschen mehr essen ((lachen))

M: mhm ((lachen))

A: Ne, Sie achten darauf, dass Süßigkeiten-

Mit dem Ausdruck „Das sage ich Ihnen schon, wenn ich denke, die sind zu dünn" ist aus ärztlicher Sicht eine Verantwortungsentlastung beabsichtigt. Allerdings speist sich diese Entlastung aus einer *entmündigenden Haltung*: Erstens hat die Ärztin die mütterliche Sorge um das Essverhalten selbstverständlich auf eine Sorge um das Gewicht reduziert. Zweitens wird von der Mutter implizit ein hoher Vertrauensvorschuss erwartet: Sie soll ihre Sorgen vertrauensvoll in die Hände der Ärztin legen und ihr Wunsch, das schwierige Essverhalten zu ergründen, aufgeben.

Gleichzeitig wird der Mutter dann aber ein Ort zugewiesen, wo sie vermehrt Verantwortung übernehmen sollte („Sie achten darauf, dass Süßigkeiten-"). Im Kontext wirkt diese dann aber als *Überforderung*, zumindest in der gegebenen Kürze. Eine solche Anrufung geschieht unter Absehung der familiären Konstellation und hat dann eher eine entlastende Funktion für die Ärztin (es gesagt zu haben) als eine verhaltensändernde Wirkung aufseiten der Mutter bzw. Familie.

Ein solches Springen von einer entmündigenden hin zu einer überfordernden Adressierung der Eltern ist typisch für einen nicht-responsiven Verantwortungsbegriff. Dahinter steht die ärztliche Vorstellung, das Wohl des Kindes besser – und nicht etwa anders – einschätzen zu können als die Eltern selbst. Dies bedeutet in der Konsequenz, die Eltern primär als passive Empfänger von ärztlichen Belehrungen zu betrachten. Eine solche Haltung begünstigt asymmetrische Beratungsmuster (vgl. Kap. 4.6.2)

5.2.5.3 Beziehungszentriertes Verantwortungsverständnis

Den folgenden Ausführungen zum beziehungszentrierten Verantwortungsverständnis ist gemeinsam, dass jeweils die Beziehung zwischen Arzt und Eltern als Grundlage der Aushandlung bzw. Vermittlung von Verantwortlichkeit gesehen und genutzt wird. Die Beziehung zwischen Arzt und Eltern unterscheidet sich – wie oben dargestellt – von der Beziehung in der stationären Krankenhausinteraktion schon allein deshalb, weil sie idealiter von *Konstanz* geprägt ist und über mehrere Jahre hinweg aufgebaut, gestaltet und intensiviert werden kann. Der niedergelassene Arzt hat also die Möglichkeit, langfristig Vertrauen aufzubauen und seine Familien über mehrere Jahre hinweg zu „*begleiten"* – ein Aspekt, der vielfach von den Ärzten in unserem Sample angesprochen wurde. Die Ärzte kennen ihre Patientenfamilien außerdem zumeist gut und können differenziert über jeweilige Problemlagen berichten. Auch verfügen sie über etwaige *Kontextinformationen* zu ihren Patientenfamilien, sie wissen also zumeist über Familienstand, Anzahl der Kinder, das Vorhandensein externer Unterstützungen (Familienhebamme etc.) Bescheid. In einem beziehungszentrierten Verantwortungsverständnis werden diese Beziehungsressourcen insofern handlungswirksam, als dass Verantwortungszuschreibung und -übertragung nicht als einseitige, sondern als zweiseitige Angelegenheit verstanden wird. Mit anderen Worten: Die

arztzentrierte Orientierung wird durch eine stärker kooperative abgelöst –
Verantwortung ist in diesem Verständnis dann immer eine geteilte.

Veramtwortungsübertragung mit Augenmaß

Orientiert sich ärztliches Handeln nicht mehr einseitig an den Polen der
(entmündigenden) vollständigen Verantwortungsübernahme einerseits, der
(überfordernden) vollständigen Verantwortungszuschreibung andererseits,
stellt sich die Aufgabe eines angemessenen Austarierens zwischen zu viel
und zu wenig ärztlicher Verantwortungsübernahme (bzw. komplementär
dazu Verantwortungsübertragung). Dass dies zweifelsohne ausgesprochen
herausfordernd und vor allem auch voraussetzungsvoll ist, zeigt die folgende
Bemerkung einer Ärztin:

> Aber ich bin immer <u>ganz ganz</u> nah bei den Eltern, weil die Eltern die sind, die mir die
> Informationen geben. Und die mir auch vermitteln, wie gehe ich mit <u>dem,</u> was jetzt ge-
> rade ist, mit meinem Kind um. Wie viel Angst hab ich? Ich <u>weiß</u>, wenn ich die ein
> bisschen näher kenne, wie gehen die damit um. Schaffen die zum Beispiel ein hochfie-
> berndes Kind, was eine Antibiose braucht, wo ein bisschen wackelig sein könnte, ob es
> erbricht- Kann man die nach Hause lassen übers Wochenende oder muss ich die schon
> in die Klinik schicken? Ja, das ist ein Gefühl, da geht es <u>nicht</u> um das <u>Kind</u>. Da können
> zwei identisch kranke Kinder sein, die einen lass ich nach Hause mit Antibiotikum und
> sag: „Wenn so und so, dann Klinik". Und die anderen schicke ich direkt - in Abhän-
> gigkeit von den <u>Eltern</u> und nicht in Abhängigkeit von dem Kind und seiner Er-
> krankung.

Hier wird ein erfahrungsbegründetes Urteil darüber ersichtlich, inwieweit
Eltern entweder – weitestgehend – alleine die Versorgung ihres Kindes überlassen werden kann, und wo hingegen die Ärztin – hier durch eine unmittelbare Überweisung ins Krankenhaus – die Eltern entlasten muss. Allerdings geschieht auch gegenüber denjenigen Eltern, die ihr Kind zu Hause
versorgen sollen, eine *Verantwortungsübertragung mit Augenmaß*, indem sie
diese durch handhabbare, potenziell nicht überfordernde Empfehlungen unterstützt („die einen lass ich nach Hause mit Antibiotikum und sag: „Wenn
so und so, dann Klinik"). Es wird ersichtlich, dass einer solchen Verantwortungsübertragung ein empathisches Verständnis elterlicher Kontrollüberzeugungen vorgelagert ist (vgl. Kap. 5.2.4). Im Beispiel wird der hohe Stellenwert der Beziehung zu den Eltern offensichtlich: Eine angemessene Verantwortungsübertragung kann aus dieser Perspektive nur erfolgen, wenn man
die Familien kennt bzw. kennengelernt hat. („Ich weiß, wenn ich die ein
bisschen näher kenne, wie gehen die damit um"). Differenzierte Kenntnisse
der Eltern sind in einer solchen Haltung letztlich unhintergehbare Vorausset-

zung für ärztliches Handeln. Das Wohl des Kindes lässt sich demnach nur sichern, wenn das Potenzial der Eltern hinsichtlich der Verantwortungsübernahme richtig eingeschätzt werden kann.

Entwicklungsperspektive elterlicher Autonomisierung

Ein weiteres Indiz eines beziehungszentrierten Verantwortungsverständnisses besteht darin, dass sich ärztliches Handeln in der ambulanten Praxis konsequent und nicht nur rhetorisch seine *Langzeitperspektive* zunutze macht. Eine kompensatorische Verantwortungsübernahme für Eltern, die immer auch die Gefahr einer Abhängigkeit birgt, wird hier nicht auf Dauer gestellt. Vielmehr ist der Referenzpunkt des Handelns ein Zuwachs *an elterlicher Selbstständigkeit (Autonomisierung)*. Bezogen auf das im vorherigen Kapitel beschriebene empathische Verständnis für elterliche Kontrollüberzeugungen wird hier also etwa die Stärkung elterlicher Selbstwirksamkeit (Empowerment) mit einer vermehrten Verantwortungsübertragung verbunden. Folgender Auszug macht das Verständnis elterlicher Autonomieentwicklung deutlich:

> Also ich habe jetzt ein Beispiel auch vor mir. Eine Mutter mit einem ersten Kind, die kam zu Anfang also <u>dauernd</u> und war aufgeregt. Dann hat das kleine Mädchen <u>auch</u> noch ein Herzgeräusch. Dann musste ich das <u>auch</u> noch erklären und sagen „Das ist nicht <u>schlimm</u>. Die schwitzt nicht, die nimmt gut zu, die trinkt. Ist alles wunderbar, <u>a::ber</u> zur Sicherheit <u>einmal</u> eine Ultraschalluntersuchung. Dass man <u>weiß</u>, ob es nur ein Sehnenfaden ist oder ob es wirklich ein Löchlein im Herzen ist. Was <u>auch</u> nicht schlimm wäre, weil es meistens zuwächst". Top fittes Kind, aber es hat halt diesen Befund. Da muss ich reagieren. Die Mutter hat sich so ins Hemd gemacht. Es ging <u>überhaupt</u> °ga::r nichts° mehr. So dass ich dann am nächsten Tag, als sie wieder dastand, wirklich im Krankenhaus angerufen hab und ihr einen Vorzugstermin besorgt hab, weil die wäre durchgedreht die vier Wochen bis zum Termin. Ja? Das waren anfangs so Situationen, aber das hat sich im Laufe der Zeit gebessert. Anfangs war die Schwiegermutter mit dabei. Und die ist dann aber auch immer weniger aufgetaucht die Schwiegermutter. Und inzwischen geht sie <u>völlig</u> souverän mit ihrem Kind um. Wunderbar.

Zum einen zeigt sich hier ein erweitertes Verständnis von Medizin (vgl. Kap. 5.2.1.), da die Grundlage ärztlichen Handelns hier nicht allein in der Feststellung biomedizinischer Auffälligkeiten beim Kind besteht, sondern gerade auch die emotionale Hilfsbedürftigkeit der Mutter berücksichtigt wird. Zum anderen wird auch deutlich, dass in dieser Überforderung der Mutter zugleich nur ein vorläufiger Zustand gesehen wird. Die Verselbstständigung der Mutter (zum einen von der Schwiegermutter, aber auch von der Ärztin), die dann schließlich „*völlig souverän*" mit ihrem Kind umgeht, wird dabei in ausgesprochen anerkennender Weise kommentiert. Eine solche Entwicklungsperspektive bedingt, dass die Beurteilung über die elterliche Unterstützungsbedürftigkeit im Zeitverlauf offen und für Veränderungen „ansprechbar" ist, was letztlich nur auf der Grundlage entwicklungsoffener Elterntypisierungen und demzufolge der ärztlichen Bereitschaft, sich von der Realität „belehren" zu lassen, möglich wird.

Bewusstsein legitimer Reziprozitätserwartungen

Ein letzter Aspekt des beziehungszentrierten Verantwortungsverständnisses betrifft das Bewusstsein legitimer Reziprozitätserwartungen: Beziehungen beruhen diesem Verständnis nach auf Gegenseitigkeit, weshalb nicht nur die Eltern Gefühle, Erwartungen, Enttäuschungen mit in die Vorsorge einbringen dürfen, sondern auch dem Arzt die Möglichkeit eingeräumt wird, Erwartungen und Empfindungen zu äußern. Dies geht dann mit einer Distanz zu überzogenen Gefühlskontrollerwartungen (vgl. Kap. 5.1.1.2) einher. Daraus leitet sich ab, *die Vertrauensbeziehung zu den Eltern (produktiv) nutzen zu können bzw. dürfen.* Demzufolge ist es legitim, dass der Arzt in der Interaktion mit den Eltern Gefühle wie etwa Frustration oder Enttäuschung bei Non-Compliance (trotz intensiver Bemühungen, die Eltern von der Wichtigkeit eines Beratungsinhalts zu überzeugen) oder ausbleibender Würdigung der Bemühungen des Arztes (vgl. NERAAL 2015:90) hat. Diesen darf dann – in angemessener Form – auch Ausdruck verliehen und sie müssen nicht aus Gründen (falsch verstandener) Professionalität zurückgehalten werden. Die Distanz zu überzogenen Gefühlskontrollerwartungen gibt dem Arzt die Handlungsoption, bei Hilflosigkeit oder gar Ohnmachtsgefühlen ob seiner eingeschränkten Wirksamkeit mangelnde Reziprozität anzumahnen und Klärungsbedarf einzufordern und dadurch womöglich die Eltern zu einer verstärkten Verantwortungsübernahme zu bewegen, mindestens aber Bewegung in das möglicherweise festgefahrene Interaktionsgeschehen zu bringen (Arzt ist frustriert und verhält sich insistierend und belehrend, Eltern ziehen sich zurück und verändern ihre Verhaltensweise nicht). Diesem Verständnis nach darf sich der Arzt sozusagen „als ganzer Mensch" in die Vorsorge einbringen – nicht lediglich als Rollenträger. Dies betrifft gerade auch Situationen während der Vorsorge, die regelmäßig Unmut auslösen. In folgendem Zitat bezieht sich die Ärztin auf ihr – legitimes – Genervtsein vom trotzigen Verhalten einiger Kinder, welchem sie selbstverständlich bereits im Vorsorgekontext Ausdruck verleiht. Dieser Haltung liegt die beschriebene Vorstellung zugrunde, es sich aufgrund der aufgebauten Beziehung zu den Patientenfamilien auch einmal leisten zu können, genervt zu sein.

Ich riskiere natürlich, dass die Eltern mich doof finden unter Umständen. Aber ich finde es richtig, weil es ist ja voll nervig, wenn die Kinder einem immer nur auf der Nase rumtanzen. Man kommt nicht weiter.

Das Bewusstsein um legitime Reziprozitätserwartungen begünstigt eine authentischere und responsive Kommunikation über Verantwortlichkeit und findet seinen Ausdruck etwa im bereits beschriebenen Arbeitsbündnis, in dem mit der Vertrauensbeziehung zwischen Arzt und Eltern gearbeitet wird und sich eine geteilte Verantwortung realisiert, wo sowohl Eltern als auch Arzt etwas tun müssen und eben auch dürfen (vgl. Kap. 4.6.3.4). In folgender Äußerung manifestiert sich eine Alternative zum vollständigen Abtreten der Verantwortung in Situationen der Non-Compliance:

> Manche Eltern machen <u>sowieso</u>, was sie wollen. Das weiß man dann, wenn man sie kennt, irgendwann auch schon vorher. (2) Und da ist dann immer so die Frage, inwieweit man sie dann auch <u>lässt</u>. Lassen muss ich sowieso. Aber ja, wo dann so eine Grenze ist, wo ich sag „Hier ist jetzt für mich einfach auch Schluss". Ich <u>muss</u> das auch mitverantworten und <u>dann</u> muss auch ein bisschen was kommen.

Die Ärztin bleibt trotz fehlender Kooperation in der Verantwortung und markiert vor diesem Hintergrund ihre Ansprüche und ihre Grenzen. Vorteilhaft ist diese Grundhaltung auch deshalb, weil sie zum einen davor schützt, dass sich aufgestaute negative Gefühle gegenüber Patientenfamilien unkontrolliert entladen, etwa in Form missachtender, beschämender Bemerkungen. Zum anderen bewahrt sie vor Burnout-Gefühlen. Studien zufolge hat sich gerade dieses regelmäßige Erleben emotionaler Dissonanz, d.h. von Widersprüchen zwischen erwünschtem Gefühlsausdruck (z.B. freundlich sein) und tatsächlich empfundenen Gefühlen, als starker Prädiktor für Burnout erwiesen (vgl. GLASER et al. 2012). Wird hier eine Form gefunden, Unmut zu äußern, ohne zu beschämen, erhöht dies auch die Arbeitszufriedenheit.

Ein beziehungszentriertes Verantwortungsverständnis, das auf Reziprozität beruht, bringt schließlich auch mit sich, dass nachhaltige Complianceprobleme nicht einseitig den Eltern zugeschrieben werden, sondern auch hier eine gemeinsame Verantwortung gesehen wird und folglich eine *Offenheit für die Überprüfung des eigenen Beratungshandelns* entsteht, wie in folgendem Zitat von MÜLLER noch einmal deutlich gemacht wird:

> „Compliance ist immer ein Doppelprodukt. Ihr Beitrag zur Compliance beträgt somit mindestens 50%. Ist die Compliance schlecht, tragen Sie folglich mindestens die halbe Verantwortung dafür" (MÜLLER 2005: 1047)

5.3 Förderliche Haltungen einer systemübergreifender Kooperationskompetenz

Psychosoziale Auffälligkeiten bei Kinder und Jugendlichen erfordern eine gesteigerte Kooperation mit anderen Akteuren des Gesundheits- und Sozialwesens – wie bspw. mit dem Netzwerk Frühe Hilfen. Regelmäßig wird darauf hingewiesen, dass eine angemessene Früherkennung und Prävention nicht ohne Berücksichtigung des „Sozialraum des Patienten"[47] gelingen könne. Grundsätzlich ist der Kooperationsbedarf zwar unbestritten, aber gerade die systemübergreifende Kooperation wird nach wie vor als unzureichend dargestellt (DATENREPORT NZFH 2016: 64ff.). Eine mögliche Ursache wird in den kulturellen Differenzen der Systeme von Gesundheitswesen und Jugendhilfe gesehen (vgl. GEENE 2016; SCHUBERT 2015, SIEBOLDS 2013). Auch in unserer Studie bestätigt sich, dass die Kooperationsbereitschaft[48] der Kinder- und Jugendärzte höher ist, wenn gemeinsame Sprachcodes vorherrschen[49]. Anders als die systemübergreifende Kooperation beruht die Kooperation zwischen Arzt und den anderen Professionen des Gesundheitswesens auf fest definierten Rollen und Kooperationsbedingungen, die u.a. verlässliche Rückmeldesysteme bereithalten (Arztbriefe etc.). Diese etablierten Kooperationsnormen sind nicht auf Systeme außerhalb des Gesundheitswesens übertragbar, und entsprechend schneller stellt sich die Nutzenfrage.

Nicht zu unterschätzen ist bezüglich der Kooperationszurückhaltung aber auch eine latente Wettbewerbslogik, die eine *wechselseitige Wahrnehmung vorhandener Kompetenzen und Handlungszwänge erschwert* und insofern einer nachhaltigen systemübergreifenden Kooperation im Weg steht.

Zweifelhaft ist, ob die vielfach geforderte „Rollen- und Auftragsklärung" beim Thema Kinderschutz – bspw. in Form weiterer Grundsatzpapiere – Kooperationsvorbehalte abzubauen vermag. Denn die Frage, wer denn nun diese Klärung legitimerweise federführend vornehmen darf bzw. soll, bleibt hier umstritten. Zur Debatte steht schlicht die Frage der Deutungshoheit. Selbst strukturelle Maßnahmen zur Erleichterung der Zusammenarbeit oder finanzielle Anreizsysteme garantieren keine Verbesserung systemübergrei-

---

47 Kinderärzte im Netz 2016: https://www.kinderaerzte-im-netz.de/news-archiv/meldung/article/44-herbst-seminar-kongress-2016-presseerklaerung-von-dr-med-thomas-fischbach-praesident-des-bvk/ (letzter Aufruf: 18.12.1016).
48 Vgl. PROTT 2016.
49 SIMON LENHART und CATARINA PROTT (2016) waren maßgeblich an der Analyse der Kooperationserfahrungen und - orientierungen der befragten Kinder- und Jugendärzte beteiligt.

fender Kooperation. Auffällig ist, dass gerade überregional aktive Interessenvertreter mehr oder weniger subtile Abgrenzungsrituale der unterschiedlichen Fachkulturen kontinuierlich pflegen[50].

Aussicht auf Überwindung von Deutungs- und Abgrenzungskämpfen verspricht gegenwärtig am ehesten die Zusammenarbeit in *lokal verankerten interprofessionellen Qualitätszirkeln*[51] – dies zeigen sowohl unsere Daten wie auch andere Evaluationen der Frühen Hilfen (NFZH-BERICHT 2016: 36). Erleichternd für eine solche interprofessionelle Zusammenarbeit erweisen sich zudem einige der bereits dargelegten Grundhaltungen. Im Folgenden soll gezeigt werden, inwiefern diese eine *systemübergreifende Kooperationskompetenz* – verstanden als eine dritte Dimension personaler Kompetenz – befördern. Mehr als in der Zusammenarbeit mit Eltern zeigte sich hier allerdings: Wenn die anderen beteiligten Akteursgruppen nicht ebenfalls die entsprechenden habituellen Voraussetzungen erfüllen, bleibt gerade die anspruchsvolle Form der systemübergreifenden Kooperation schwierig. Auch darauf soll exemplarisch eingegangen werden.

Grundsätzlich bestehen bei Kinder- und Jugendärzten gute Voraussetzungen, um mit nicht-medizinischen Professionen zu kooperieren: Ärzte können neben dem biomedizinischen Sprachcode auch jene Sprache verstehen, nutzen und schätzen, die soziale, psychische und pädagogische Aspekte betrifft. Kurzum: Niedergelassene Kinderärzte lernen im Kontakt mit Familien, auch außerhalb des medizinischen Systems handlungsfähig zu sein. Sie haben damit prinzipiell das Potenzial, die Handlungslogik (sozial-)pädagogischer Berufe nachzuvollziehen.

Die in Kapitel 5.2.1 beschriebenen Komponenten eines *erweiterten Verständnisses von Medizin* stellen eine zentrale Basis für eine systemübergreifende Kooperation dar: Der Blick auf Familien ist umfassender, um nicht zu sagen multidisziplinärer; auf einen Vertrauensaufbau wird Wert gelegt, und die Langzeitbeobachtung von Familien wird als Handlungsressource zur Einschätzung von kindlichen Entwicklungsrisiken effektiv genutzt. Potenziell führt dieses Verständnis auch zu einer Kompetenzzuschreibung und -anerkennung anderer Professionen. Hinsichtlich systemübergreifender Koope-

---

50 Vgl. etwa Stellungnahmen zu einer Anhörung im nordrhein-westfälischen Landtag vom 5.2.2015 https://www.landtag.nrw.de/Dokumentenservice/portal/WWW/dokumentenarchiv/Dokument/M MST16-2488.pdf (letzter Aufruf: 10.12.2016).
51 http://www.fruehehilfen.de/fruehe-hilfen/transfer/interprofessionelle-qualitaetszirkel-fruehehilfen (letzter Aufruf: 10.12.1016); BÜHRING 2014.

ration ist diese ärztliche Handlungsorientierung allerdings keine hinreichende Bedingung. Sie kann im Gegenteil auch zu einer eher unproduktiven Überschätzung der eigenen Möglichkeiten führen. Betrachtet man etwa den Datenreport des NFZH 2013, so fällt auf, dass befragte Kinder- und Jugendärzte bei der Frage nach Gründen für den Verzicht auf Weitervermittlung von belasteten Familien am häufigsten „pädiatrische Beratung war ausreichend" nannten. Die hier sich potenziell abzeichnende *Überschätzung der Wirkung einzelner pädiatrischer (Zusatz-) Beratungsgespräche* soll an einem Beispiel erläutert werden:

Ein Erstklässler ist mehrfach wegen aggressiven Verhaltens auf dem Schulhof aufgefallen. Im ärztlichen Beratungsgespräch stellte sich dann heraus, dass der Vater das Kind gelegentlich schlägt:

> Natürlich ist das falsch. Natürlich ist das auch verboten. Das hab ich der Mutter und dann auch dem Vater gesagt. Ich glaube, das ist jetzt keine richtige Misshandlung gewesen oder so. Aber der hat eben, wie das in manchen Familien vielleicht üblich ist, was natürlich, wie gesagt ausdrücklich falsch ist. Da hab ich gesagt: "Stellen Sie sich doch bitte mal vor. Was soll das Kind machen? Also in diesem Fall ist Ihr Sohn völlig unschuldig, weil er nämlich sieht, dass Sie ihn schlagen. Der muss es doch so lernen, ne?"

Positiv herauszustellen ist, dass der Arzt das Vertrauensverhältnis nutzt, um die Eltern zu erreichen. Auch überzieht er sie nicht mit Vorwürfen, sondern versucht, die Perspektive des Kindes dezidiert einzuführen und den Zusammenhang zwischen väterlichem und kindlichem Verhalten deutlich zu machen. Aus der weiteren Erzählung des Arztes geht hervor, dass insbesondere bei der Mutter das Verständnis für das kindliche Verhalten gewachsen ist. Damit hat die ärztliche Beratung erreicht, dass die Mutter die väterliche Gewalt nicht mehr normalisiert und für den Arzt erreichbar bleibt. Problematisch ist allerdings, dass der Arzt seine eigene Unsicherheit hinsichtlich der Einschätzung der Kindeswohlgefährdung (vgl. Formulierungen: „ich *glaube*" und „*keine richtige* Misshandlung" g) übergeht und sich in diesem Fall gegen eine Beratung durch eine INSOFA[52] entscheidet und damit auf eine Kooperation mit dem Jugendamt verzichtet.

Warum in der Situation nicht auf die Unterstützung durch die Jugendhilfe zurückgegriffen wird, mag mit den häufig artikulierten, teilweise erfahrungs-

---

52 „Die Personen nach Absatz 1 haben zur Einschätzung der Kindeswohlgefährdung gegenüber dem Träger der öffentlichen Jugendhilfe Anspruch auf Beratung durch eine insoweit erfahrene Fachkraft. Sie sind zu diesem Zweck befugt, dieser Person die dafür erforderlichen Daten zu übermitteln; vor einer Übermittlung der Daten sind diese zu pseudonymisieren" (KINDERSCHUTZGESETZ §4).

begründeten Kooperationsvorbehalten gegenüber der Jugendhilfe zu tun haben. Zusätzlich spielen hier aber habituelle Aspekte eine Rolle: Zwar ist sich der Arzt der eingeschränkten Wirksamkeit im Falle dieser Familie durchaus bewusst, es fehlt aber das Verständnis, diese zusätzlichen ärztlichen Beratungstermine im Falle einer potenziellen Gefährdungssituation *vordringlich mit einer Überleitungsabsicht zu verbinden*, d.h. sie im Dienste der Motivation der Eltern einzusetzen, weitergehende Hilfsangebote anzunehmen bzw. zu nutzen.

Auffällig ist ebenfalls, dass dem Arzt trotz der artikulierten Unsicherheit in gewisser Weise ein Bewusstsein hinsichtlich der Grenzen der eigenen Fähigkeit zur Gefährdungseinschätzung fehlt. Während er im Falle der Unsicherheit bzgl. biomedizinischer Diagnosen selbstverständlich ärztliche Kollegen konsultieren würde, wird gegenüber Berufsgruppen außerhalb des medizinischen Systems eher ein enger Autoritätsanspruch (vgl. Kap. 5.2.3) wirksam. In unserer Studie zeigte sich: Je eher Berufsgruppen außerhalb des Gesundheitsbereichs tatsächlich Kompetenz zugeschrieben bzw. „zugetraut" wird, und je präsenter dem Arzt die eigenen Grenzen sind, desto offener zeigen sich Ärzte auch gegenüber systemübergreifenden Kooperationen. Beispielhaft für ein entsprechendes „*Grenzbewusstsein*" ist folgende Bemerkung einer Ärztin:

> Sie brauchen manchmal, wenn sie so <u>gefangen</u> sind in so ner Verstrickung, brauchen sie jemanden, mit dem sie sich beraten können. Mach auch solche schwierigen Gespräche ni:e alleine. ((…)) Denn mich lullen ja manchmal auch Eltern ein. Es ist ja so, ich bin ja nur eine Person. Die erzählen mir was. Und irgendwann kommt man manchmal in ne Situation, wo man denkt, jetzt hast du dich von denen verstricken lassen.

Diese Ärztin nutzt den interprofessionellen Austausch, um in potenziellen Fällen der Kindeswohlgefährdung Handlungssicherheit zu gewinnen. Auch erkennt sie, dass die eigene Professionalität durch persönlich-emotionale Beziehungen zu Patienten und Eltern beeinflusst und auch eingeschränkt wird. Damit räumt sie grundsätzlich auch immer die *Möglichkeit von Fehleinschätzungen* ein. Die eigene ärztliche Urteilsfähigkeit wird damit gerade nicht absolut gesetzt.

Im Rahmen eines solch *relativen Autoritätsanspruchs* (vgl. ausführlich Kap. 5.2.3) rückt der oben beschriebene Wettbewerb um „objektivere" Diagnosen und Einschätzungen in den Hintergrund. Im Hinblick auf Kinderschutz ist diese Haltung sicherlich in besonderer Weise angebracht, denn in der Regel sind das Fachwissen bezüglich Kindeswohlgefährdung wie auch der Einblick in die Familien und das alltägliche soziale Umfeld beschränkt und bedürfen der Ergänzung durch andere Perspektiven. Dies anzuerkennen, gilt gerade für Mitarbeiter des Jugendamts als vordringlich für eine gedeihliche Zusammenarbeit. Folgende Bemerkung einer Jugendamtsmitarbeiterin bezieht sich auf den geschilderten Fall des Jungen, der in anonymisierter Form vorgelegt und engagiert diskutiert wurde:

> Vor allen Dingen, wenn er sagt, er will das Kind schützen, find ich das auch ein falsches Signal, weil das tut er ja eigentlich eher nicht. Weil er schützt ja eher damit die Eltern und signalisiert dem Kind ehm: „Ich weiß es zwar, aber, es ändert sich wahrscheinlich nicht viel durch dieses eine Beratungsgespräch". Und auch find' ich, ist es für die Eltern sehr verwirrend diese Aussagen vom Kinderarzt und vielleicht öffnet sich das Kind im schulischen Rahmen und erzählt der Sozialarbeiterin oder der Lehrerin davon, dass er manchmal geschlagen wird und die Schule reagiert ganz anders, als der Kinderarzt, also, da find' ich müsste einfach mehr ein Miteinander sein, ja.

Hier manifestiert sich: Sobald es um Einzelfälle geht, offenbaren sich differente Perspektiven. Solche Fälle im Rahmen von interprofessionellen Netzwerktreffen/systemübergreifenden Qualitätszirkeln zu diskutieren, könnte sowohl *Qualifikationsbedarf aufzeigen* wie auch eine *systemüberreifende Kooperationskultur* etablieren.

Die weitere Diskussion über den Erstklässler lässt aber auch erkennen, dass ebenso aufseiten des Jugendamts ein absoluter Autoritätsanspruch hinsichtlich der Gefährdungseinschätzung einer nachhaltigen Kooperation im Weg stehen kann, wie folgende Bemerkung verdeutlicht:

> Mein spontaner Gedanke war, ich weiß auch nicht, ob der Hautausschlag meines Sohnes Masern ist, da geh ich auch zum Arzt und frag den erst mal, und ich find's total schade, dass Ärzte da, oder auch andere Berufsgruppen sich da, ich sag mal herausnehmen, spontan und auch schnell und voreilig Entscheidungen zu treffen. Oder sich ne Meinung zu bilden, ohne mal mit den Zuständigen ins Gespräch zu kommen.

Im Zitat wird der ärztliche Kompetenzanspruch hinsichtlich einer Gefährdungseinschätzung selbstverständlich als Kompetenzüberschreitung („ich sag mal herausnehmen") dargestellt. Der Arzt wird im Grunde auf „sein" Kerngeschäft verwiesen. Dies entspricht keiner Verantwortungsteilung im Bereich Kinderschutz, und entsprechend prekär bleibt die Basis der Zusammenarbeit. Der explizit geäußerte Wunsch einer verstärkten ärztlichen Rückmelde- und Überleitungsaktivität wird somit unbeabsichtigt konterkariert: Ärzte sollen zwar möglichst frühzeitig in Kontakt treten und gerne auch Beobachtungen schildern, gleichzeitig aber eben „Juniorpartner" bleiben. Die Zusammenarbeit „*auf Augenhöhe*" wird mit Verweis auf den gesetzlichen

Auftrag der Jugendhilfe tendenziell als Ding der Unmöglichkeit zurückgewiesen:

> Ja, das ist an der Stelle auch keine Augenhöhe, ganz klar. ((...)) Die Einschätzung des Arztes ist <u>eine</u> Einschätzung, die ich in unsere Wertung der Gesamtsituation mit einbeziehen würde. Also ich würde einfach gucken, was ist mein Arbeitsauftrag, und wenn mein Arbeitsauftrag ist, meinetwegen eine Stellungnahme abzugeben im Rahmen, weiß ich nicht, „einstweiligen Verfahrens" oder wie auch immer, dann wär' das für mich eine Aussage, die wichtig ist für die Analyse der Gesamtsituation. So.

Für engagierte niedergelassene Ärzte, die weit über das Biomedizinische hinaus in der „Begleitung der Familien" einen zentralen Auftrag sehen (vgl. Kap. 5.2.1), sind solche Überlegenheitsgesten tendenziell demotivierend und befördern eher zusätzlich Gatekeeping-Tendenzen. Gerade Ärzten, denen die Frühen Hilfen am Herzen liegen, kann in der konkreten Zusammenarbeit nicht mit der skizzierten Haltung begegnet werden. Hier gilt es vonseiten der Akteure der Jugendhilfe anzuerkennen, dass Ärzte, die eine tragfähige Beziehung zu Familien in Risikolagen aufgebaut haben, sich diese Fälle nicht einfach aus der Hand nehmen lassen, sondern als kompetenter Partner mit im Boot bleiben wollen.

Schlussfolgernd lässt sich sagen, dass eine Reziprozitätsorientierung beider Systeme unabdingbare Voraussetzung einer nachhaltigen Kooperation im präventiven Kinderschutz bedeutet. Sie beginnt ganz basal bei der wechselseitigen Bereitschaft zur Wahrnehmung vorhandener Kompetenzen der jeweils anderen Berufsgruppe, und sie mündet – neben eines Bewusstseins der je eigenen Grenzen – in eine wechselseitige Anerkennung der potenziellen Stärken. Diese liegen aufseiten der niedergelassenen Kinder- und Jugendärzte insbesondere im Vertrauensaufbau (inklusive indirekte Zugangsstrategien, vgl, genauer unten) und der damit einhergehenden hohen Akzeptanz (vgl. auch GEENE 2016), wie auch in der Langzeitbeobachtung der kindlichen Entwicklung, die heute mehr denn je auch die psychosoziale Dimension umfasst (vgl. Kap. 5.2.1). Aufseiten der Kinder- und Jugendhilfe wiederum liegen die potenziellen Stärken zum einen in einer fachlich durchdachten Sozialraumorientierung, die gewährleisten kann, dass die Betreuung der Familien nicht in heterogene Therapiemaßnahmen zerfasert, was offenkundig zusätzlichen elterlichen Stress nach sich zieht. Zum anderen sind die Koordinationskompetenz hinsichtlich der verschiedenen Informationsquellen und die breite Vernetzung zur Einschätzung der Gesamtsituation anzuführen: So könnten Zugangsprobleme auf der einen Seite und Überlastungsprobleme auf der anderen Seite wechselseitig – zumindest zum Teil – kompensiert werden.

Zur Veranschaulichung soll in einem weiteren Beispiel dargestellt werden, wie unter der Bedingung wechselseitiger Anerkennung der Stärken eine verbesserte Kooperation möglich werden könnte. Dies betrifft die *Zusammenarbeit im Rahmen der interdisziplinären Frühförderung:* Ein Arzt klagt darüber, dass bei belasteten Mehrkindfamilien jedes einzelne Kind zur Frühförderung geschickt werden muss:

> A: Aber nach dem dritten Kind ist das noch genau °so°, ja. Und das sind hochbelastete Familien. Das sind hoc belastete Familien. Und da wird das vierte Kind genau so sein wie das dritte Kind, ja.

> I: Ich stell mir das gerade irgendwie sehr frustrierend vor.

> A: ˪ Ja, ist frustrierend. Ist frustrierend. Ja, man müsste da die Eltern behandeln. Man müsste da die Eltern therapieren ja und gar nicht mal so sehr die Kinder. Aber behandeln Sie mal die Eltern ((leichtes Lachen)). Wo schick ich die hin? ((lachen))

Für die Jugendhilfemitarbeiterinnen in der Gruppendiskussion ist eine solche ärztliche Feststellung Anlass, auf mangelnde systemübergreifende Kooperation hinzuweisen:

> J1: Wenn ein Kinderarzt feststellt, dass das <u>dritte</u> Kind jetzt in die <u>Früh</u>förderung muss, ne, also auf der anderen Seite sagt, es ist aber noch nicht schlimm genug fürs Jugendamt, also da ehm, das passt nicht.

> J2: Also ich denke, da ist es wirklich wünschenswert, wenn die <u>Hemmschwelle</u> der Ärzte hier nicht so hoch wäre und sie früher an uns herantreten würden, möglicherweise auch <u>mit</u> der Familie gemeinsam, wär auch nochmal ne Möglichkeit, ne. Ich mein, die haben viel zu tun, haben die aber auch, ist eh, find ich, an der Stelle kein Argument. Also das wär ne gute Geschichte, wenn die einfach <u>früher</u> mit den Familien (2) sprechen würden.

> J3: Ich glaube, dass da wenig Wissen darüber vorliegt, bei den Kinderärzten, möglicherweise, welche Hilfen wir anbieten können. Also dass wir nicht erst Hilfe anbieten können, wenn keine Ahnung, da ne sichtbare Misshandlung vorliegt, sondern, dass wir einfach auch zuständig sind, oder uns zuständig fühlen und es per gesetzlichem Auftrag, SGB VIII ja auch sind, Eltern zu unterstützen. Und das fängt an, also niedrigschwellig an, mit ner Beratung. So.

Die vermutete Unkenntnis der Angebote der Kinder- und Jugendhilfe ist hier der eine Aspekt, der auch seitens des BVKJs genannt wird und entsprechende Forderungen untermauert. Der andere Aspekt betrifft die angesprochene *„Hemmschwelle"*. Kritisch ist hier, dass die Vorbehalte der Ärzte kaum nachvollzogen werden können und damit die Imageproblematik der Jugendhilfe in ihrer Wirkung für die Zusammenarbeit mit Familien unterschätzt wird. Es steht außer Frage, dass es für den Arzt, der das Vertrauen einer belasteten Familie gewonnen hat, mit einem Risiko verbunden ist, das

Jugendamt ins Spiel zu bringen. Wie in vorangegangenen Kapiteln mehrmals erwähnt, entspricht die Angst vor dem Jugendamt einer Realität und kann – selbst dann, wenn sie unbegründet ist – nicht ignoriert werden. Entsprechend befinden sich Kinder- und Jugendärzte in einer ambivalenten Situation, da sie einerseits die Eltern zur Annahme von Unterstützungsangeboten motivieren wollen, andererseits jedoch von der als gesellschaftlich kontrollierend wahrgenommenen Handlungsweise des Jugendamts ablenken müssen:

> Schwieriger zum Beispiel ist, wenn ich denke, das ist eher so im psychosozialen Rahmen schlecht. Die Eltern dahin zu bekommen, dass sie Hilfen annehmen. Das ist ein ganz anderes Kapitel. Das ist schwierig, weil das immer noch so mit Jugendamt verbunden ist als Kontrolleur und Kinderklau, statt dass da einfach auch Hilfen sind, die einem ja auch zustehen, wenn man es selber aus welchen Gründen auch immer nicht so bewerkstelligen kann, wie es fürs Kind gut ist. Das ist auch immer ne Wahrnehmung der Eltern, weil alle Eltern wollen gut sein. Bemü::hen sich. Und glauben ja auch von sich, dass sie es eigentlich ganz gut hinkriegen. Ja? Da muss man ganz ganz ganz ganz vorsichtig sein.

Aufgrund dieses ärztlichen Erfahrungswissens wird versucht, das mit negativen Assoziationen verbundene Jugendamt im Gespräch mit Eltern möglichst nicht zu erwähnen. Angebote können leichter vorgebracht werden, wenn das Jugendamt zwar im Spiel ist, dies aber für die Eltern nicht direkt sichtbar wird. Gerade hier liegt eine potenzielle Stärke der Kinder- und Jugendärzte: die Suche nach Möglichkeiten einer situationssensiblen, nicht imagegefährdenden Ansprache problematischer Aspekte gegenüber solchen Familien. Umgekehrt besteht bei der Jugendhilfe unverkennbar das Potenzial, fachlich kompetent passgenaue Angebote benennen zu können, was für Kinder- und Jugendärzte ohne Zweifel eine Entlastung bedeuten könnte und potenziell Frustrationen wie im obigen Fall durch eine frühzeitige Zusammenarbeit, wenn nicht ganz vermeidbar, so doch in geteilter Verantwortung womöglich effektiver zu gestalten.

Abschließend soll darauf hingewiesen werden, dass *interdisziplinäre Frühförderzentren* ebenso wie interprofessionelle Qualitätszirkel verstärkt als fallbezogenes Scharnier systemübergreifender Kooperation genutzt werden könnten bzw. in diese Richtung weiterzuentwickeln wären: Erstens bündeln diese Zentren verschiedene Angebote, zweitens finden sie eine verhältnismäßig hohe Akzeptanz bei Familien in Risikolagen und drittens wird ihnen sowohl von Kinder- und Jugendärzten wie seitens des Jugendamts selbstverständlich hohe fachliche Kompetenz zugeschrieben. Hinzu kommt schließlich, dass sie aufgrund ihres fachlichen Selbstverständnisses (u.a. Eltern-Kind-Interaktion im Fokus) quasi als konsistente Fortsetzung der

Aktivitäten der Frühen Hilfen gesehen werden könnten. Damit wäre auch das Problem der Nachhaltigkeit der Angebote der Frühen Hilfen, wie sie in zahlreichen Studien angesprochen wird (vgl. etwa ZIEGENHAIN et al. 2003), bearbeitbar. Dabei wäre einmal mehr drauf zu achten, dass das Jugendamt gegenüber Eltern im Hintergrund bleibt, da nur so ein niedrigschwelliger Zugang zum Angebot möglich ist.

Darüber hinaus erscheint es dringlich zu fragen, was nach Ende der Frühförderung folgt, wenn weiterer Unterstützungs- bzw. Therapiebedarf besteht: Hoch problematisch erweist sich aufgrund unserer Elternuntersuchung, dass belasteten Mehrkindfamilien ein allzu zersplittertes Unterstützungssystem zugemutet wird (bspw. Alleinerziehende Mutter mit drei Kindern hat mehrere Therapie-Termine für die Kinder an unterschiedlichen Orten – sie nimmt die Termine unregelmäßig wahr und meinte dazu: „Wenn ich meinen Job geregelt habe, bringe ich Jan wieder zur Logopädie". Hier wäre eine ähnlich integrative Struktur wie beim interdisziplinären Frühförderzentrum für Schulkinder dringlich geboten und könnte ebenso ein Scharnier systemübergreifender Kooperation werden.

6 Perspektiven der Förderung personaler Kompetenz

Abschließend soll darauf eingegangen werden, wie die gegenwärtigen gesundheitspolitischen Rahmenbedingungen im Hinblick auf die Entwicklung personaler Kompetenz einzuschätzen sind (Kap. 6.1) und welche Konsequenzen sich für die Facharztweiterbildung ergeben (Kap. 6.2). Zum Schluss werden Impulse gegeben, wie der einzelne Arzt seine Vorsorgepraxis im Hinblick auf personale Kompetenz reflektieren kann.

6.1 Einschätzung gesundheitspolitischer Rahmenbedingungen

Parallel zu den berufspolitischen Anstrengungen zur Etablierung eines veränderten Berufsbilds des Kinder- und Jugendarztes, das den Herausforderungen neuer Krankheitsbilder gerecht würde, wurden von Seiten des BVKJ Forderungen nach angemessenen gesundheitspolitischen Rahmenbedingungen formuliert. Diese betrafen insbesondere die Neuausrichtung der Kinder-Richtlinie und die darauf bezogene Neubewertung der berechnungsfähigen Leistungen[53]. Grundlage der Verhandlungen mit dem G-BA waren sowohl das neue PrävG, welches im Juli 2015 in Kraft trat, wie auch das „erweiterte Vorsorgeheft Paed. Plus", das der BVKJ entwickelt hatte und von einzelnen Krankenkassen im Rahmen von Selektivverträgen übernommen wurde. In diesem Heft wurden „alle ‚alten' Früherkennungsuntersuchungen von U1-U9 sowie die im Jahre 2006 neu eingeführten U10, U11 und J2 einer Revision unterzogen und neu benannt" (ebd.: 3). Diese Revision beanspruchte, dem erweiterten Krankheitsspektrum verstärkt Rechnung zu tragen und die Primärprävention hinsichtlich der psychosozialen Entwicklung zu stärken – etwa durch die Integration von Elternfragebögen wie auch durch entsprechende zusätzliche Beratungsinhalte.

Die Neuausrichtung der Kinder-Richtlinie und das im September 2016 eingeführte aktualisierte Kindervorsorgeheft bildet nur einen Teil dieser vom

---

53 http://www.kbv.de/media/sp/EBM_Kinderarzt_20170701_V1.pdf (letzter Aufruf 19.7.2017).

BVKJ definierten neuen Inhalte ab. Der Schwerpunkt des aktualisierten
Hefts liegt nach wie vor bei der Sekundärprävention:

> „Darunter ist der Anspruch zu verstehen, zur Früherkennung von Krankheiten, die die
> körperliche und geistige Entwicklung in nicht geringfügigem Ausmaß gefährden (Her-
> vorhebung Verf.), ärztliche Leistungen zu erhalten" (vgl. KINDER-RICHTLINIE § 1).

Insgesamt dominiert im aktuellen Leistungskatalog der Kinder-Richtlinie
nach wie vor eine biomedizinische und kindzentrierte Ausrichtung. Ein erweitertes Verständnis von Medizin, wie es oben als eine funktionale Grundhaltung hinsichtlich präventiver Wirksamkeit beschrieben wurde, wird dadurch nur bedingt gestützt. Eher reproduziert der Leistungskatalog eine in
der Ausbildung erlernte Krankheitsfokussierung und bestärkt eine traditionelle Zurückhaltung gegenüber Themenfeldern der psychosomatischen Medizin (vgl. Kap. 5.1). Dies ist angesichts aktueller Erkenntnisse fragwürdig:

> „A recent study has reported that preventive care should consider information about
> psychosocial factors, such as parental education and health for the identification of
> these high-prevalence, low-morbidity disorders rather than direct developmental and
> behavioral screening" (JENNI 2016: 216).

Abgesehen von der dominanten krankheitszentrierten Grundausrichtung
finden sich in der neuen Kinder-Richtlinie allerdings auch Formulierungen,
die eine primärpräventive Handlungsorientierung stärken, wie etwa in folgender Formulierung deutlich wird:

> „Die Untersuchungen umfassen, sofern medizinisch angezeigt, eine Präventionsemp-
> fehlung für Leistungen zur verhaltensbezogenen Prävention nach § 20 Absatz 5 SGB
> V, die sich altersentsprechend an das Kind oder die Eltern oder andere Sorgeberechtig-
> te richten kann" (KINDER-RICHTLINIE 2017, §1).

Diese Ergänzung zielt auf eine stärkere Prävention bei den sog. neuen Morbiditäten und eröffnet der Pädiatrie eine Anbindung an das Präventionsgesetz[54]. Entsprechend sind im aktualisierten Vorsorgeheft Inhalte benannt, die
explizit auf den Kooperationsbedarf (Frühe Hilfen) hinweisen und – zumindest in Ansätzen – eine verstärkte Berücksichtigung psychosozialer Risiken
einfordern (wie etwa frühzeitige Sprachberatung; Aufmerksamkeit für die
Eltern-Kind-Interaktion).

Insgesamt stellt die neue Kinder-Richtlinie im Hinblick auf Frühprävention
einen Rückschritt gegenüber den definierten Leistungen im erweiterten Vorsorgeheft des BVKJ dar. So wird etwa bei Letzterem gerade im Themen-
spektrum der „antizipatorischen Beratung" wesentlich deutlicher signalisiert,

---

54 Wir danken M. BARTH für diese Einschätzung.

dass ein enges Verständnis von Medizin in Vorsorgeuntersuchungen nicht mehr ausreichend ist. Gleiches wird auch für die inhaltlich breiten „Kernbotschaften"[55] primärpräventiver Beratung, die in Form eines Flyers für jede Vorsorgeuntersuchung formuliert wurden.

Ein neues Instrument, das vom GB-A nicht berücksichtigt wurde, sind die Elternfragebögen, die im erweiterten Vorsorgehefts des BVKJ integriert sind. Ohne hier näher auf die vielschichtigen Gründe der Nicht-Berücksichtigung eingehen zu können, muss die primärpräventive Wirksamkeit dieses Instruments vor dem Hintergrund unserer Beobachtungen als uneindeutig eingeschätzt werden. Deren Funktionalität hängt (zu) stark von der konkreten Verwendung im Rahmen der Vorsorgeuntersuchung ab. Wie in Kapitel 4.3 beschrieben, zeigten sich folgende Aspekte: Wenn die Fragebögen vor allem als *Gesprächsanlass* und/oder thematische *Selektionshilfe* genutzt werden, können sie sich durchaus als funktional erweisen. Wenn diese aber, z.B. unter Zeitdruck, zu einer vorschnellen Pathologisierung oder umgekehrt zu einer beschönigenden Normalisierung führen, dann fällt potenziell genau das, was unterhalb der Grenze klinisch-relevanter Auffälligkeit liegt, aus dem Blickfeld. Damit wäre das deklarierte Ziel der Primärpävention eigentlich verfehlt. Problematisch wird die Verwendung dieser Instrumente vor allem dann, wenn das elterliche Antwortverhalten in Fragebögen der ärztlichen Intuition, dass mit der Familie etwas nicht stimmt, entgegensteht. In diesem Fall stehen Intuition und sog. valides Instrument einander gegenüber. Nimmt man dann das elterliche Antwortverhalten im Fragebogen kontraintuititv „für bare Münze", ist man vielleicht rechtlich auf der sicheren Seite, läuft aber Gefahr, elterliche Verdeckungsmanöver eher zu bestärken denn aufzubrechen (vgl. Kap. 3.3).

Betrachtet man Studien, die mit Screeningbögen psychosoziale Belastungen bei Eltern ermittelten, zeigen sich ähnliche Schwierigkeiten. In einer Untersuchung zur Auswirkung des Migrationshintergrunds auf die psychosoziale Belastung der Familien wurde beispielsweise festgestellt, dass die untersuchten Eltern mit MH nach der Geburt deutlich seltener als die Kontrollgruppe psychisch belastet waren. Vor dem Hintergrund unserer Beobachtungen sowie anderer einschlägiger Studien (BURKHARDT-MUSSMANN 2015; OTYAKAMAZ u. KARAKAŞOĞLU 2015; LANFRANCHI et al. 2013) muss ein solches Ergebnis methodenkritisch reflektiert werden. Das eher unerwartete Ergebnis allein auf einen möglichen Bias der untersuchten Gruppe zurückzuführen, vermeidet die grundlegende Frage, ob diese Milieus in sol-

---

55 Bspw. U7a/Paed.Ceck 3.0: „Was Kleinkinder brauchen – darauf sollten Eltern achten!".

chen Screening-Settings zu psychosozialen Belastungen überhaupt wahr-
heitsgetreu antworten. Zwar verweist die Studie auf den „hohen Anteil an
Missings v.a. bei den soziodemografischen Daten" (METZNER et al.
2015: 276) bei den Familien mit MH und merkt an: „Vermutet werden können
Unsicherheiten beim Erfragen von Informationen ebenso wie Zurückhaltung
und Vorsicht beim Offenlegen der Lebensumstände auf Seite der Befragten"
(ebd.). Im Weiteren wird dann aber die vermutete „Zurückhaltung und Vorsicht" primär auf ungünstige Umstände der Erhebung zurückgeführt. Ob bei
Familien mit MH und niedrigem SES diese standardisierte Form der Belas-
tungsermittlung tatsächlich zielführend ist, wird nicht diskutiert. Berücksichtigt man, dass Vertrauen in diesen Milieus eine zentrale Voraussetzung der
Artikulation von Problemen darstellt, müsste etwa die Problematik misstrau-
ensförderlicher wie auch dichotomer Fragen ernster genommen werden (vgl.
Kapitel 3.3.5; 4.3.2.3).

Was sich im Beispiel der Elternfragebögen andeutet, scheint geradezu symptomatisch für *Standardisierungsprozesse ärztlicher Aufgaben*: Im Zuge der
Etablierung von EbM wird *zunehmend Weniger dem Ermessen des praktizierenden Arztes überlassen*. Vielmehr werden zur Sicherstellung der Leitli-
nienumsetzung dem Praktiker eine Vielzahl von sog. evidenzbasierten Be-
handlungsleitfäden, Checklisten und eben Fragebögen zur Verfügung
gestellt. Diese versprechen dem praktizierenden Arzt – und gerade dem Be-
rufsanfänger – Handlungssicherheit, was angesichts zahlreicher Unsicher-
heitsfaktoren sicherlich attraktiv ist. Ein solches Versprechen täuscht aber
über die Tatsache hinweg, dass zwischen allgemeinen Regeln bzw. Leitlinien
und fallbezogenem Können bzw. zwischen *externer und interner Evidenz*
eine Lücke bestehen bleibt und deshalb Wirksamkeit im Einzelfall kaum
ohne *situationssensible ärztliche Urteilskraft* (vgl. NEUWEG 2005: 2f) möglich ist.

Unsere Erkenntnisse machen deutlich, dass gerade in denjenigen ärztlichen
Handlungsfeldern, wo Kommunikation ein entscheidendes Werkzeug der
fachlichen Zielerreichung ist, die Standardisierung an ihre Grenzen stößt. Es
ist bekannt, dass auch kindzentrierte Screeninginstrumente im Bereich neuer
Morbiditäten hinsichtlich ihrer Reliabilität, Validität und Praktikabilität nicht
selten ungenügend sind (vgl. JENNI 2016: 267). Aus dieser Erkenntnis den
Schluss zu ziehen, dass die Instrumente selbst zu perfektionieren sind, birgt
die Gefahr, ärztliche Professionalität auf die korrekte Anwendung von Techniken zu reduzieren und die oben beschriebene „zweite Professionalisierung" (vgl. Kap. 5.2) zu vernachlässigen und damit Praktiker immer weniger

auf den unhintergehbaren einzelfallbezogenen Interpretationsbedarf vorzubereiten, geschweige denn darin zu schulen.

Diese Tendenz unterminiert Erkenntnisse der Expertiseforschung: Sie zeigt, dass erfahrene Fachexperten mit herausragender Handlungskompetenz zur Problemlösung kaum mehr kausallogische Denkprozesse (MERL 2011: 138) nutzen, die in formalisierten Schritten explizierbar wären, sondern auf „fallbezogene Wissensstrukturen" (GRUBER 2006: 197) zurückgreifen und eine „reflection in action" (SCHÖN 1984) anwenden. Diese äußert sich vor allem in einer *situationsadäquaten Flexiblität* im Umgang mit standardisierten Instrumenten, und zwar zugunsten einer internen Evidenz (vgl ausführlicher Kap. 6.2.1.1). Dass „Modellbildung als Strukturierung einer komplexen Realität (...) für ärztliches Handeln unverzichtbar" (MERL 2011: 47) ist, steht außer Frage. Fraglich ist aber, ob eine fortschreitende Formalisierung der ärztlichen Praxis tatsächlich zu einer Effektivitätssteigerung beiträgt. Für die pädiatrische Vorsorgepraxis ist zu beobachten, dass eine inflationäre Formalisierung, wie sie von Praktikern teilweise beim erweiterten Vorsorgeheft des BVKJ wahrgenommen wird, je nach Persönlichkeit des Arztes nicht selten entweder zu einer Abwehrhaltung oder zu einem wenig responsiven, routinierten Abarbeiten der Vorgaben führt – dies umso mehr als die zur Verfügung stehende Zeit für eine differenzierte Anwendung und Auswertung der zahlreichen empfohlenen Screeninginstrumente und Tests sicherlich viel zu knapp ist.

Dass der *Zeitrahmen* der Vorsorgeuntersuchungen prinzipiell eng ist, bleibt unstrittig. Gerade bei einem sehr hohen Patientenaufkommen sind qualitativ hochwertige Vorsorgeuntersuchungen schwierig zu leisten. Deutlich wurde jedoch auch, dass die aufgewendete Zeit allein noch keine hinreichende Bedingung für Qualität ist. Hier hat sich gezeigt, dass gerade personale Kompetenz, wie sie sich in den beschriebenen funktionalen Mustern der Elternkommunikation konkretisiert, entscheidend zu einer effektiven Nutzung des Zeitrahmens beiträgt.

6.2 Professionalisierung der Facharztweiterbildung

Veränderungen der Rahmenbedingungen bedeuten nicht automatisch auch, dass sich ein Berufsbild ändert. Neu definierte Inhalte eines Leistungskatalogs garantieren noch keinen Kulturwandel. Grund dafür ist, dass kulturelle Entwicklungen strukturellen Veränderungen zumeist hinterherhinken („cultural lag") und die eingespielte Berufskultur sich als persistent erweist. Die gilt umso mehr, wenn Aus- und Weiterbildung nicht auf die veränderten Anforderungen reagieren.

Für Kinder- und Jugendärzte scheint entscheidend, dass gerade in der Weiterbildungsphase die *(primär-)präventive Handlungsorientierung* gestärkt wird. Soll in Vorsorgeuntersuchungen tatsächlich vermehrt „antizipierende Beratung der Eltern" und „Aktivierung der Elternverantwortung" (WEBER u. JENNI 2012) stattfinden, so gilt es, die hierzu erforderliche „besondere Wahrnehmungs- und Beratungskompetenz des Allgemeinpädiaters" (FEGELER 2012: 18) systematisch zu entwickeln und zu unterstützen. Im Hinblick auf die Früherfassung von psychosozialen Risiken trägt sicherlich das neue Fortbildungscurriculum „Entwicklungs- und Sozialpädiatrie für die kinder- und jugendärztliche Praxis" zur Sensibilisierung bei. Was allerdings die *Beratung* betrifft, so verdichtet sich der Eindruck, dass diese nach wie vor einen geringen Stellenwert in der medizinischen Aus-, Weiter- und Fortbildung hat. Wenn vorausschauende Beratung funktional sein soll, darf sie weder einer monologisch angelegten Instruktionskultur folgen, noch ein Compliance-Verständnis vertreten, das Kooperation letztlich auf „Befolgen ärztlicher Anweisungen" reduziert – das haben unsere Erkenntnisse deutlich aufgezeigt. Oder in den Worten von POPOW, die über Partizipation in der Kindermedizin schreibt:

> „Partizipation ist der eigentlich selbstverständliche Schlüssel zu verbesserter Behandlungsqualität und –sicherheit. Das Problem ist, dass Partizipation nur selten angestrebt wird, weil Partizipation nicht gelehrt wird und – insbesondere wenn sie nicht als Einstellung und Prinzip gelebt wird – schwieriger zu handhaben ist als direktives Verhalten" (POPOW 2014: 63).

Meist wird das Zeitbudget problematisiert, wenn es um Beratung in Vorsorgeuntersuchungen geht, zumal das neue Vorsorgeheft weit mehr Themen umfasst. Dem ist grundsätzlich nicht zu widersprechen. Wie allerdings deutlich wurde, bedeutet ein partizipativer Beratungsstil nicht automatisch eine größere Zeitinvestition, wie auch zahlreiche andere Studien belegen[56]; manchmal gilt gar eher das Umgekehrte (vgl. etwa „beharrende Wiederholung von Beratungsinhalten", Kap. 4.6.2.2).

---

56 „Obwohl das Zeitargument bis in die Gegenwart hinein am häufigsten als Hinderungsgrund für die Shared Decision Making-Behandlungsweise genannt wird, liefern mehr als einhundert dazu durchgeführte Studien ‚no robust evidence' (Légaré u. Wittemann 2013: 279) für diese Belastung" (BRAUN u. MARSTEDT 2014: 110).

Zur Stärkung der frühpräventiven Wirksamkeit von Vorsorgeuntersuchungen reichen vielfältige Leitfäden zur verbesserten Risikodiagnostik und breiteres Wissen über Entwicklungs- und Sozialpädiatrie nicht aus. Solche „Wahrnehmungshilfen" (MARTENS et al. 2013:98) können nur dann effektiv sein, wenn der vom BVKJ festgestellte „Paradigmenwechsel" hin zur Primärprävention (vgl. „New Pedriatrics") in der Grundhaltung bzw. dem Habitus des praktizierenden Pädiaters tatsächlich vollzogen wurde, bzw. in der aktuellen pädiatrischen Aus-/Weiterbildung gelehrt und gefördert wird.

In Kapitel 5 wurde differenziert zwischen Grundhaltungen, die einen entsprechenden Rollenwandel befördern und solchen, die ihn eher erschweren. Erstes Indiz für einen funktionalen Rollenwandel ist ein erweitertes Verständnis von Medizin (Kap. 5.2.1), das eine Präventivorientierung begünstigt. Hinzu treten Haltungsausprägungen (vgl. Kap. 5.2.2-5.2.5), die eine responsive Kommunikationskompetenz befördern und in der Folge eine funktionale Elternkommunikation wahrscheinlicher machen.

6.2.1   Curriculare Ziele und Inhalte zur Stärkung personaler Kompetenz

Eine zentrale Schlussfolgerung der Studie ist, dass die Facharztweiterbildung verstärkt auch eine vorbereitende Funktion für die ambulante Allgemeinpädiatrie umfassen sollte – nicht nur, um den „Praxisschock" abzumildern, sondern vordringlich, um die Effektivität bestehender Früherkennungsuntersuchungen angesichts der neuen Anforderungen bzw. Herausforderungen zu steigern – und nicht zuletzt, um eine langfristige Arbeitszufriedenheit zu sichern. Überaus naheliegend wäre in diesem Zusammenhang die Etablierung einer ambulanten Weiterbildungsphase in Vertragsarztpraxen, denn Lernen im Arbeitsprozess bzw. tätigkeitsintegriertes Lernen gilt mittlerweile als zentraler Bestandteil praxisrelevanter Vermittlungsprozesse (vgl. etwa PLATH 2002). Der Arbeitskreis Weiterbildung der Deutschen Gesellschaft für Ambulante Allgemeine Pädiatrie (DGAAP) hat jüngst ein kompetenzbasiertes Curriculum (PaedCompenda[57]) für der Weiterbildung in allgemeinen ambulante Pädiatrie veröffentlicht, wo Praxis systematisch als Lernort erfahren werden soll.

Entscheidend im Hinblick auf die Förderung personaler Kompetenz erscheint uns, dass ÄiWs nicht nur die Gelegenheit erhalten, erfahrenen Ärzten „zuzugucken", sondern die Etablierung einer Feedbackkultur (vgl. mangelnde

---

57 http://www.dgaap.de/weiterbildung/ (letzter Aufruf: 18.7.2017).

Feedbackerfahrungen Kap. 5.2.4). An Modellen und Projekten, die dieses Defizit angehen, fehlt es nicht (vgl. etwa pädiatrisches Patenschaftsprojekt PäPP an der Universität Heidelberg; STEVEN et al. 2014; BROWNING et al. 2011; RIDER et al. 2008, 2006). Eine Institutionalisierung steht allerdings noch aus.

Wenn der genannte funktionale Rollenwandel nach der Niederlassung in der Weiterbildungsphase systematisch unterstützt werden soll, gilt es, über die Erfordernisse einer professionellen Begleitung nachzudenken. Unter der Bedingung einer adäquaten finanziellen Abgeltung müssten für Weiterbildungsbefugte im ambulanten Bereich auch im Hinblick auf personale Kompetenz (Weiter-)Qualifikationsmöglichkeiten angeboten werden, um nicht oben beschriebene dysfunktionale Muster weiter zu tradieren, wie etwa folgende Bemerkung einer ÄiW andeutet:

> Ich hab den Chef gefragt, wie ich das mit dem zusammengesackten Sitzen interpretieren soll und er hat gesagt: „Schick sie zum Turnverein".

Ebenfalls zu beachten gälte es bei der *Qualifizierung von Weiterbildungsbefugten*, dass gerade für den Anfänger ein guter Praktiker nicht notwendigerweise auch ein guter Lehrer ist – oder in den Worten DILLERS:

> „Der erfolgreiche Praktiker, eben weil er erfolgreich ist, schenkt genau dem, worauf der Anfänger achten muss, um zu lernen, keine Beachtung mehr. In seiner Rolle als erfahrener Praktiker ist er außerdem möglicherweise weder damit befasst noch fähig, viele der Regeln, denen er folgt, zu spezifizieren" (DILLERS 1975: 61).

In der Konsequenz bedeutet dies erstens, den Weiterbildungsbefugten Werkzeuge an die Hand zu geben, ihr eigenes Vorgehen im Hinblick auf Elternkommunikation zu reflektieren und es adäquat vermittelbar zu machen. Zweitens gilt es, eine kooperative Lernkultur zu etablieren: Wenn auch der Erfahrene eine Lernbereitschaft signalisiert, wird der „Anfänger", der ja durchaus über aktuelles Wissen verfügt, ebenfalls zu Feedback ermutigt. In Interviews mit Medizinstudierenden und pädiatrischen ÄiWs fiel auf, dass deren Versuch, konstruktiv-kritische Anfragen an die Erfahrenen zu stellen, oftmals mit negativen Erfahrungen verbunden war.

Drittens gilt es, in kooperativen Lernprozessen Wege zu suchen, wie ÄiWs von einem „regelgeleiteten Know-that" zu einem „erfahrungsbasierten Know-How" gelangen können, das Regeln situationssensibler anwendet (vgl. DREYFUS et al. 1987: 41). Genau dieser Prozess hat sich als funktional im Hinblick auf eine professionelle Vorsorgeuntersuchung erwiesen.

Die weiteren Ausführungen lenken nun den Blick auf die curricularen Inhalte einer Förderung von personaler Kompetenz im Rahmen der Facharztweiterbildung. Nimmt man den Professionalisierungsbedarf der ambulanten Allgemeinpädiatrie bezüglich präventiver Wirksamkeit ernst, sollte die Ausprägung personaler Kompetenz weniger als bislang dem Zufall überlassen werden. Zwar gibt das aktuelle Curriculum „Psychosomatische Grundversorgung" als Teil der Musterweiterbildungsverordnung wichtige Impulse zur die Entwicklung personaler Kompetenz. Es darf allerdings nicht übersehen werden, dass personale Kompetenz Ergebnis eines längeren Lern- und Aneignungsprozesses ist (vgl. auch MERL 2011). Entsprechend ersetzt so ein curriculares Angebot nicht die verstärkte Präsenz *qualifizierter* niedergelassener Allgemeinpädiater in der Weiterbildung bzw. idealerweise auch in der Grundausbildung (vgl. auch Forderung KIESSLING u. LANGEWITZ 2010: 138). Sie ersetzt auch keine Weiterbildungsinhalte, welche sowohl die Elternkommunikation im Rahmen von Vorsorgeuntersuchungen als auch die interprofessionelle Kooperation umfassender als bislang fokussieren – beide Bereiche sind im Hinblick auf präventive Wirksamkeit hoch relevant. Gerade der einmalig privilegierte Zugang von niedergelassenen Kinder- und Jugendärzten zu Familien in Risikolagen (vgl. STROHMEIER et al. 2016) rechtfertigt in hohem Maß eine verstärkte Berücksichtigung der personalen Kompetenz in der pädiatrischen Musterweiterbildungsordnung.

Die folgenden Anregungen orientieren sich an der vorangehenden Herleitung personaler Kompetenz. Abbildung 2 dient dazu, die einzelnen Dimensionen personaler Kompetenz wie auch die sie begünstigenden Grundhaltungen zu vergegenwärtigen.

Im Weiteren werden entlang der drei Dimensionen personaler Kompetenz (a) Wissensbestände, (b) Skills und (c) Haltungen sowie (d) Lernsettings konkretisiert, die gemäß unserer Ergebnisse für die Förderung dieser Kompetenz relevant sind. In den Tabellen 2-4 wird ein abschließender Überblick gegeben.

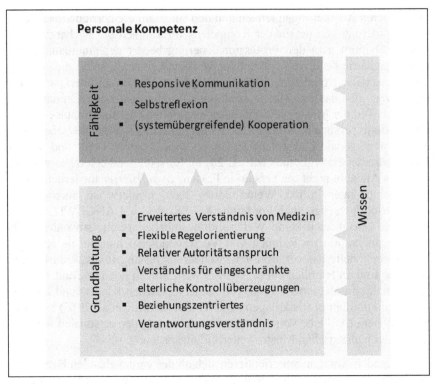

Abbildung 2:   Entwicklung personaler Kompetenz (eigene Darstellung).

6.2.1.1   Responsive Kommunikationskompetenz

Zielsetzung: Verbesserung der Validität der Entwicklungsbeurteilung und Risikoeinschätzung, Vertrauensaufbau und Compliance.

Wissensbestände

Responsives Handeln setzt eine Form der Empathie voraus, die in der Literatur als *„imaginative empathy"* bezeichnet wird und die als prinzipiell erlernbar gilt. Sie umfasst „die intellektuelle Fähigkeit des Helfenden, die Gefühle und den Standpunkt eines Anderen auf objektive Weise zu identifizieren und zu verstehen" (NEUMANN et al. 2012: 2) und „die kommunikative Reaktivität, um das Verständnis für die Perspektive des Anderen auszudrücken" (ebd.). Die in Tabelle 2 erwähnten Wissensbestände haben eine sensibilisierende Funktion und fördern die Fähigkeit zur Perspektivübernahme im

Sinne einer solchen „imaginative empathy". Dies gelingt vor allem dann, wenn sie im Rahmen konkreter Problemstellungen aus der pädiatrischen Praxis vermittelt werden. Ein problembasiertes Lernen (PBL) verstärkt nachweislich die Einsicht in den praktischen Nutzen einer punktuellen Perspektivenübernahme, indem beispielsweise das Verhalten von Eltern anderer kultureller Herkunft handhabbarer wird. Es eröffnen sich neue Handlungsperspektiven, ohne dass frühzeitig eine normalisierte Frustration eintritt oder geschlossene Typisierungen („typisch Kopftuchmütter" etc.) den Umgang mit Familien dominieren.

Skills

Die in der Tabelle 2 angeführten Fähigkeiten und Fertigkeiten wurden aus den funktionalen Kommunikationsmustern extrapoliert, wie sie beim Erfragen, Erklären, Mitteilen und Beraten beobachtet werden konnten. Inspiriert wurden die Überlegungen zusätzlich durch die Vorschläge von RIDER (2011) die sich allerdings primär mit Krankenhauspädiatrie beschäftigt.

In der Tabelle wird keine Priorisierung der Skills vorgenommen; eine solche würde ignorieren, dass unterschiedlichen Ärztepersönlichkeiten eben immer auch unterschiedliche Gewichtungen vornehmen. Dieser Spielraum ist im Hinblick auf langfristige Arbeitszufriedenheit von großer Bedeutung. Ebenfalls zu beachten gilt, dass, wie oben erwähnt, responsive Kommunikationskompetenz nicht an einzelnen, isolierbaren Kommunikationsstrategien gemessen werden kann – vielmehr ist der Einsatz der Skills nur in ihrem Verlauf sinnvoll zu bewerten (vgl. Kap. 4.7).

Haltungen

Wie in der Einleitung von Kapitel 5 erwähnt wurde, hat sich die Medizindidaktik im letzten Jahrzehnt verstärkt mit der Relevanz von Einstellungen bzw. Grundhaltungen beschäftigt. So wird mittlerweile selbstverständlich über den Bedarf einer „Modulation von Einstellungen" im Dienste einer adäquaten Arzt-Patient-Beziehung gesprochen. Hinsichtlich der responsiven Kommunikationskompetenz konnten in unserer Studie etliche Haltungen identifiziert werden, die eine funktionale Elternkommunikation im Rahmen von Vorsorgeuntersuchungen begünstigen. Nunmehr gilt es zu berücksichtigen, dass der Einsatz erwähnter Skills nur dann nachhaltig ist, wenn die entsprechenden Grundhaltungen vorhanden sind bzw. entwickelt werden konnten. Mit anderen Worten: Leuchtet der Sinn und Zweck der Skills nicht ein,

Tabelle 2:   Responsive Kommunikationskompetenz

	Responsive Kommunikationskompetenz Zielsetzung: Verbesserung der Validität der Entwicklungsbeurteilung und Risikoeinschätzung, Vertrauensaufbau und Compliance
Wissensbestände	**Kenntnisse** ■ einschlägiger Familienmilieus (milieu- und kulturspezifische Bedeutung von kindlicher Entwicklung, interkulturelles Wissen, vgl. bspw. USCULAN 2010, 2016; elterliche Unsicherheiten: vgl. Kap. 3.2) ■ Bedeutung von Ambivalenzen bei Non-Compliance: vgl. Literatur zur motivierenden Gesprächsführung (Kap. 4.6.3.1; exemplarisch WÖLBER u. FRICK 2014) ■ phasenangemessener Erziehung (bspw. DÖRR et al. 2011; DIEM-WILLE 2009)
Skills	**Responsives Erfragen** (Kap. 4.3), d.h. ■ aufdeckende Interpretation des Antwortverhaltens in Elternfragebögen ■ Gewichten elterlicher Problematisierungen mittels Präzisierungsfragen ■ Aufdecken elterlicher Deutungen durch semantisches Nachfragen ■ Aufdecken elterlicher Erfahrungen durch narratives Nachfragen **Responsives Erklären** (Kap. 4.4), d.h. ■ empathieförderliche Erklärungen ■ subjektive Theorien der Eltern als alternative Erklärungen anerkennen / aufgreifen / für ärztliche Erklärungen nutzen ■ Perspektivendifferenzen erkennen und aufgreifen **Responsives Mitteilen** (Kap. 4.5), d.h. ■ Containment elterlicher Sorgen ■ Ausbalancieren von Normalisierung und Problematisierung ■ aktivierendes Bearbeiten subklinischer Auffälligkeiten **Responsives Beraten** (Kap. 4.6), d.h. ■ bedarfsorientierte Beratung; Erkennen von elterlichem Unterstützungsbedarf ■ Empowerment zur Stärkung elterlicher Selbstwirksamkeitserwartung ■ Exploration von Ambivalenzen bei signalisierten Umsetzungsschwierigkeiten ■ kooperative Bearbeitung von Perspektivendifferenzen ■ Sicherung der Anschlussfähigkeit von Empfehlungen ■ Nutzen des Arbeitsbündnisses (Verantwortungsklärung)

	Responsive Kommunikationskompetenz
Haltung	▪ erweitertes Verständnis von Medizin (Kap. 5.2.1) ▪ flexible Regelorientierung (Kap. 5.2.2) ▪ relativer Autoritätsanspruch (Kap. 5.2.3) ▪ empathisches Verständnis für eingeschränkte elterliche Kontroll- überzeugungen (vgl. Kap. 5.2.4) ▪ beziehungszentriertes Verantwortungsverständnis (vgl. Kap. 5.2.5)
Settings der Vermittlung	▪ Videografieren eigener Vorsorgeuntersuchungen (offene Feed- backkultur) ▪ Fallseminare: Arbeit mit Fallvignetten zu den unterschiedlichen kommunikativen Aufgaben und Gegenüberstellung von funktiona- len und dysfunktionalen Mustern mithilfe eines sequenziellen Vor- gehens

läuft ein Fertigkeitstraining ins Leere bzw. mündet allenfalls in ein Imitationshandeln, das jedoch langfristig kaum durchzuhalten ist. Vor diesem Hintergrund sind Fragen angemessener Settings der Vermittlung in besonderer Weise relevant.

Settings der Vermittlung

Für die Förderung responsiver Kommunikationskompetenz gilt allgemein, dass *Lernsettings mit konkretem Fallbezug* zu bevorzugen sind, weil die Herausforderungen und der Nutzen personaler Kompetenz erst an Praxisbeispielen wirklich zu Tage treten. Solche Lehr-Lern-Settings fördern eine *„Reflection-in-Action"* (SCHÖN 1982; vgl. MERL 2011: 237ff.). Gemeint ist damit ein mehr oder weniger intuitives Erkennen situativer Anforderungen (ebd. 238). Sie wird insbesondere in nicht plan- bzw. nicht-routinisierbaren Kommunikationssituationen mit Eltern unabdingbar. Statt Unwägbarkeiten und Unsicherheiten mit einer rigiden Regelorientierung zu begegnen, besteht bei „Reflection-in-Action" ein Verständnis für die Situation: „He understands the situation by trying to change it" (SCHÖN 1983: 151). Dies entspricht also in etwa dem, was oben als flexible Regelorientierung bezeichnet wurde und baut in schwierigen Situationen auf den ärztlichen Eindruck, „dass etwas nicht stimmt" und man sinnvollerweise etwas im Handeln bzw. in der Kommunikation verändern muss.

Dieser Ansatz wird auch durch die Expertenforschung (DIETZEN 2008; BÖHLE 2004) gestützt. Danach qualifiziert sich ein Experte gerade in der gelingenden Bewältigung von kritischen Situationen, die nicht nur fachlich komplexe Situationen, sondern eben auch kommunikative Herausforderungen (unplanmäßige Situationen des Nicht-Verstehens) umfassen. In derartigen Situationen erweist sich ein standardisiertes Verhalten, das Handeln als geordnete Abfolge von geplanten und kontrollierten Handlungsschritten ansieht, häufig als inadäquat. Dies könnte an konkreten Vorsorge-Gesprächen gezeigt werden. Dabei gälte es herauszuarbeiten, warum Gespräche, die auf den ersten Blick als mühsam oder unstrukturiert gelten, dennoch oder gerade deshalb funktional sind.

Instrumente der Überprüfung

Allgemein ist bekannt, dass Mess- und Prüfbarkeitsprobleme kommunikativer Kompetenzen nicht selten dazu führen, dass diese als Teil von Bewertungen ärztlicher Praxis im Rahmen von Prüfungen unberücksichtigt bleiben. HÖLZER formuliert die unbeabsichtigte Folge einer solchen Vermeidung:

> „Solange nur das Faktenwissen, das mit MC-Klausuren abgeprüft werden kann, bestehensrelevant ist, wird den Studierenden signalisiert, dass ihre Fähigkeit, die Beziehung zwischen sich und ihren Patienten zu gestalten, für ihre spätere ärztliche Tätigkeit nicht so wichtig sei" (Hölzer 2010 et al. 147).

Ein international anerkanntes, valides Instrument zur Überprüfung praktischer Fähigkeiten stellt die „Objective Structured Clinical Examination (OSCE)" dar[58]; sie wird in Reformstudiengängen der Medizin mit Hilfe von Simulationspatienten mehr oder weniger intensiv als Prüfungsform genutzt. Allerdings kommt dabei das für die Kommunikationskompetenz vorgesehene Global Rating (deutsche Adaptation: Berliner Global Rating) wenig zum Einsatz, obwohl auch hier die Erfahrungen positiv sind (ebd.: 147ff.).

Vor dem Hintergrund unserer Erkenntnisse lässt sich feststellen, dass das *Berliner Global Rating* (vgl. SCHEFFER 2009: 84) einige zentrale Aspekte der responsiven Kommunikationskompetenz berücksichtigt. Allerdings sind die gestellten Anforderungen äußerst spannungsreich, weil sie eine Balance zwischen Patientenzentrierung und Arztzentrierung einfordern. Entsprechend müsste primär die Bewältigung genau dieser Spannung als Leistung bewertet werden. Betrachtet man bspw. das Kriterium „logischer Zusammenhang des

---

58 Kritisch diskutiert wird im Zusammenhang mit OSCE die Gefahr einer Trivialisierung der zu prüfenden Techniken. Die Vorbereitung für die Prüfung erfolgt aufgrund von Checklisten. Die Prüfung selbst würde oft weniger fachliche Expertise belohnen, als vielmehr die Gründlichkeit im Sinne eines mechanischen Abhakens von Schritten (vgl. bspw. http://www.osceskills.com/e-learning/subjects/newborn-baby-examination, letzter Aufruf: 20.11.2016).

Gesprächs" (ebd.), so werden potenziell diejenigen (angehenden) Ärzte besser bewertet, die nicht dialogisch orientiert sind. Zwar ist das Ziel, die ärztlichen Aufgaben strukturiert und konsistent abzuarbeiten, nachvollziehbar und auch sinnvoll; es garantiert aber keine funktionale Kommunikation. Wenn nämlich die Strukturiertheit des Gesprächs bzw. der Vorsorgeuntersuchung zum Selbstzweck wird, droht tendenziell eine den Patienten bzw. die Patientenfamilie übergehende Kommunikation, was sich im Hinblick auf eine valide Einschätzung von Entwicklungsrisiken als problematisch erwiesen hat. Demnach wäre der Prozess der ärztlichen Kommunikation, wie er im Einzelfall zu beobachten ist, daran zu bemessen, inwiefern *zwischen den differenten Erwartungs- und Relevanzsystemen von Eltern und Arzt eine Balance* gefunden wird: Was für den Arzt im Aufbau logisch ist, muss für die Eltern keineswegs logisch nachvollziehbar sein. Mit anderen Worten, die ärztliche Führung im Gespräch bedarf wieder der beschriebenen „Ansprechempfindlichkeit" (vgl. Kap. 4.7), was zur Folge hat, dass Gespräche bisweilen auch einen Umweg nehmen müssen, um die Anschlussfähigkeit für Eltern zu sichern, um Informationen zu erhalten, die für die Einschätzung des Entwicklungsstands von Bedeutung sind etc.

Vor diesem Hintergrund wäre es sinnvoll, wenn Schauspielereltern oder aber auch reale Patienteneltern im Nachgang nicht nur eine globale Bewertung des Gesprächs abgeben müssten, sondern geprüft würde, was denn jetzt „hängen geblieben" ist, was zu kurz kam etc., d.h. die Qualität elterlicher Rezeption müsste in der Bewertung einen eigenen Stellenwert erhalten.

Eine ähnliche Problematik besteht auch beim Kriterium „Eingehen auf die Gefühle und Bedürfnisse der Patientin (Empathie)". Eine strikte Patientenzentrierung (hohe Bewertung des Kriteriums) garantiert auch nicht zwingend eine funktionale Kommunikation. Wie dargelegt, darf auch diese Orientierung nicht Selbstzweck sein, sondern muss mit den Zielen der jeweiligen ärztlichen Aufgaben zur Deckung gebracht werden. Die Gefahr ist hier umgekehrt, dass der Arzt sich zu sehr auf die Bedürfnisbefriedigung anderer konzentriert und sowohl die fachlichen Relevanzen als auch die eigenen Gefühle aus den Augen verliert. Auch hier wäre in erster Linie zu bewerten, inwiefern der Prüfling eine angemessene Balance findet – dies würde auch dem Bild entgegentreten, dass Ärzte immer und überall empathisch zu sein haben, vor allem, wenn man Empathie auf den emotionalen Aspekt („vicarous empathy") reduziert und nicht vor allem den kognitiven Aspekt betont.

6.2.1.2 Selbstreflexionskompetenz

Zielsetzung: Resilienzförderliches Erkennen des Zusammenhangs zwischen der eigenen beruflichen und biografischen Erfahrung und der Qualität des kommunikativen ärztlichen Handelns (insbes. Elternkommunikation).

Wissensbestände

Selbstreflexion erfolgt anders als die oben beschriebene „Reflection-in-Action" außerhalb des konkreten Handlungsbezugs *(„Reflection-on-Action").* Dabei steht das Zugänglich- bzw. Kommunizierbar-Machen des impliziten Wissens (tacit knowledge) im Vordergrund. Wiederum bedingt die Erfahrung eines persönlichen Nutzens die Bereitschaft zu dieser Form der Reflexion. Die in Tabelle 3 aufgeführten Wissensbestände können aufzeigen, dass eine erlernte Selbstreflexion zentral auch psychohygienische Funktion hat. In der Vermittlung von Ergebnissen der Resilienzforschung bspw. konnte deutlich gemacht werden, dass langfristig eine gute Beziehung zu den Patienten als eine zentrale Gratifikationsquelle und „Monotonie-Prophylaxe" erlebt wird (vgl. ZWACK et al. 2011). Die Gefahr eines Burnouts besteht eben nicht nur aufgrund übermäßigen Mitleidens, sondern ebenso dann, wenn die Patienten nicht bzw. nicht mehr als je besondere Einzelfälle betrachtet werden. Die mit dem Verschließen vor der Perspektive der Patienten einhergehende Objektivierung selbiger mündet letztlich in einer Monotonie des immer Gleichen.

Ein weiterer zentraler Aspekt der reflexionsförderlichen Wissensvermittlung sind Studien zu Bindungsmustern von Professionellen. Untersuchungen in der Jugend- und Gesundheitshilfe haben gezeigt, dass unsicher-vermeidende Bindungsmuster bei Professionellen überrepräsentiert sind (vgl. SUESS et al. 2010). Angesichts des Bedeutungszuwachses der Bindungstheorie zur Identifizierung psychosozialer Risiken im frühkindlichen Alter bietet sich ein persönlicher Bezug an. Selbst im neuen Vorsorgeheft findet dieser Ansatz Eingang, indem die Beobachtung und Bewertung von Eltern-Kind-Interaktionen erwartet wird. Nimmt man die oben genannten Studien ernst, so müsste der Einfluss des eigenen Bindungshintergrunds nicht nur auf die Gestaltung der Beziehungen mit Patientenfamilien, sondern auch auf die Bewertung der Feinfühligkeit von Patientenmüttern reflektiert werden.

Skills

Zentral für diese Dimension personaler Kompetenz ist die Fähigkeit, vom unmittelbaren Arbeitsgeschehen abzurücken und eigene Erfahrungen, Wertbindungen und Handlungsgewohnheiten zu durchdenken, um zu alternativen Einschätzungen von Situationen mit Eltern zu kommen (vgl. RIDER et al. 2008: 214; RIDER et al. 2006: 627).

Die Artikulation der eigenen Erwartungen an das Elternverhalten könnte Ausgangspunkt einer Reflexion internalisierter Normen und Wertmaßstäbe sein, die das Handeln unbewusst leiten und das ärztliche Selbstverständnis prägen. Werden diese nicht reflektiert, gewinnen sie unhinterfragt handlungsrelevante Orientierung.

Haltung

Grundsätzlich gilt das Anerkennen von eigenen Schwierigkeiten, aber auch das Erkennen-Wollen von solchen als entscheidend für das Interesse an Selbstreflexion. Neben dem Handlungsdruck steht die problematische Besetzung von Fehlern einer Bereitschaft zur Selbstreflexion im Weg. Demzufolge wird Selbstreflexion schnell mit Selbstzweifel und Schuldzuweisung verbunden. Diese Problematik gilt es, bei der Vermittlung besonders zu berücksichtigen.

Settings der Vermittlung

Wie oben erwähnt, sind die äußeren Anlässe für Selbstreflexion im pädiatrischen Alltag aufgrund des mangelnden Feedbacks vonseiten der Patientenfamilien eher selten. Die Vermeidung von Reflexion liegt mit Verweis auf den großen Handlungsdruck nahe. Um hier eine Offenheit zu erzielen, sind vertrauensvolle Settings ohne Anwesenheit von Vorgesetzten von entscheidender Bedeutung. Geschützt vor alltäglichen Praxiszwängen und Bewertungsprozeduren werden Bewusstwerdungsprozesse angeregt, die neue Handlungsspielräume sichtbar machen und für typische Schwierigkeiten professionellen Handelns sensibilisieren (vgl. etwa GAUFBERG et al. 2010). Die sog. „reflektierte Kasuistik" im Rahmen von Balintgruppen stellt in der Medizin einen Ansatz zur Erweiterung der Reflexionskompetenz dar (vgl. GEIGGES 2003) und hat sich im Curriculum psychosoziale Grundversorgung bereits etabliert.

Unsere Beobachtungen deuten darauf hin, dass eine offene Thematisierung von negativen Emotionen gegenüber Patienten(familien) wie auch von problematisch wahrgenommenem Elternverhalten den Weg zur Selbstreflexion ebnen könnte. Negative Emotionen sind im Hinblick auf die Ausprägung der

Tabelle 3:   Selbstreflexionskompetenz

	Selbstreflexionskompetenz Zielsetzung: Resilienzförderliches Erkennen des Zusammenhangs zwischen der eigenen beruflichen und biografischen Erfahrung und der Qualität des kommunikativen ärztlichen Handelns
Wissensbestände	**Kenntnisse** ■ zur Entstehung von „Interaktionsstress" und „Gefühlskontrolle" (vgl. Kap. 5.1.1.2, BADURA 1990) ■ der Resilienz- und Burnoutforschung (bspw. ROCKENBAUCH et al. 2006; HAGLUND et al. 2009; GLASER et al. 2012) ■ zum Zusammenhang von Persönlichkeit und Beruf (bspw. BROWNING et al. 2011; NEUWEG 2005: 21f.)
Skills	**Reflexion** ■ internalisierter Idealvorstellung von Patienteneltern (vgl. Kap. 5.2.4) ■ eigener Bindungsmuster und Familienleitbilder (Erziehungsideale ■ der Grenzen des eigenen Handelns und Wissens (vgl. Kap. 5.2.3) ■ der eigenen Involvierung in verfahrene Interaktionen; Aussprechen von frustrierenden Situationen und Momenten der Ratlosigkeit ■ der beruflichen Sozialisationserfahrungen in Studium und Krankenhaus: Elternbilder, Selbstwirksamkeitsideale, Gefühlskontrolle (vgl. Kap. 5.1)
Haltung	■ relativer Autoritätsanspruch ■ empathisches Verständnis für eingeschränkte elterliche Kontrollüberzeugungen ■ beziehungszentriertes Verantwortungsverständnis
Settings der Vermittlung	■ Supervisionsangebote in der Weiterbildungsphase („Reflecting groups", Balint-Gruppen) ■ Fallvignetten zu schwierigen Elterngesprächen oder Reflexion eigener schwieriger Gespräche mithilfe eines sequenziellen Vorgehens

beruflichen Haltung gegenüber Patienten relevant. Eine von Supervisoren angeleitete Auseinandersetzung mit erlebtem Interaktionsstress und interpersonellen Vorgängen der Stresserzeugung hätte eine psychohygienische Funktion und würde die Fokussierung auf eigene Emotionen und auf damit verbundene Frustrationen frühzeitig als relevant ausweisen.

6.2.1.3   Systemübergreifende Kooperationskompetenz

Zielsetzung: Nutzung des privilegierten Zugangs zu Familien in Risikolagen, Verantwortungsteilung im Rahmen des präventiven Kinderschutzes, Sicherung von Präventionsketten (STROHMEIER et al. 2016).

Für die folgenden Ausführungen wurde stellenweise auf die „Empfehlungen zu Basiskompetenzen in den frühen Hilfen 2015"[59] zurückgegriffen.

Wissensbestände

Systemübergreifende Kooperation wird im neuen Entwurf des PrävG wie auch in den Frühen Hilfen als tragende Säule beschrieben. Diese Form der Kooperation ist jedoch äußerst voraussetzungsvoll und konfliktbehaftet, wie in Kapitel 5.3 dargestellt wurde. Die Ausbildung von systemübergreifender Kooperationskompetenz erfordert *spezifische Kenntnisse der konkreten Kooperationsanforderungen und -möglichkeiten* wie auch der *rechtlichen Handlungsspielräume* im Rahmen des Kinderschutzes. Zusätzlich wäre eine Sensibilisierung für die Probleme des Zusammenspiels interprofessioneller Akteure unumgänglich.

Skills

Gibt man zu bedenken, dass die Erreichbarkeit von Familien in Risikolagen nirgends so hoch ist wie bei Kinder- und Jugendärzten (vgl. STROHMEIER et al. 2016), so gilt es, die ärztliche Kooperationskompetenz im Rahmen des Kinderschutzes zu stärken. Wie in Kapitel 5.3 allerdings deutlich wurde, funktioniert eine Förderung der Kooperationskompetenz letztlich nur, wenn sie aufseiten der Jugendhilfe ein Echo findet.

Haltung

Im Hinblick auf systemübergreifende Kooperation spielt sowohl eine handlungswirksame Anerkennung der Grenzen des eigenen Handelns wie auch das Interesse an einer Verantwortungsteilung eine wichtige Rolle, die sich grundsätzlich von einer (vorschnellen) Verantwortungsübertragung unterscheidet. Um in eine Verantwortungsgemeinschaft mit der Jugendhilfe im Rahmen des Kinderschutzes eintreten zu können, ist die Akzeptanz der Koordinationsfunktion und der spezifischen Kompetenzen des Jugendamtes unabdingar. Bei den Frühen Hilfen wird dies besonders sichtbar. Wie oben gezeigt, bedarf es aber letztlich einer wechselseitigen Anerkennung der jeweiligen Stärken. Ohne diese erscheint eine nachhaltige systemübergreifende Kooperation unrealistisch.

---

59 Vgl. http://www.fruehehilfen.de/fileadmin/user_upload/fruehehilfen.de/pdf/
    NZFH_Kompakt_Beirat_Empfehlungen_Basiskompetenzen.pdf (letzter Aufruf: 15.12.2016).

Tabelle 4:   Systemübergreifende Kooperationskompetenz

	Systemübergreifende Kooperationskompetenz Zielsetzung: Nutzung des privilegierten Zugangs zu Familien in Risikolagen, Verantwortungsteilung im Rahmen des präventiven Kinderschutzes, Sicherung von Präventionsketten
Wissensbestände	**Kenntnisse** ▨ rechtlicher Vernetzungsvorgaben des Bundeskinderschutzgesetzes und des SGBVIII ▨ relevanter Ansprechpartner und Netzwerkkoordinatoren ▨ kommunaler Vorgehensweisen, um Angebote der Frühen Hilfen für Familien zu vermitteln ▨ der Verfahren und Zuständigkeiten zur Abklärung einer Kindeswohlgefährdung (vgl. §4KKG oder §8 und 8b SGB VIII) ▨ der differenten Relevanzsysteme von Gesundheits- und Jugendhilfesystem (vgl. Kap. 5.3) ▨ über Kindeswohlgefährdung: u.a. kulturspezifische Aspekte der Kindeswohlgefährdung (USCULAN 2010; 2016)
Skills	▨ Fähigkeit zur fallbezogenen Kooperation (vgl. Kap. 5.3) • Erkennen des Kooperationsbedarfs zur Einschätzung und Abklärung einer möglichen Kindeswohlgefährdung • Nutzen der ärztlichen Beratungsgespräche für eine Überleitung in andere Hilfesysteme • systemübergreifende Diskussion von fallbezogenen Fragestellungen ▨ Berücksichtigen der Nahräumlichkeit bei empfohlenen Maßnahmen ▨ Nutzen der Stärken anderer Professionen ▨ Kennen der Grenzen der eigenen Fähigkeit zur Gefährdungseinschätzung
Haltung	▨ erweitertes Verständnis von Medizin ▨ relativer Autoritätsanspruch ▨ beziehungszentriertes Verantwortungsverständnis
Settings der Vermittlung	▨ systemübergreifende Qualitätszirkel (Frühe Hilfen): Fallvorstellungen, Familienkonferenzen ▨ Ausbau der Thematik „Kindeswohlgefährdung" und „Möglichkeiten und Angebote der Jugendhilfe" im Fortbildungscurriculum Entwicklungs- und Sozialpädiatrie ▨ Kontakt mit Kinderschutzzentren

Settings der Vermittlung

Von besonderer Bedeutung ist wiederum die Diskussion von konkreten Fallbeispielen, die Gefährdungspotenziale aufzeigen. Damit gelänge es, praxisnah die Einsicht in den persönlichen wie familienbezogenen Nutzen zu fördern. Während der Facharztweiterbildung sollte Gelegenheit geboten werden, zentrale Akteure der Kinder- und Jugendhilfe kennenzulernen. Förderlich wäre in jedem Fall die Teilnahme an systemübergreifenden fallbezogenen Netzwerktreffen und Fortbildungsangeboten der Frühen Hilfen wie auch die Gewährleistung des Kontakts mit Professionellen des Kinderschutzes (wie etwa Kinderschutzzentren).

6.3 Impulse zur Reflexion der eigenen Elternkommunikation in Vorsorgeuntersuchungen

Wie oben (Kap. 4.1.4) erwähnt, entstehen für den Arzt in Vorsorgeuntersuchungen immer wieder Irritationsmomente mit Eltern, die weder prognostizierbar noch kontrollierbar sind. Es sind Momente, wo Eltern sich aktiv ins Spiel bringen und – auch ohne gefragt zu werden – ihre   alternativen oder gar gegensätzlichen Sichtweisen zum Ausdruck bringen. Zumeist erfolgt dies nicht in einem offenen Widerspruch, sondern eher subtil. So artikulieren sie etwa explizit oder implizit Bewertungen und/oder Erklärungen kindlichen Verhaltens, die denjenigen des Arztes widersprechen oder senden verdeckt Befindlichkeitssignale aus, die nicht ins bisherige Bild des Arztes passen oder aber wirken desinteressiert gegenüber ärztlichen Empfehlungen. Solche Irritationen können im Nachhinein vom Arzt entweder normalisiert oder aber zum Anlass genommen werden, über das eigene kommunikative Handeln und deren Wirkung *konstruktiv* nachzudenken, mit dem Ziel, es an der einen oder anderen Stelle neu auszurichten.

Zur Anregung solcher Reflexionsprozesse sollen abschließend einige Reflexionsanlässe benannt und Fragen formuliert werden, die sich der Arzt im Anschluss an eine Vorsorgeuntersuchung hin und wieder stellen könnte.

6.3.1   Reflexionsanlässe: Irritationsmomente

■   Mir ist aufgefallen, dass Eltern im Laufe der Vorsorge immer einsilbiger wurden.

■   Trotz meiner eindringlichen Instruktion schienen die Eltern nicht wirklich interessiert.

■   Ich bin irritiert über die Antworten im Elternfragebogen.

■   Mir fällt Förderbedarf beim Kind auf; die Eltern normalisieren die Entwicklung ihres Kindes jedoch.

■   Ich musste meine Erklärungen mehrfach wiederholen, weil Eltern immer wieder ihre eigenen Theorien formulierten und meine Erklärung nicht angenommen haben.

■   Ich bin genervt/frustriert, weil meine Empfehlungen zum wiederholten Male nicht umgesetzt wurden.

■   Ich erfahre, dass eine Familie die Praxis gewechselt hat und bin überrascht.

■   Am Abend denke ich mit einem unguten Gefühl an eine Vorsorge zurück, die irgendwie nicht rund lief.

6.3.2   Fragen zur Reflexion von Vorsorgeuntersuchungen

Tabelle 5:   Verlauf

■   Wie habe ich die Eltern im Verlauf der Vorsorge wahrgenommen?

■   Signalisieren die Eltern mir gegenüber Vertrauen?

■   Wie zufrieden bin ich zufrieden mit dem Ablauf der Vorsorge?

  •   Habe ich die mir wichtigen Aspekte bei diesem Kind berücksichtigen können?

  •   Habe ich die Anliegen der Eltern gehört?

  •   Haben die Anliegen und Überlegungen der Eltern den Ablauf der Vorsorge dominiert oder habe ich einen Mittelweg gefunden zwischen meinen Anliegen und denjenigen der Eltern?

- Bin ich zufrieden mit der aufgewendeten Zeit? Wenn nein: Liegen die Gründe ausschließlich bei den Eltern oder habe ich selbst möglicherweise auch zu einer Verlängerung beigetragen?

■ Habe ich für die Entwicklungsbeurteilung versucht, die elterlichen Erfahrungen mit dem Kind sowie diejenigen des Kindergartens/Schule zu ermitteln oder habe ich mich in erster Linie auf meine eigenen Beobachtungen verlassen?

■ Habe ich den Eltern den Entwicklungsstand ihres Kindes kommuniziert und Auffälligkeiten angesprochen?

■ Habe ich das elterliche Selbstwirksamkeitsgefühl bestärkt und bei Bedarf milieuangemessene Möglichkeiten der Entwicklungsuntersützung aufgezeigt?

■ Welche Signale der Zufriedenheit oder Unzufriedenheit mit der Vorsorge habe ich wahrgenommen?

Tabelle 6:   Allgemeines Gesprächsverhalten

■ Habe ich die Eltern durch mein Gesprächsverhalten in die Rolle eines (passiven) Informationsträgers und –empfängers versetzt?

■ Habe ich den Eltern das Gefühl gegeben, dass ich ihre Sorgen ernst nehme und für die – kurze - Besprechung von Problemen Zeit vorhanden ist? Oder habe ich den Eltern subtil zu verstehen gegeben, dass ich wenig Zeit habe und/oder ich deren Sorgen eher für Lappalien halte?

■ Haben die Eltern mir zugehört? Wenn nein: Ist es wirklich Desinteresse oder fehlte die Anschlussfähigkeit?

■ Weiß ich, ob die Eltern mit meinen Empfehlungen etwas anfangen können? Habe ich mich hier rückversichert?

■ Habe ich die Eltern in ihrem Selbstwertgefühl heute eher bestärkt oder geschwächt?

■ Habe ich durch mein Gesprächsverhalten dazu beigetragen, dass die Interaktion zwischen Eltern und mir heute schwierig war?

Tabelle 7:   Interpretation des elterlichen Antwortverhaltens

- Wirkten die elterlichen Antworten verlässlich? In welcher Hinsicht erschienen sie mir beschönigend/verdeckend oder dramatisierend?

- Habe ich die elterlichen Problematisierungen im Elternfragebogen aufgegeriffen und richtig gedeutet?

- Gab es Widersprüche zwischen dem elterlichen Antwortverhalten und (nonverbalen) subtilen Signalen (der Überforderung, Belastung, etc.)?

Tabelle 8:   Wahrgenommene Perspektivendifferenzen

- In welchen Bereichen haben die Eltern (vermutlich) eine andere Meinung/Ansicht als ich? Woran mache ich das fest?

- Kann ich die Sichtweise der Eltern nachvollziehen?

- Wie kann ich mit den Perspektivendifferenzen umgehen? Gibt es eine Möglichkeit der Vermittlung zwischen den verschiedenen Ansichten? Wo kann ich den Eltern entgegenkommen, wo nicht?

Tabelle 9:   Gefühle des Ärgers, der Enttäuschung, des Unverständnisses

- Worin besteht der Ärger bzw. die Enttäuschung gegenüber Eltern? Gibt es dazu eine Vorgeschichte?
  - Haben diese Gefühle meine Kommunikation mit den Eltern (subtil) beeinflusst? (bspw. besondere Strenge, Moralisierung, etc.)
  - Wie könnte ich negative Gefühle in annehmbarer Form zur Sprache bringen? (vgl. Kap. 4.6.3.4 Arbeitsbündnis)

- Welche Gefühle habe ich gegenüber den signalisierten Umsetzungsschwierigkeiten bzgl. meiner Empfehlungen?
  - Weiß ich überhaupt, was die Umsetzung einer Handlungsempfehlung aus Sicht der Eltern erschwert oder gar verhindert?
  - Was ändert sich auf Handlungs- und Gefühlsebene, wenn ich die individuellen Umsetzungsschwierigkeiten der Eltern kenne?
  - Kann ich elterliche Ambivalenzen erkennen?
  - Übertrage ich meine eigenen internalen Kontrollüberzeugungen auf Eltern? Vergesse ich dabei möglicherweise meine eigenen Erfahrungen des Kontrollverlusts als Eltern?

Tabelle 10: Grenzen der eigenen Wirksamkeit

- Wo enden meine Verantwortung und mein Handlungsspielraum im Hinblick auf das Kindeswohl, die Umsetzung einer Empfehlung oder generell das Gelingen einer Vorsorge?

- Wo bin ich hinsichtlich der Kindeswohlgefährdung unsicher und muss mir Rat holen?

- Betrachte ich zusächtliche Beratungstermine als Anlass, Eltern für (externe) Beratungsangebote zu motivieren? (Kenne ich eigentlich diese Angebote in der unmittelbaren Umgebung meiner Praxis?)

- Sehe ich zur Entlastung meiner selbst Möglichkeiten, mit anderen Professionellen zu kooperieren?

- Kenne ich meine Grenzen?

- Wie kann ich Eltern meine Grenzen aufzeigen, ohne sie zu verunsichern?

Literaturverzeichnis

Unveröffentlichte studentische Forschungsberichte und Bachelorarbeiten im Zusammenhang der Studie

ADELBERGER, R. et al. (2015): Problematisierte Elternschaft: Welche habituell verankerten Normalitätsverständnisse bezüglich Elternrolle und kindlichem Verhalten lassen sich bei sozial benachteiligten Eltern erkennen? Unveröffentlichter Forschungsbericht, Wirtschafts- und Sozialwissenschaftliche Fakultät, Universität zu Köln.

ARNDT, L. et al. (2015): Das Hidden Curriculum in Form von Zeit- und Leistungsdruck im Medizinstudium und seine Auswirkung auf die Entwicklung ärztlicher Professionalität im PatientInnen-Kontakt. Unveröffentlichter Forschungsbericht, Wirtschafts- und Sozialwissenschaftliche Fakultät, Universität zu Köln.

ARNTZ, A. K. u. RIMPLER, L. (2014): Zufriedenheit von pädiatrischen Assistenzärzten mit dem Berufseinstieg. Bachelorarbeit, Wirtschafts- und Sozialwissenschaftliche Fakultät, Universität zu Köln.

AUF DEM BERGE et al. (2015): „Hierarchie und Patientenbild" – Vermittelte Ideale patientenbezogenen Handelns. Unveröffentlichter Forschungsbericht, Wirtschafts- und Sozialwissenschaftliche Fakultät, Universität zu Köln.

BALTER, J. (2014): Selbstverständnis von Pädiatern in der Facharztausbildung bezüglich personaler Kompetenzen. Bachelorarbeit, Wirtschafts- und Sozialwissenschaftliche Fakultät, Universität zu Köln.

BAUM, M. et al. (2015): Bedeutung des Patienten im Hidden Curriculum der medizinischen Ausbildung. Unveröffentlichter Forschungsbericht, Wirtschafts- und Sozialwissenschaftliche Fakultät, Universität zu Köln.

ELWERS, R. et al. (2015): Welche handlungsleitenden Normalitätsverständnisse bezüglich Elternrolle lassen sich bei sozial benachteiligten Eltern erkennen? Unveröffentlichter Forschungsbericht, Wirtschafts- und Sozialwissenschaftliche Fakultät, Universität zu Köln.

GÖNNENWEIN, L. u. LAY, N. (2016): Familiale Tradierungsprozesse von Gesundheitsressourcen in einer bikulturellen Medizinerfamilie – eine Fallstudie. Bachelorarbeit, Wirtschafts- und Sozialwissenschaftliche Fakultät, Universität zu Köln.

JACOBY, H. (2016): Emotionen pädiatrischer Assistenzärzte. Verständnis negativer sowie positiver Emotionen gegenüber Eltern und PatientInnen bei pädiatrischen Assistenzärzten. Bachelorarbeit, Wirtschafts- und Sozialwissenschaftliche Fakultät, Universität zu Köln.

KUGLER, R. et al. (2015): Normalitätsverständnisse: Auswirkungen von Veränderungen im Übergang zur Elternschaft und der Last der Kindeszentrierung in Partnerschaften. Unveröffentlichter Forschungsbericht, Wirtschafts- und Sozialwissenschaftliche Fakultät, Universität zu Köln.

POTTHOFF, M. (2016): Vaterschaft zwischen Gleichstellungsanspruch und ‚maternal gatekeeping'. Bachelorarbeit, Wirtschafts- und Sozialwissenschaftliche Fakultät, Universität zu Köln.

PROTT, C. (2016): Strukturelle Lücke zwischen Gesundheits- und Jugendhilfebereich: eine qualitative Studie zu Perspektivendifferenzen und kinderärztlichen Kooperationserfahrungen. Bachelorarbeit, Wirtschafts- und Sozialwissenschaftliche Fakultät, Universität zu Köln.

RAMS, M. (2016): Negative Emotionen pädiatrischer Ärzte. Verhalten von pädiatrischen Assistenzärzten im Umgang mit PatientInnen und deren Eltern im geschlechtsspezifischen Vergleich. Bachelorarbeit, Wirtschafts- und Sozialwissenschaftliche Fakultät, Universität zu Köln.

VALITUTTO, M.C. (2016): Zugangswege zu migrantischen Familien aus sozial benachteiligten Milieus. Bachelorarbeit, Wirtschafts- und Sozialwissenschaftliche Fakultät, Universität zu Köln.

WOLF, S.E. (2016): Der Arztberuf als Tradition. Reflexion und Krisenerleben von Medizinstudentinnen aus Ärztefamilien. Bachelorarbeit, Wirtschafts- und Sozialwissenschaftliche Fakultät, Universität zu Köln.

Monografien, Aufsätze, Zeitschriften

ABELS, H. (2009): Wirklichkeit. Über Wissen und andere Definitionen der Wirklichkeit, über uns und Andere, Fremde und Vorurteile. Wiesbaden.

AHLHEIM, K. u. AHLHEIM, R. (Hrsg.) - Frühe Bildung – früher Zugriff? Kritische Beiträge zur Bildungswissenschaft Bd. 9: 119-125.

ALBERT, L. (2009): Kindeswohl und Kindeswille. In: PÄD-Forum: unterrichten erziehen, Jg. 37, H. 4: 179-181.

ALLEN, S. M., u. HAWKINS, A. J. (1999). Maternal gatekeeping: Mother's beliefs and behavior that inhibit greater father involvement in family work. In: Journal of Marriage and Family, 61: 199-212.

AMT FÜR STADTENTWICKLUNG UND STATISTIK (2015): Statistisches Jahrbuch Köln 2015, Kölner Statistische Nachrichten. Stadt Köln.

BADURA, B. (1990): Interaktionsstress – Zum Problem der Gefühlsregulierung in der modernen Gesellschaft. In: Zeitschrift für Soziologie, Jg. 19, H. 5: 317-328.

BARTH, M. (2015): Die rekursive Herstellung von Normalität als Handlungsleitende Rahmung der Arzt-Eltern-Interaktion in den ersten pädiatrischen Früherkennungsuntersuchungen. In: Zeitschrift für Soziologie der Erziehung und Sozialisation, Jg. 35, H. 1: 1-14.

BAUER, U. (2005): Das Präventionsdilemma: Potenziale schulischer Kompetenzförderung im Spiegel sozialer Polarisierung. Bielefeld.

BAUER, P. u. BRUNNER, E.J. (Hrsg.) (2006): Elternpädagogik. Von der Elternarbeit zur Erziehungspartnerschaft. Freiburg.

BAUER, U. (2011): Sozialisation und Ungleichheit. Wiesbaden.

BARTH, M. (2016): Das pädiatrische Elterngespräch und Frühe Hilfen. Eine Übersicht über Grenzen der Belastungsansprache in Früherkennungsuntersuchungen. In: Bundesgesundheitsblatt, Jg. 59, H. 10: 1315-1322.

BEAN, M.K. et al. (2014): Motivational interviewing with parents of overweight children: Study design and methods for the NOURISH + MI study. In: Contemporary Clinical Trials, Jg. 37, H. 2: 312–321.

BECER, R. u. LAUTERBACH W. (Hrsg.) (2016): Bildung als Privileg. Erklärungen und Befunde zu den Ursachen der Bildungsungleichheit. Wiesbaden.

BECK-GERNSHEIM, E. (1990): Alles aus Liebe zum Kind. In: BECK, U. et al. (Hrsg.) (1990): Das ganz normale Chaos der Liebe. Frankfurt/M.: 35-148.

BECKER, H. S. et al. (1961): Boys in White. University of Chicago.

BECKER, H. (1984): Die Bedeutung der subjektiven Krankheitstheorie des Patienten für die Arzt-Patienten-Beziehung. In: Psychotherapie, Psychosomatik, Medizinische Psychologie, Jg. 34, H. 12: 313-321.

BECKER, R. u. LAUTERBACH, W. (Hrsg.) (2016): Bildung als Privileg. Erklärungen und Befunde zu den Ursachen der Bildungsungleichheit. Wiesbaden.

BECKER-LENZ, R. et al. (2012): Professionaliät Sozialer Arbeit und Hochschule. Wissen, Kompetenz, Habitus und Identität im Studium Sozialer Arbeit. Wiesbaden.

BEER, A.M. et al. (2009): Neue Form der ärztlichen Weiterbildung: Evaluation zum Stellenwert operationalisierter Weiterbildung. In: Zeitschrift für Evidenz Fortbildung und Qualität im Gesundheitswesen, Jg. 103, H. 1: 59-64.

BEHRENS, J. (2003): Vertrauensbildende Entzauberung: Evidence- und Eminenzbasierte professionelle Praxis. In: Zeitschrift für Soziologie, Jg. 32, H. 3: 262-269.

BEIERLEIN, C. et al. (2012): Ein Messinstrument zur Erfassung subjektiver Kompetenzerwartungen. Allgemeine Selbstwirksamkeit Kurzskala (ASKU). GESIS-Working Papers, Mannheim.

BENBASSAT, J. (2014): Role Modeling in Medical Education: The Importance of al Reflective Imitation. In: Academic Medicine, Jg. 89, H. 4: 550-554.

BERESWILL, M. (2003): Die Subjektivität von Forscherinnen und Forschern als methodologische Herausforderung. Ein Vergleich zwischen interaktionstheoretischen und psychoanalytischen Zugängen. In: Sozialer Sinn, H. 3: 511-532.

BERGMANN, P.L. u. LUCKMANN, TH. (1972): Die gesellschaftliche Konstruktion der Wirklichkeit. Eine Theorie der Wissenssoziologie. 3. Aufl., Frankfurt/M.

BERGMANN, J. (2005): Studies of Work. In: RAUNER, F. (Hrsg.) (2005): Handbuch Berufsbildungsforschung. Bielefeld: 639-646.

BERGMANN, S. et al. (2012): Emotional availability of father–child dyads versus mother–child dyads in children aged 0–3 years. In: Family Science, Jg. 3, H. 3-4: 145-154.

BION, W. (1992): Lernen durch Erfahrung. Frankfurt/M.

BIRKNER, K. (2006): Subjektive Krankheitstheorien im Gespräch. In: Gesprächsforschung, Online-Zeitschrift zur verbalen Interaktion. Jg. 7: 152-183.

BÖHLE, F. (2004): Die Bewältigung des Unplanbaren als neue Herausforderung in der Arbeitswelt, Die Unplanbarkeit betrieblicher Prozesse und erfahrungsgeleitetes Arbeiten. In: BÖHLE, F. (Hrsg.) (2004): Die Bewältigung des Unplanbaren. Wiesbaden: 12-54.

BOHLEN, G. (2002): Die Erhebung der Selbstwirksamkeit in einer dyadischen Konfliktgesprächssituation zwischen Mutter und Kind an einer Erziehungsberatungsstelle. In: Praxis der Kinderpsychologie und Kinderpsychiatrie, Jg. 51, H. 2: 341-356.

BOHNSACK, R. (2008): Rekonstruktive Sozialforschung. Einführung in Methodologie und Praxis qualitativer Forschung. Opladen.

BOHNSACK, R. et al. (Hrsg.) (2010): Das Gruppendiskussionsverfahren in der Forschungspraxis. Opladen und Farmington Hillls.

BOHNSACK, R. (2012): Orientierungsschemata, Orientierungsrahmen und Habitus. Elementare Kategorien der Dokumentarischen Methode mit Beispielen aus der Bildungsmilieuforschung. In: SCHITTENHELM, K. (Hrsg.) (2012): Qualitative Bildungs- und Arbeitsmarktforschung. Wiesbaden: 119-153.

BOHNSACK, R. et al. (Hrsg.) (2013): Die dokumentarische Methode und ihre Forschungspraxis: Grundlagen qualitativer Sozialforschung. Wiesbaden.

BOHNSACK, R. (2014): Rekonstruktive Sozialforschung. Einführung in qualitative Methoden. Opladen und Toronto.

BOWLBY, J. (1982): Bindung – Eine Analyse der Mutter-Kind-Beziehung. München.

BOLLIG, S. (2009): Die Ordnung der Familie als Präventionsressource. Informelle Entwicklungsdiagnostik in Vorsorge- und Schuleingangsuntersuchungen. In: Schwerpunkt: Kulturen der Entwicklungsdiagnostik, Zeitschrift für Soziologie der Erziehung:157-173.

BOMMES, M. (2006): Integration durch Sprache als politisches Konzept. In: DAVY, U. u. WEBER, A. (Hrsg.) (2006): Paradigmenwechsel in Einwanderungsfragen? Überlegungen zum neuen Zuwanderungsgesetz. Baden-Baden: 59-86.

BOSHUIZEN, H. P. A. u. SCHMIDT, H. G. (1992): On the role of biomedical knowledge in clinical reasoning by experts, intermediates and novices. In: Cognicive Science, Jg. 16, H. 2: 153-184.

BOURDIEU, P. (1987): Sozialer Sinn, Frankfurt/M.

BOURDIEU, P. (1992): Rede und Antwort. Frankfurt/M.

BOURDIEU P. (1995): Sozialer Raum und 'Klassen'. Lecon sur la lecon. (3. Aufl.) Frankfurt/M.

BOURDIEU, P. u. WACQUANT, L.J.D. (1996): Reflexive Anthropologie. Frankfurt/M.

BRAUN, B. u. MARSTEDT, G. (2014): Partizipative Entscheidungsfindung beim Arzt: Anspruch und Wirklichkeit. In: BÖCKEN, J. et al. (Hrsg.) (2014): Gesundheitsmonitor 2014. Bürgerorientierung im Gesundheitswesen. Bertelsmann Stiftung: 107-131.

BREMER, H. u. KLEEMANN-GÖHRING, M. (2012): Familienbildung, Grundschule und Milieu. Eine Expertise im Rahmen des Projekts: Familienbildung während der Grundschulzeit. Sorgsame Elternschaft "fünf bis elf". Ministerium für Familie, Kinder, Jugend, Kultur und Sport des Landes Nordthein-Westfalen, Düsseldorf.

BROWNING, D.M. et al. (2011): Parents an interprofessional learning in pediatrics: integrating personhood and practice. In: Journal of interprofessional Care, 25: 152-153.

BÜHRING, P. (2014): Präventiver Kinderschutz: „Oftmals nur ein ungutes Gefühl". In: Deutsches Ärzteblatt, Jg. 111, H. 49: 2141-2143.

BURKE, D. et al. (2004): The emerging evidence base for Motivational Interviewing: A meta-analytic and qualitative inquiry. In: Journal of Cognitive Psychotherapy, Jg.18, H. 4: 309-322.

BURKHARDT-MUSSMANN, C. (2015): Erste Schritte. Ein psychoanalytisch fundiertes Frühpräventionskonzept oder Räume, die Halt geben. In: BURKHARDT-MUSSMANN, C. (Hrsg.) (2015): Räume, die Halt geben. Ein psychoanalytisches Frühpräventionsprojekt mit Migrantinnen und ihren Kleinkindern Grenzerfahrungen gemeinsam durcharbeiten. Frankfurt/M.: 31–60.

BUSCHFELD, D. et al. (2010): Forschungsorientiertes Lehren und Lernen in wirtschaftswissenschaftlichen Bachelor-Studiengängen – allgemeine und fachliche Aspekte einer hochschuldidaktischen Gestaltungsaufgabe zur Förderung von Employability. In: Zeitschrift für Hochschulentwicklung, Jg. 5 Nr. 2: 86-98.

CASTEL, R. (2000): Die Metamorphose der sozialen Frage. Eine Chronik der Lohnarbeit. Konstanz.

CHARON, R. (2005): Narrative Medicine: Attention, representation, affiliation. In: Narrative, Jg. 13, H. 3: 261-270.

CIERPKA, M. (Hrsg.) (2014): Frühe Kindheit 0-3 Jahre: Beratung und Psychotherapie für Eltern mit Säuglingen und Kleinkindern. Heidelberg.

COKER, TR, et al. (2013): Well-child care clinical practice redesign for young children: a systematic review of strategies and tools. In: Pediatrics, Jg. 131(suppl 1): 5-25.

DAHL, M. (2002): Impfungen in der Pädiatrie und der „informed consent" – Balanceakt zwischen Sozialpaternalismus und Autonomie. In: Ethik Med, Jg. 14, H. 3: 201–214.

DAVOLI, A.M. et al. (2013): Pediatrician-led Motivational Interviewing to Treat Overweight Children: An RCT. In: Pediatrics, Jg. 132, H. 5: 1236-1246.

DEHNBOSTEL, P. u. MEYER-MENK, J. (2004): Erfahrung und Reflexion als Basis beruflicher Handlungsfähigkeit. In: BIBB (Hrsg.) (2004): Berufsbildung für eine globale Gesellschaft. Perspektiven im 21. Jahrhundert. Ergebnisse und Ausblicke. Bielefeld.

DEMUTH, C. et al. (2015): „Ich nehme das beste von beidem" – Ethnotheorien türkischstämmiger Mütter in Deutschland. In: OTYAKMAZ et al. (Hrsg.) (2015): Frühe Kindheit in der Migrationsgesellschaft. Wiesbaden: 29-49.

DEMASO, D. u. BUJOREANU, I. (2013): Enhancing working relationships between parents and surgeons. In: seminars in pediatric surgery, Jg. 22, H. 3: 139-143.

DEPPERMANN, A. (2004): Gesprächskompetenz: Probleme und Herausforderungen eines möglichen Begriffs. In: BECKER-MROTZEK, M. et al. (Hrsg.) (2004): Analyse und Vermittlung von Gesprächskompetenz. Radolfzell: 15-28.

DETKA, C. (2013): Aneignungsprozesse bei Patienten aus Ärztesicht. In: NITTEL D. u. SELTRECHT, A. (Hrsg.): Krankheit: Lernen im Ausnahmezustand? Brustkrebs und Herzinfarkt aus interdisziplinärer Perspektive. Berlin, Heidelberg: 491-500

DIBBELT S. et al. (2010): Patient-Arzt-Interaktion in der Rehabilitation: Gibt es einen Zusammenhang zwischen wahrgenommener Interaktionsqualität und langfristigen Behandlungsergebnissen. In: Rehabilitation, Jg. 49, H. 5: 315–325.

DIETZEN, A. (2008): Zukunftsorientierte Kompetenzen: wissensbasiert oder erfahrungsbasiert? In: BWP, Jg. 37, H.2: 37-41.

DILLER, A. (1975): On Tacit Knowing and Apprenticeship. In: Educational Philosophy and Theory, Jg. 7: 55–63.

DORNES, M. (2015). Der kompetente Säugling. Frankfurt/M.

DREYFUS, H.L. et al. (1987): Künstliche Intelligenz. Von den Grenzen der Denkmaschine und dem Wert der Intuition. Reinbek b. Hamburg.

DRÖGE, P. (2015): Sozialisationsziele von Müttern und Vätern mit türkischem, russischem und ohne Migrationshintergrund. In: OTYAKMAZ, B. Ö. et al. (Hrsg.): Frühe Kindheit in der Migrationsgesellschaft Erziehung, Bildung und Entwicklung in Familie und Kindertagesbetreuung. Wiesbaden: 50-64.

EDLHAIMB, H.P. et al. (2010): Arzt-Patient-Interaktion am Beispiel der patientenorientierten Gesprächsführung. In: Psychologische Medizin: österreichische Fachzeitschrift für medizinische Psychologie, Psychosomatik und Psychotherapie.

ELIAS, N. u. SCOTSON, J.L. (1993): Etablierte und Außenseiter. Frankfurt/M.

EMANUEL, E.J. u. EMANUEL L.L. (2004): Vier Modelle der Arzt-Patient-Beziehung. In: WIESING, U. (Hrsg.) (2004): Ethik in der Medizin. Stuttgart: 101-104.

ERDWIEN, B. (2005): Kommunikationsstrukturen in der Arzt-Patient- und Pflege-Patient-Beziehung im Krankenhaus. Empirische Untersuchung zur Patientenzufriedenheit unter Berücksichtigung der subjektiven Erlebnisperspektive von Patienten, Ärzten und Pflegepersonal. Dissertation, Berlin.

ERICKSON, S.J. et al. (2005): Brief interventions and motivational interviewing with children, adolescents, and their Parents in pediatric health care settings. In: Arch Pediatr adolec Med, Jg. 159, H. 12: 1173-1180.

ERICSSON, K.A u. LEHMANN, A.C. (1996): Expert and exceptional performance: Evidence of maximal adaptation to task. In: Annual Review of Psychology, Jg. 47: 273-305.

FEGELER, U. (2012): Der Stellenwert der Früherkennungsuntersuchungen im Aufgabenwander der allgemeinpädiatrischen Grundversorgung. In: BVKJ-Schwerpunktthema: Früherkennungsuntersuchungen: 16-19.

FEHR, F. (2012): Kompetenz-basierte Weiterbildung: An ihren Taten sollt ihr sie erkennen. In: Kinder- und Jugendarzt Jg. 43, H. 8: 446-448.

FEHR, F. (2013): Medizinische Ausbildung und Identitäten: Wie entsteht pädiatrische Identität in einer außer Kontrolle geratenen Welt? In: Kinder- und Jugendarzt, Jg. 44, H. 5: 240-242.

FIEHLER, R. (2002): Kann man Kommunikation lernen? Zur Veränderbarkeit von Kommunikationsverhalten durch Kommunikationstraining. In: BRÜNNER, G. et al. (Hrsg.) (2002): Angewandte Diskursforschung. Band 2: Methoden und Anwendungsbereiche. Radolfzell: 18-35.

FLÜCKIGER, C. et al. (2015): Bedeutung der Arbeitsallianz in der Psychotherapie. Übersicht aktueller Metaanalysen. In: Psychotherapeut 2015, 60:187–192

FOLTYS, J. (2010): Geburt und Familie. Wiesbaden.

FTHENAKIS, W. et al. (2002): Paare werden Eltern. Die Ergebnisse der LBS-Familien-Studie. Opladen.

GALAM, E. (2014): Devenir médicin: éclairer le hidden curriculum. L' exemple de l'erreur médicale. In: Presse Médicine interne, Jg. 43: 358-362.

GAUFBERG, E. H. et al. (2010): The hidden Curriculum: What can we learn from third-year medical student narrative reflections? In: Medical School Education, Jg. 85, H. 11: 1709-1716.

GEENE, R. u. WOLF-KÜHN, N. (2014). Frühe Hilfen und kinderärztliche Vorsorge – Was wünschen sozial belastete Eltern? Vortrag, Armut und Gesundheit. Der Public Health-Kogress in Deutschland, Technische Universität Berlin.

GEENE, R. (2016): Impulse zur Netzwerkarbeit Frühe Hilfen. Das Gesundheitswesen als elementarer Bestandteil der Frühen Hilfen: Möglichkeiten der systematischen Zusammenarbeit im Netzwerk. Nationales Zentrum Frühe Hilfen in der Bundeszentrale für gesundheitliche Aufklärung, Köln.

GEIGGES, W. (2003): Reflektierte Kasuistik als Instrument der Forschung und Lehre einer Integrierten Medizin. In: Balint, Jg. 4, H. 1: 2-9.

GLASER, J. u. HERBIG, B. (2012): Burnout – Folge schlechter Arbeit oder anfälliger Personen? In: Persönlichkeitsstörungen: Theorie und Therapie, Jg. 16, H. 2: 134-142.

GRAF, C. et al. (2014): Prävention braucht Kommunikation. In: Rheinisches Ärzteblatt, Jg. 11: 12-14.

GREENHALGH, T. u. HURWITZ, B. (Hrsg.) (2005): Narrative-based Medicine – Sprechende Medizin. Bern, Göttingen, Toronto & Seattle.

GRUBER, H. u. MANDL, H. (1996): Das Entstehen von Expertise. In: HOFFMANN, J. u. KINTSCH, W. (Hrsg.) (1996): Lernen. Enzyklopädie der Psychologie. Göttingen: 583–615.

GRUBER, H. (2006): Professional Learning: Erfahrung als Grundlage von Handlungskompetenz. In: Beiträge Bildung und Erziehung, 59: 193-203.

GRUNDMANN, M. et al. (2006): Handlungsbefähigung und Milieu. Münster.

GUGUTZER, R. (2006): Leibliches Verstehen: zur sozialen Relevanz des Spürens. In: REHBERG, K-S (Hrsg.); Deutsche Gesellschaft für Soziologie (DGS) (Hrsg.): Soziale Ungleichheit, kulturelle Unterschiede: Verhandlungen des 32. Kongresses der Deutschen Gesellschaft für Soziologie in München. Teilbd. 1 und 2. Frankfurt am Main: 4536-4546.

HABERMAS, J. et al. (1961): Student und Politik. Eine soziologische Untersuchung zum politischen Bewusstsein Frankfurter Studenten. Neuwied.

HAFFERTY, F. W. (1998): Beyond Curriculum Reform: Confronting Medicine's Hidden curriculum. In: Acad Med., Jg. 73, H. 4: 403-407.

HAGLUND, M. et al. (2009): Resilience in the third year of medical school: A prospective study of the associations between stressful events occurring during clinical rotations and student well-being. In: Acad Med., Jg. 84, H. 2: 258 –268.

HÄNSSLER, B. (2015): Vermessene Kindheit. Sollte das Baby nicht schon größer, schneller, weiter sein? Der Nachwuchs wird geprüft und problematisiert. Dabei taugen die meisten Tests gar nichts. Süddeutsche Zeitung, 20.7.2015.

HARTIG, J. (2008): Kompetenzen als Ergebnisse von Bildungsprozessen. In: Bundesministerium für Bildung und Forschung (Hrsg.) (2008): Bildungsforschung Band 26, Kompetenzerfassung in pädagogischen Handlungsfeldern. Theorien, Konzepte und Methoden. Bonn/Berlin: 17-25.

HAUSER, J. (2003): Vom Sinn des Leidens. Die Bedeutung systemtheoretischer, existenzphilosophischer und religiös-spiritueller Anschauungsweisen für die therapeutische Praxis. Würzburg.

HEİMKEN, N. (2015): Migration, Bildung und Spracherwerb: Bildungssozialisation und Integration von Jugendlichen aus Einwandererfamilien. Wiesbaden.

HELFFERICH, C. (2011): Die Qualität qualitativer Daten. Manual für die Durchführung qualitativer Interviews. Wiesbaden.

HELMICH, P. et al. (1991): Psychosoziale Kompetenz in der ärztlichen Primärversorgung. Ein Lehrbuch für Ärztinnen, Ärzte und Studierende. Berlin, Heidelberg.

HERITAGE, J.M. (2006): Problems and prospects in the study of physician-patient interaction: 30 years of research. In: Annual Review of Sociology, Jg. 32, H. 1:351–374.

HERRMANN, M. u. LEHMANN, B. (2013): Herzinfarkt aus Sicht der Allgemeinmedizin. Relevanz von Vermittlungs- und Beratungsmustern im Kontext lebensbedrohlicher Erkrankung in der hausärztlichen Praxis. In: NITTEL, D. u. SELTRECHT, A. (Hrsg.) (2013): Krankheit: Lernen im Ausnahmezustand? Brustkrebs und Herzinfarkt aus interdisziplinärer Perspektive. Berlin, Heidelberg: 375-388.

HERRMANN, B. et al. (2016): Kindesmisshandlung. Medizinische Diagnostik, Intervention und rechtliche Grundlagen. Berlin, Heidelberg.

HERZBERG, H. (2013): Die biographische Herausforderung in der Brustkrebspflege: Über die Notwendigkeit, Patienten wirklich zu verstehen. In: NITTEL, D. u. SELTRECHT, A. (Hrsg.) (2013): Krankheit: Lernen im Ausnahmezustand. Brustkrebs und Herzinfarkt aus interdisziplinärer Perspektive. Berlin, Heidelberg: 523-532.

HERZOG, P. (2011): Die Suche nach der verlorenen Einheit von Körper und Seele in der Heilkunde. In: Balint, Jg. 12, H. 2: 33-47.

HIGASHI, R. et al. (2013): The 'worthy' patient: rethinking the 'hidden curriculum' in medial education. In: Anthropology Medicine, Jg. 20, H. 1: 13-23.

HILDENBRAND, B. (2004): Gemeinsames Ziel, verschiedene Wege. Grounded Theory und Objektive Hermeneutik im Vergleich. In: Sozialer Sinn, Jg. 5, H. 2: 177-194.

HILDENBRAND, B. (2011): Welches sind günstige Rahmenbedingungen für die ersten Jahre des Aufwachsens? Wie können diese in Einrichtungen öffentlicher Sozialisation gefördert werden? Überlegungen auf der Grundlage eines laufenden Forschungsprojekts. In: GÜNTHER, R. et al. (Hrsg.) (2011): Aufwachsen in Dialog und sozialer Verantwortung. Bildung – Risiken – Prävention in der frühen Kindheit. Wiesbaden: 21-48.

HOFER, M. et al. (2002). Lehrbuch Familienbeziehungen. Eltern und Kinder in der Entwicklung. Göttingen.

HOFFMANN, K.S. et al. (2007): Kommunikationsschulung mittels "Standardisierter Eltern" im Fachbereich der Pädiatrie: Effekte auf die Selbst- und Fremdeinschätzung kommunikativer Kompetenzen – eine Studie im Kontrollgruppen-Design. In: GMS, Jg. 24, H. 2: Doc 113.

HOFFMANN-RIEM, C. (1980): Die Sozialforschung einer interpretativen Soziologie – Der Datengewinn. In: Kölner Zeitschrift für Soziologie und Sozialpsychologie, Jg. 32, H. 2: 337-372.

HOLMES, E.K. et al. (2013). Mother knows best? Inhibitory maternal gatekeeping, psychological control, and the mother–adolescent relationship. In: Journal of adolescence, Jg. 36, H. 1: 91-101.

HORVATH, A.O. et al. (1989): The development and validation of the Working Alliance Inventory. In: Journal of Counseling Psychology, Jg. 91, H. 2: 223-233.

HÖLZER, H. et al. (2010): Die Arzt-Patient-Beziehung in der studentischen Lehre der Charité-Universitätsmedizin. In: DETER, H.D. (Hrsg.) (2010): Die Arzt-Patient-Beziehung in der modernen Medizin. Göttingen: 139-149.

JANSON, K. (2011): Die Sicht der Nachwuchsmediziner auf das Medizinstudium – Ergebnisse einer Absolventenbefragung der Abschlussjahrgänge 2007 und 2008. Eine Sonderauswertung des Projekts „Studienbedingungen und Berufserfolg". Internationales Zentrum für Hochschulforschung (INCHER), Universität Kassel.

JENNI, O. (2016): Starting the Debate: Rethinking Well-Child Care in Europe. In: The Journal of Pediatrics, Jg. 179: 276-277.

JENNI, O. u. SENNHAUSER F. (2016): Child health care in Switzerland. In: J Pediatr., H. 177: 203-2013.

KALICKI, B. (2003): Die Bedeutung subjektiver Elternschaftskonzepte für Erziehungsverhalten und elterliche Partnerschaft. In: Zeitschrift für Pädagogik, Jg. 49, H. 4: 499–512.

KALITZKUS, V. et al. (2009): Narrative Medizin – Was ist es, was bringt es, wie setzt man es um? In: Zeitschrift für Allgemeinmedizin, Jg. 85, H. 2:60–66.

KARBACH, U. et al. (2011): Ärztliches Leitlinienwissen und die Leitliniennähe hausärztlicher Therapien. Eine explorative Studie am Beispiel kardiovaskulärer Erkrankungen. In: Deutsches Ärzteblatt, Jg. 108, H. 5: 61-69.

KÄRTNER, J. u. BORKE, J. (2015): Grundzüge einer kultursensitiven Krippenpädagogik. In: OTYAKMAZ, B.Ö. et al. (Hrsg.) (2015): Frühe Kindheit in der Migrationsgesellschaft. Erziehung, Bildung und Entwicklung in Familie und Kindertagesbetreuung. Wiesbaden: 229-249.

KAUFMANN, J.C. (1995): Schmutzige Wäsche. Zur ehelichen Konstruktion von Alltag. Konstanz.

KAUFMANN, J.C. (1999): Das verstehende Interview. Theorie und Praxis. Konstanz.

KELLE, H. (2007): Altersgemäße Entwicklung als Maßstab und Soll: Zur praktischenAnthropologie kindermedizinischer Vorsorgeuntersuchungen. In: MIETZNER, U. et al. (Hrsg.) (2007): Pädagogische Anthropologie Mechanismus einer Praxis. Weinheim und Basel: 110-122.

KELLE, H. u. OTT, M. (2012): Interaktionsdynamiken in der Triade Kind-Eltern-Arzt in Kindervorsorgeuntersuchungen. In: HANSENS, A. u. SANDER, K. (Hrsg.) (2012): Interaktionsordnungen. Wiesbaden: 89-106.

KELLER, H. (2013): Kulturelle Modelle und ihre Bedeutung für die frühkindliche Bildung. In: KELLER, H. (Hrsg.) (2013): Interkulturelle Praxis in der Kita. Freiburg im Breisgau: 11-23.

KELLER, H. (Hrsg.) (2013a): Interkulturelle Praxis in der Kita. Freiburg im Breisgau.

KEICHER, (2012): Wie können Eltern den Schnuller abgewöhnen. In: SÜDDEUTSCHER ZEITUNG 27.8.2012.

KEUPP, H. et al. (2006): Identitätskonstruktionen. Das Patchwork der Identitäten in der Spätmoderne. Reinbek.

KIESSLING, C. u. LANGEWITZ, O. (2010): Kann man gute ärztliche Gesprächsführung erlernen? In: DETER, H.D. (Hrsg.) (2010): Die Arzt-Patient-Beziehung in der modernen Medizin. Göttingen: 124-138.

KIGGS (2008): Kinder- und Jugendgesundheitssurvey 2003–2006: Kinder und Jugendliche mit Migrationshintergrundin Deutschland. Berlin.

KLEEMANN, F. et al. (2013): Interpretative Sozialforschung: Eine Einführung in die Praxis des Interpretierens. Wiesbaden.

KLUGE, A. (1999): Erfahrungsmanagement in lernenden Organisationen. Göttingen: Verlag für Angewandte Psychologie.

KOCH, U. u. DIETRICH, A. (2011): Konzept: Interkulturelle Kindertagesstätte mit integriertem Familienzentrum. Diakonisches Werk Berlin Stadtmitte e.V., Berlin.

KOERFER A u. KÖHLE K (2007): Kooperatives Erzählen. Zur Konstruktion von Patientengeschichten in der ärztlichen Sprechstunde. In: REDDER, A (Hrsg.) (2007): Diskurse und Texte. Tübingen: 629–639

KOERFER, A. et al. (2000): Narrative in der Arzt-Patient-Kommunikation. In: Psychotherapie & Sozialwissenschaft: Zeitschrift für qualitative Forschung und klinische Praxis, Jg. 2, H. 2: 87-116.

KOERFER, A. et al. (2008): Training und Prüfung kommunikativer Kompetenz. Aus- und Fortbildungskonzepte zur ärztlichen Gesprächsführung. In: Gesprächsforschung – Online-Zeitschrift zur verbalen Interaktion, Jg. 9: 34-78.

KOHLI, M. (1978): „Offenes" und „geschlossenes" Interview. Neue Argumente zu einer alten Kontroverse. In: Soziale Welt, Jg. 29: 1-25.

KÖLFEN, W. (2016): Professionelle ärztliche Kommunikation in der Kinder- und Jugendmedizin. Eltergespräche sind Heilkunst. In: Monatsschr Kinderheilkd 2016, Jg. 164:574-582.

KOLKMANN, F-W et al. (2004): Qualitätssicherung: Entprofessionalisierung ärztlicher Berufsausübung. In: Deutsches Ärzteblatt, Jg. 101, H. 20:1409-1414.

KOPPETSCH, C u. BURKART, G. (1999): Die Illusion der Emanzipation. Zur Wirksamkeit latenter Geschlechtsnormen im Milieuvergleich. Konstanz.

KOPPETSCH, C. u. SPECK, S. (2015): Wenn der Mann kein Ernährer mehr ist – Geschlechterkonflikte in Krisenzeiten. Frankfurt/M.

KÖRKEL, J. u. VELTRUP, C. (2003): Motivational Interviewing: Eine Übersicht. In: Suchttherapie, Jg. 4:115-124.

KOVALEVA, A. et al. (2012): Eine Kurzskala zur Messung von Kontrollüberzeugung. Gesis, Working Papers, Köln.

KREMS, J. (1996): Expertise und Flexibilität. In: GRUBER, H. u. ZIEGLER, A. (Hrsg.) (1996): Expertiseforschung. Theoretische und methodische Grundlagen. Opladen: 80-91

KÜSTERS, Y. (2009): Narrative Interviews. Grundlagen und Anwendungen. Wiesbaden.

LAMIANI, G. et al. (2011): How Italian students learn to become physicians: A qualitative study of the hidden curriculum. In: Medical Teacher, Jg. 33, H. 12: 989-996.

LALOUSCHEK, J. (2002): Frage-Antwort-Sequenzen im ärztlichen Gespräch. In: BRÜNNER et al. (Hrsg.) (2002): Angewandte Diskursforschung. Band 1: 155-173.

LANFRANCHI, A. et al. (2013): Familien in Risikosituationen durch frühkindliche Bildung erreichen. In: STAMM, M. u. EDELMANN, D. (Hrsg.) (2013): Handbuch frühkindlicher Bildungsforschung. Wiesbaden: 303-316.

LANGEWITZ W. et al. (2003): A theory-based approach to analysing conversation sequences. In: Epidemiologia e Psichiatria Sociale, Jg. 12, H. 2: 103-108.

LANGEWITZ W. et al. (2010): Evaluation eines zweijährigen Curriculums in Psychosozialer und Psychosomatischer Medizin – Umgang mit Emotionen und Patientenzentrierter Gesprächsführung. In: Psychother Psych Med, Jg. 60, H. 11: 451-456.

LAREAU, A. (2002): 'Invisible Inequality: Social Class and childrearing in black families and white families'. In: American Sociological Review, Jg. 67, H. 5: 747-776.

LAUNER, J. (2002): Narrative-Based Primary Care: A Practical Guide. Abingdon.

LÉGARÉ, F. u. WITTEMAN, H.O. (2013): Shared decision making: examining key elements and barriers to adoption into routine clinical practice. In: Health Affairs, Jg. 32, H. 2: 276–284.

LENZMANN, V. et al. (2010): Hilfebeziehung als Wirkfaktor aus professionstheoretischer Perspektive. In: RENNER, I. et al. (Hrsg.) (2010): Forschungs- und Praxisentwicklung früher Hilfen. NZFH, Köln: 128-146.

LEVOLD, T. (2002): Elternkompetenzen zwischen Anspruch und Überforderung. In: systeme, Jg. 16, H. 1: 2-12.

LEYENDECKER, B. (2003): Frühe Kindheit in Migrantenfamilien. In: KELLER, H. (Hrsg.) (2003): Handbuch der Kleinkindforschung. Bern: 381-431.

LEYENDECKER, B. u. JÄKEL, J. (2008): Tägliche Stressfaktoren und Lebenszufriedenheit türkischstämmiger Mütter in Deutschland. In: Zeitschrift für Gesundheitspsychologie, Jg. 16, H. 1: 12-21.

LIEBAU, E. u. HUBER, L. (1985): Die Kulturen der Fächer. In: Neue Sammlung, Jg. 25, H. 3: 314-339.

LOKHANDE, M. (2013): Hürdenlauf zur Kita: Warum Eltern mit Migrationshintergrund ihr Kind selten in die frühkindliche Tagesbetreuung schicken. Sachverständigenrat deutscher Stiftungen für Integration und Migration, Berlin.

LOOS, P. u. SCHÄFFER, B. (2001): Das Gruppendiskussionsverfahren. Theoretische Grundlagen und empirische Anwendung. Opladen.

LUCIUS-HOEHNE, G. u. DEPPERMANN, A. (2002): Rekonstruktion narrativer Identität. Ein Arbeitsbuch zur Analyse narrativer Interviews. Wiesbaden.

MANGOLD, W. (1960): Gegenstand und Methode des Gruppendiskussionsverfahren. Frankfurt/M.

MANSEL, J. (1993): Zur Reproduktion sozialer Ungleichheit. SozialeLage, Arbeitsbedingungen und Erziehungsverhalten. In: Zeitschrift für Sozialisationsforschung und Erziehungssoziologie, Jg. 25, H 1: 36-60.

MARTENS, M. u. ASBRAND, B. (2009): Rekonstruktion von Handlungswissen und Handlungskompetenz- auf dem Weg zu einer qualitativen Kompetenzforschung. In: Zeitschrift für Qualitative Forschung, Jg. 10, H. 2: 201-217.

MARTENS-LE BOUAR, H. et al. (2013): Erfassung psychosozialer Belastungen in den Früherkennungsuntersuchungen im 1. Lebensjahr. In: Kinderärztliche Praxis, Jg. 84, H. 2: 94-100.

MARTINEZ, W. et al. (2013): The "hidden curriculum" and residents' attitudes about medical error disclosure: comparison of surgical and nonsurgical residents. In: American Coll Surg., Jg. 217, H. 6: 1145-1150.

MERKLE, T. u. WIPPERMANN, C. (2008): Eltern unter Druck. Stuttgart.

MERL, T. (2011): Ärztliches Handeln zwischen Kunst und Wissenschaft. Einehandlungstheoretische Analyse der ärztlichen Praxis im Kontext allgemeiner Entwicklungen im Gesundheitssystem. Dissertation, Universität Augsburg.

METZNER, F. et al. (2015): Familien mit Migrationshintergrund als Zielgruppe in den Frühen Hilfen: Ergebnisse eines Sozialen Frühwarnsystems einer Metropolregion. In: Gesundheitswesen 2015, Jg. 77: 742–748.

MEYER-DRAWE et al. (2013): Lernen und Leiden. Eine bildungsphilosophische Reflexion. In: NITTEL, D u. SELTRECHT, A (Hrsg.) (2013): Krankheit: Lernen im Ausnahmezustand? Brustkrebs und Herzinfarkt aus interdisziplinärer Perspektive. Berlin, Heidelberg: 68-76.

MICHAELIS, R. et al. (2013): Validierte und teilvalidierte Grenzsteine der Entwicklung. Ein Entwicklungsscreening für die ersten 6 Lebensjahre. In: Monatsschr. Kinderheilhunde, Jg. 161, H. 10: 898-910.

MILLER, W.R. u. ROLLNICK, S. (2016): Motivierende Gesprächsführung. Motivational Interviewing: Helping People Change. 3.Aufl. Freiburg.

MÜLLER, B. (2005): Wie motiviere ich meine Patienten? In: Schweiz Med Forum, Jg. 5: 1045-1052.

NAUCK, B. (1992): Anforderungen an die Vorschulerziehung durch veränderte Familienstrukturen. In: GROSSMANN, W. (Hrsg.) (1992): Kindergarten und Pädagogik. Grundlagentexte zur deutsch-deutschen Bestandsaufnahme. Weinheim/Basel: 202-205.

NERAAL, T. (2015): Wenn der Akku leer läuft – Burn-out der Familie. In: SEIFERT-KARB, I. (Hrsg.) (2015): Frühe Kindheit unter Optimierungsdruck. Gießen: 85-104.

NEUMANN, M. et al. (2012): Physician empathy: definition, outcome-relevance and its measurement in patient care and medical education. In: GMS, Jg. 29, H. 1: 1-21.

NEUWEG, G.H. (2005): Emergenzbedingungen pädagogischer Könnerschaft. In: HEID, H. et al. (Hrsg.) (2005): Verwertbarkeit. Ein Qualitätskriterium (erziehungs-)wissenschaftlichen Wissens? Wiesbaden: 205–228.

NEWTON, B.W. et al. (2008): Is there hardening of the heart during medical school? In: Acad Med., Jg. 83, H. 3: 244-9.

NIEROBISCH, K. (2010): Studium, Übergänge und Beruf: Unterschiedliche Gestaltungsformen von Pädagog/innen und Mediziner/innen. In: VON FELDEN, H. u. SCHIENER, J. (Hrsg.) (2010): Transitionen – Übergänge vom Studium in den Beruf. Wiesbaden: 106-156.

NITTEL, D. u. SELTRECHT, A. (2013) (Hrsg.): Krankheit: Lernen im Ausnahmezustand? Brustkrebs und Herzinfarkt aus interdisziplinärer Perspektive. Berlin, Heidelberg.

NOHL, A-M. (2010): Interkulturelle Kommunikation in Gruppendiskussionen. Propositionalität und Performanz in dokumentarischer Interpretation. In: BOHNSACK, R. et al. (Hrsg.) (2010): Das Gruppendiskussionsverfahren in der Forschungspraxis. Opladen: 249-265.

NATIONALES ZENTRUM FRÜHE HILFEN (NZFH) (2013): Bundesinitiative Frühe Hilfen – Bericht 2013. Köln.

NATIONALES ZENTRUM FRÜHE HILFEN (NZFH) (2016): Bundesinitiative Frühe Hilfen – Bericht 2016. Köln.

OEVERMANN, U. (1996): Theoretische Skizze einer revidierten Theorie professionalisierten Handelns. In: COMBE, A et al. (Hrsg.) (1996): Pädagogische Professionalität. Untersuchungen zum Typus pädagogischen Handelns. Frankfurt/M.: 70-182.

OEVERMANN, U. (2013): „Compliance" und die Strukturlogik des Arbeitsbündnisses zwischen Arzt und Patient. In: NITTEL D. u. SELTRECHT, A. (Hrsg.) (2013): Krankheit: Lernen im Ausnahmezustand? Brustkrebs und Herzinfarkt aus interdisziplinärer Perspektive. Berlin, Heidelberg: 501-520.

OTYAKMAZ, B.Ö. u. KARAKAŞOĞLU, Y. (2015): Frühe Kindheit in der Migrationsgesellschaft Erziehung, Bildung und Entwicklung in Familie und Kindertagesbetreuung. Wiesbaden: Springer VS.

PAPOUSEK, M. et al. (2004): Regulationsstörungen der frühen Kindheit. Bern.

PAUL, C. (2014): In Gemeinschaft leben – Eine Analyse von Ideal und Realität intergenerationeller Wohnprojekte unter der Perspektive von Lern- und Bildungsprozessen. Dissertation, Universität zu Köln.

PERLEBERG, K. u. HERRMANN, M. (2006): Gesundheit und Krankheit als Bildungsprozess – zur Bedeutung des Subjekts in der Medizin. In: Zeitschrift für qualitative Bildungs-, Beratungs- und Sozialforschung, Jg. 7, H.2: 335-338.

PEUCKERT, R. (2012): Familienformen im sozialen Wandel. 8. Auflage Wiesbaden.

PLATH, H.-E. (2002): Erfahrungswissen und Handlungskompetenz – Konsequenzen für die berufliche Weiterbildung. In: KLEINHENZ, G. (Hrsg.) (2002): IAB-Kompendium Arbeitsmarkt- und Berufsforschung. Beiträge zur Arbeitsmarkt- und Berufsforschung. BeitrAB 2015: 517-529.

POPITZ, H. (1987): Autoritätsbedürfnisse. Der Wandel der sozialen Subjektivität. In: Kölner Zeitschrift für Soziologie und Sozialpsychologie. Jg. 39, H 3: 633-647.

POPOW, C. (2014): Therapie als Partizipationschance. In: Paediatr Paedolog, Jg. 49: 62-67.

PRZYBORSKI, A. u. WOHLRAB-SAHR. M. (2014): Qualitative Sozialforschung. Ein Arbeitsbuch, 4. erweiterte Auflage. München.

JÜTTEMANN, G. (Hrsg.) (1985): Qualitative Forschung in der Psychologie: Grundfragen, Verfahrensweisen, Anwendungsfelder. Weinheim.

RADICKE, C. (2014): Familiale Tradierungsprozesse in der Drei-Generationen-Perspektive: Kontinuierliche Veränderungen-veränderliche Kontinuitäten. Göttingen.

REERINK, G. (2014): Nachdenken mit Bion. Bions Denktheorie, dargestellt an klinischen Fallvignetten. In: Forum der Psychoanalyse, Jg. 30, H. 4: 421-440.

REIMANN, G. (2013): Lehrkompetenzen von Hochschullehrern: Kritik des Kompetenzbegriffs in fünf Thesen. In: REIMANN, G. et al. (Hrsg.) (2013): Hochschuldidaktik im Zeichen von Heterogenität und Vielfalt. Norderstedt: 215-234.

REIMANN, S. (2013): Die medizinische Sozialisation. Rekonstruktion zur Entwicklung eines ärztlichen Habitus. Wiesbaden.

REINEKE, S. u. SPRANZ-FOGASY, T. (2013): Arzt-Patient-Kommunikation: Allgemeine Merkmale und Besonderheiten bei Brustkrebspatienten. In: NITTEL D. u. SELTRECHT, A. (Hrsg.) (2013): Krankheit: Lernen im Ausnahmezustand? Brustkrebs und Herzinfarkt aus interdisziplinärer Perspektive. Berlin, Heidelberg: 443-454.

REINHARDT, D. u. PETERMANN, F. (2009): Neue Morbiditäten in der Pädiatrie. In: Monatsschrift Kinderheilkunde, Jg. 158: 14-14.

REUNER, G u. PIETZ, J. (2006): Entwicklungsdiagnostik im Säuglings- und Kleinkindalter. In: Monatsschrift Kinderheilkunde, Jg. 154: 305-313.

RIDER, E.A. et al. (2004) Teaching communication skills. In: Medical Education, Jg. 38: 558–559.

RIDER, E.A. u. KEEFER, C.H. (2006) Communication skills competencies: definitions and a teaching toolbox. In: Medical Education, Jg. 40, H. 7: 624–629.

RIDER, E.A. et al. (2008): Pediatric residents' perceptions of communication competencies: Implications for teaching. In: Medical Teacher, Jg. 30, H. 7: 208-217.

RIDER, A.R. (2011): Advanced Communcations Strategies for relationsship-centred Care. In: Pediatric Annals, Jg. 40, H. 9: 447-453.

RIESER, S. (2000): „Türken haben Kultur, Deutsche eine Psyche". In: Deutsches Ärzteblatt, Jg. 97, H. 8: A-430- A-431.

ROCKENBAUCH K. et al. (2006): Lebenszufriedenheit von AbsolventInnen. In: Gesundheitswesen, Jg. 68: 176–184.

ROSENTHAL, G. (2008): Interpretative Sozialforschung. Eine Einführung. Weinheim/München.

ROTER. D u. LARSON, S. (2002): The Roter interaction analysis system (RIAS): utility and flexibility for analysis of medical interactions. In: Patient Educ Couns, Jg. 46, H. 4: 243-251.

RUPP, M. u. SMOLKA, A. (2006): Empowerment statt Pädagogisierung – Die Bedeutung niedrigschwelliger Konzepte für die Familienbildung. In: BAUER, P. u. BRUNNER, E. (Hrsg.) (2006): Elternpädagogik. Von der Elternarbeit zur Erziehungspartnerschaft. Freiburg: 193-214.

SACKMANN, R. et al. (2000): Kollektive Identität türkischer Migranten in Deutschland? Erste Annäherung an eine Forschungsfrage. InIIS-Arbeitspapier (20), Universität Bremen.

SANDNER, E. u. THIESSEN, B. (2010): Die »gute Mutter« revisited –genderkritische Anmerkungen zu Frühen Hilfen. In: IzKK-Nachrichten, H. 1: 28-31.

SATOR, S. et al. (2012): Probleme quantitativer Kommunikationsanalysen mittels RIAS – Erste Ergebnisse einer interdisziplinären Zusammenarbeit zwischen Linguistik, Medizin und Psychologie. Vortrag, Jahrestagung der Gesellschaft für medizinische Ausbildung, Aachen.

SCHENK, G. (2005): Zusammenhänge zwischen Kontrollüberzeugungen zu Krankheit und Gesundheit und dem Schmerzempfinden sowie Behandlungsergebnissen bei Cox- und Gonarthrosepatienten im Verlauf der Endoprothetischen Versorgung des erkrankten Gelenkes. Inauguraldissertation, Lübeck.

SCHEFFER, S. (2009): Validierung des „Berliner Global Rating" (BGR) – ein Instrument zur Prüfung kommunikativer Kompetenzen Medizinstudierender im Rahmen klinisch-praktischer Prüfungen (OSCE). Dissertation, Berlin.

SCHLACK, H.G. (2013): Sozialer Status, Gesundheit und Entwicklung von Kindern. In: Kinderärztliche Praxis, Jg. 84, H. 2: 79-85.

SCHOTT, T. (1993): Patienten(re)orientierung: Elemente einer Standortbestimmung. In: BADURA, B.et al. (Hrsg.) (1993): System Krankenhaus. Arbeit, Technik und Patientenorientierung. Weinheim, München: 254-269.

SCHÖFFLER, M. et al. (2012): Ja h_hm. Patientenreaktionen auf prädiagnostische Mitteilungen. In: Zeitschrift für angewandte Linguistik: 1-32.

SCHÖN, D.A. (1983): The Reflective Practitioner. How Professionals Think in Action. New York.

SCHÖN, Donald A. (1987): Educating the Reflective Practitioner. Toward a New Design for Teaching and Learning in the Professions. San Francisco.

SCHMACKE, N. (2004): Innovationen in der Medizin: das magische Dreieck von Evidenz, Werten und Ressourcen. In: Zeitschrift für qualitative Bildungs-, Beratungs- und Sozialforschung, Jg. 5, H. 2: 331-353

SCHMACKE, N. (2005): Wie viel Medizin verträgt der Mensch. Bonn.

SCHMID, R. G. (2016): Das neue Früherkennungs-Untersuchungsheft für Kinder ab dem 3. Quartal 2016. In: Zeitschrift des Berufsverbandes für Kinder- und Jugendärzte e.V., Jg. 47, H. 6/16: 353-357.

SCHUBERT, H. (2015): Impulse zur Netzwerkarbeit Frühe Hilfen. Planung, Steuerung und Qualitätsentwicklung in Netzwerken Frühe Hilfen. NZFH, Köln.

SCHÜTZE, F. (1983): Biographieforschung und narratives Interview. In: Neue Praxis, Jg.13, H. 3: 283-293.

SCHÜTZE, F. (1984): Kognitive Figuren des autobiographischen Stegreiferzählens. In: KOHLI, M. et al. (Hrsg.): Biographie und soziale Wirklichkeit. Stuttgart: 78-117.

SCHÜTZE, Y. (2002): Zur Veränderung im Eltern-Kind-Verhältnis seit der Nachkriegszeit. In: NAVE-HERZ, R. (Hrsg.) (2002): Kontinuität und Wandel der Familie in Deutschland. Stuttgart: 71-97.

SCHWARZ, G. (2000): Qualität statt Quantität. Motivforschung im 21. Jahrhundert. Opladen.

SEEHAUS, R. (2014): Die Sorge um das Kind. Eine Studie zu Elternverantwortung und Geschlecht. Opladen, Berlin, Toronto.

SEIFERT, A. (2011): Resilienzförderung an der Schule. Wiesbaden:

SIEBOLDS, M. (2013): Qualitätszirkel als Vernetzungsmöglichkeit zwischen Jugendhilfe und Gesundheitswesen im Kontext Früher Hilfen. Vortrag, 10. Sitzung des Fachforums Kinderschutz, Weimar.

SOEFFNER, H.G. (1989): Überlegungen zur sozialwissenschaftlichen Hermeneutik. In: SOEFFNER, H.G.: Auslegung des Alltags – der Alltag der Auslegung. Frankfurt: 185-210.

SOMM, I. et al. (2016): Elterliche Leistungsansprüche von Universitätsstudierenden mit Migrationshintergrund (unveröffentlichte Grafik auf der Grundlage studentischer Hausarbeiten).

SPRANGLER, G. u. ZIMMERMANN, P. (2009): Die Bindungstheorie: Grundlagen, Forschung und Anwendung. Stuttgart.

SPRANZ-FOGASY, T. (2005): Kommunikatives Handeln in ärztlichen Gesprächen. In: NEISES, M. et al. (Hrsg.) (2005): Psychosomatische Gesprächsführung in der Frauenheilkunde. Ein interdisziplinärer Ansatz zur verbalen Intervention. Stuttgart: S. 17-47.

SPRANZ-FOGASY, T (2010): Verstehensdokumentation in der medizinischen Kommunikation: Fragen und Antworten im Arzt-Patient-Gespräch. In: DEPPERMANN A, et al. (Hrsg.) (2010): Verstehen in professionellen Handlungsfeldern. Tübingen: 27–116.

SPRANZ-FOGASY, T. u. WINTERSCHEID, J. (2013): Medizinische Kommunikation. Allgemeine und pädiatrische Gespräche. In: BENTELE, G. et al. (Hrsg.) (2013): Kommunikationsmanagement, Losebl. 2001 ff.), Art.-Nr. 7.42. Köln.

STEIN, S. (2007): Professionalisierung zwischen Schule und Hochschule. Eine empirische Studie über reflexive Lehrerbildung. Dissertation, PH Freiburg.

STERZING, D. u. PERSIKE, U. (2011): Präventive Programme für sozial benachteiligte Familien mit Kindern von 0 - 6 Jahren. Überblick über die Angebote in Deutschland. Deutsches Jugendinstitut, München.

STEVEN K. et al. (2014): How clerkship students learn from real patients in practice settings. In: Acad Med, Mar, Jg. 89, H. 3: 469-476.

STRASSHEIM, J. (2015): Sinn und Relevanz. Individuum, Interaktion und gemeinsame Welt als Dimensionen eines sozialen Zusammenhangs. Wiesbaden.

STRAUSS, A. (1994): Grundlagen qualitativer Sozialforschung. München.

STRAUSS, A. u. CORBIN, J. (Hrsg.) (1997): Grounded Theory in Practice. London.

STRAUSS, A. (1998): Grundlagen qualitativer Sozialforschung: Datenanalyse und Theoriebildung in der empirischen soziologischen Forschung. München.

STRAUSS, A. (2004): Analysis through Microscopic Examination. In: Sozialer Sinn, Jg. 5, H. 2: 169-176.

STRAUSS, A. u. CORBIN, J. (1996): Grounded Theory: Grundlagen Qualitativer Sozialforschung. Weinheim.

STROHMEIER, P. et al. (2016): Die Wirkungsweise kommunaler Prävention. Zusammenfassender Ergebnisbericht der wissenschaftlichen Begleitforschung des Modellvorhabens „Kein Kind zurücklassen! Kommunen in NRW beugen vor". Bertelsmann Stiftung, Gütersloh.

STROSS, A.M. (2006): Von der Gesundheitserziehung Erster Ordnung zur Gesundheitserziehung Zweiter Ordnung. Plädoyer für einen Perspektivenwechsel. In: Prävention. Zeitschrift für Gesundheitsförderung 2006, H. 2, S. 3-6.

STRÜBING, J. (2002): Just do ist? Zum Konzept der Herstellung und Sicherung von Qualität in grounded theory-basierten Forschungsarbeiten. In: Kölner Zeitschrift für Soziologie und Sozialpsychologie, Jg. 54, H. 2: 318–342.

STRÜBING, J (2004): Grounded Theory. Zur sozialtheoretischen und epistemologischen Fundierung des Verfahrens der empirisch begründeten Theoriebildung. Wiesbaden.

SUESS, G.J. et al. (2010): Einfluss des Bindungshintergrunds der HelferInnen auf Effekte der Intervention – Erste Ergebnisse und Erfahrungen aus dem Praxisforschungsprojekt. In: RENNER, I. et al. (Hrsg.) (2010): Forschungs- und Praxisentwicklung früher Hilfen. Köln: 128-145.

TANNENBAUM, D. et al. (2009): CanMEDS-Allgemeinmedizin, Working Group on Curriculum Review. Deutsche Übersetzung. Institut für Allgemeinmedizin, Technische Universität München.

USCLUCAN, H-H. (2010): Muslime zwischen Diskriminierung und Opferhaltung. In: SCHNEIDERS, T. G. (Hrsg.) (2010): Islamverherrlichung – Wenn die Kritik zum Tabu wird. Wiesbaden: 367-377.

USLUCAN, H.H. (2010). Kinderschutz im Spannungsfeld unterschiedlicher kultureller Kontexte. In: SUESS, G. u. HAMMER, W. (Hrsg.) (2010): Kinderschutz – Risiken erkennen, Spannungsverhältnisse gestalten. Stuttgart: 150-165.

USLUCAN, H-H. (2011): Dabei und doch nicht mittendrin: Die Integration türkischstämmiger Zuwanderer. Berlin.

USCLUCAN, H-H. (2013): Religiöse Werteerziehung in islamischen Familien. In: KELLER, H. (Hrsg.) (2013): Interkulturelle Praxis in der Kita. Freiburg im Breisgau: 11-23.

USLUCAN, H.H. (2016). Vielfältige Facetten eines kultursensiblen Kinderschutzes. In: Bundeszentrale für gesundheitliche Aufklärung (BzgA) (Hrsg.): Gesund aufwachsen in vielen Welten – Förderung der psychosozialen Entwicklung von Kindern und Jugendlichen mit Migrationshintergrund. Köln. 29-44.

VINCENT, C. u. BALL, S. (2007): 'Making up' the middle-class child: families, activities and class dispositions. In: Sociology, Jg. 41, H. 6: 1061-1077.

VOGD, W. (2002): Professionalisierungsschub oder Auflösung ärztlicher Autonomie? In: Zeitschrift für Soziologie, Jg. 31, H. 4: 294-315.

VOGD, W. (2003): Glaubensbekenntnis oder Gesellschaftsanalyse? Antwort auf die Replik von Johann Behrens. In: Zeitschrift für Soziologie, Jg. 32, H. 3: 270-274.

VOGD, W. (2004): Ärztliche Entscheidungsfindung im Krankenhaus. Komplexe Fallproblematiken im Spannungsfeld von Patienteninteressen und administrativ-organisatorischen Bedingungen. In: Zeitschrift für Soziologie, Jg. 33, H. 1: 26-47.

VON FELDEN, H. (2010): Haltungen und Habitusformen von Absolvent/innen der Studiengänge Pädagogik und Medzin. Zum Zusammenhang von Fachkulturen und Selbst- und Welthaltungen. In: VON FELDEN, H. u. SCHIENER, J. (Hrsg.) (2010): Transitionen – Übergänge vom Studium in den Beruf. Wiesbaden: 203-235.

VON SCHEVE, C. (2010): Die emotionale Struktur sozialer Interaktionen: Emotionsexpression und soziale Ordnungsbildung. In: Zeitschrift für Soziologie, Jg. 39, H. 5: 346-362.

VON TROSCHKE, J. (2004): Die Kunst ein guter Arzt zu werden. Bern u.a.

VOOS, D. (2011): Gefühle wollen gehalten werden: Containment, Artikel zum Containing-Prozess. In: medizin-im-text, http://www.medizin-im-text.de/blog/2017/114/containment-wie-die-mutter-fuer-das-baby-denkt/ (letzer Aufruf: 10.11.2016).

WALPER, S. (2015): Was Eltern wollen: Informations- und Unterstützungswünsche zu Bildung und Erziehung. Vodafone Stiftung Deutschland, Düsseldorf.

WEBER P. u. JENNI, O. (2012): Kinderärztliche Vorsorgeuntersuchungen. Effektivität und Relevanz einzelner Früherkennungs- und Präventionsmaßnahmen. Dtsch Arztebl Int., Jg. 109, H. 24: 431-435.

WEINER S.J. et al. (2013): Unannounced standardized patient assessment of the roter interaction analysis system: the challenge of measuring patient-centered communication. In: J Gen Intern Med., Jg. 28, H. 2: 254-60.

WEININGER, E.B. u. LAREAU, A. (2009): Paradoxical Pathways: An Ethnographic Exten sionof Kohn's Findings on Class and Childrearing. In: Journal of Marriage and Family, Jg. 71: 680 – 695.

WESTPHAL, M. (2014): Elternschaft und Erziehung im interkulturellen Vergleich. In: Bildung und Erziehung, Jg. 67, H. 2: 187-201.

WINNICOT, D. (1992): Kind, Familie und Umwelt. München/ Basel.

WINTERSCHEID, J. (2015): Pädiatrische Gespräche. In: BUSCH, A. u. SPRANZ-FOGASY, T. (Hrsg.) (2015): Handbuch "Sprache in der Medizin". Berlin/Boston: 188-207.

WITTE, N. (2010): Ärztliches Handeln im Praxisalltag. Eine interaktions- und biografie-analytische Studie. Frankfurt/M.

WITTMANN, Y. (2013): What do we transfer in case discussions? The hidden curriculum in medicine. In: Perspect Med EDUC., Jg. 3, H. 2: 113-123.

WITZEL, A. (1985): Das problemzentrierte Interview. In: JÜTTEMANN, G. (Hrsg.) (1985): Qualitative Forschung in der Psychologie: Grundfragen, Verfahrensweisen, Anwendungsfelder. Weinheim: 1985: 227-255.

WÖLBER, J. u. FRICK, K. (2014): Motivierende Gesprächsführung in der zahnärztlichen Therapie. In: Zahnmedizin, H. 3: 247-269.

ZIMMERMANN, P. u. SPANGLER, G. (2001): Jenseits des Klassenzimmers. Der Einfluss der Familie auf Intelligenz, Motivation, Emotion und Leistung im Kontext der Schule. In: Zeitschrift für Pädagogik, Jg. 47, H. 4: 461-479.

ZLATKIN-TROITSCHANSKAIA, O. u. SEIDEL, J. (2011): Kompetenz und ihre Erfassung – das neue „Theorie-Empirie-Problem" der empirischen Bildungsforschung? In: ZLATKIN-TROITSCHANSKAIA, O. (Hrsg.) (2011): Stationen empirischer Bildungsforschung. Wiesbaden: 218-233.

ZWACK, J. et al. (2011): Resilienz im Arztberuf – salutogenetische Praktiken und Einstellungsmuster erfahrener Ärzte. In: Psychother Psych Med, Jg. 61, H. 12: 495–502.

Anhang

1 Transkriptionsregeln

Tabelle 11: Transkriptionsregeln

L (Großes ‚L')	Beginn einer Überlappung, d.h. gleichzeitiges Sprechen von zwei Diskussionsteilnehmern
(3)	Anzahl der Sekunden, die eine Pause schätzungsweise dauert
Nei::n	Dehnung, die Häufigkeit von : entspricht der geschätzten Länge der Dehnung
°nee°	Laut in Relation zur üblichen Lautstärke des Sprechers
<u>Nein</u>	betont
viellei-	Abbruch
(doch)	Unsicherheit bei der Transkription, schwer verständliche Äußerungen
( )	Äußerung unverständlich; die Länge der Klammer entspricht etwa der Dauer der unverständlichen Äußerung.
((lachen))	Kommentar oder Anmerkung zu parasprachlichen, nicht-verbalen Äußerungen oder gesprächsexternen Ereignissen.
((...))	Auslassung im Transkript
A	Arzt
M	Mutter
V	Vater
K	Kind
M1, M2	Mutter 1, Mutter 2 (in GD)
V1, V2	Vater 1, Vater 2 (in GD)
J1, J2	Mitarbeiterin Jugendhilfe 1, Mitarbeiterin Jugendhilfe 2 (in GD)

2   Übersicht Erhebung

Einzelinterviews und Gruppendiskussionen Eltern

- Benachteiligter Stadtteil (Mai 2015)
  - M1: 25, 1 Kind (niedriger SES)
  - M2: 36, 2 Kinder (mittlerer SES)
  - M3: 32, 1 Kind, Studentin (mittlerer SES)

- Ländliche Kleinstadt (Mai 2015)
  - M1: 28, 2 Kinder (mittlerer SES)
  - M2: 25, 1 Kind (niedriger SES)
  - M3: 37, 2 Kinder (mittlerer SES)
  - M4: 26, 1 Kind (niedriger SES)

- Benachteiligter Stadtteil (Mai 2015)
  - M1: 33, 2 Kinder (niedriger SES)
  - M2: 25, 2 Kinder (niedriger SES)
  - M3: 35, 1 Kind (niedriger SES)
  - M4: 33, 2 Kinder (mittlerer SES)
  - M5: 24, 1 Kind, (mittlerer SES, MH)

- Sozial durchmischter Stadtteil (November 2015)
  - M1: 28, 1 Kind, Elternzeit (hoher SES)
  - M2: 25, 2 Kinder (niedriger SES)
  - M3: 26, 1 Kind (mittlerer SES)
  - M4: 27, 1 Kind (hoher SES)

- Sozial durchmischter Stadtteil (Dezember 2015)
  - V1: 32, 1 Kind (hoher SES)
  - V2: 34, 1 Kind (hoher SES)
  - V3: 36, 1 Kind (hoher SES)
  - V4: 37, 4 Kinder (mittlerer SES)

- Benachteiligter Stadtteil (Januar 2016)
  - M1: 50, 4 Kinder (niedriger SES, MH, Muslima)
  - M2: 39, 4 Kinder (niedriger SES, MH, Muslima)
  - M3: 36, 3 Kinder (niedriger SES, MH, Muslima)
  - M4: 38, 3 Kinder (niedriger SES, MH, Muslima)
  - M5: 35, 4 Kinder (niedriger SES, MH, Muslima)
  - M6: k.A., 3 Kinder (niedriger SES, MH, Muslima)
  - M7: k.A., k.A. (niedriger SES, MH, Muslima)

- M8: k.A., k. A. (niedriger SES, MH, Muslima)

- Einzelinterviews Eltern (Mai 2015- März 2016)
  - w, 27, 2 Kinder (hoher SES, MH)
  - m, 28, 2 Kinder (hoher SES)
  - w, 37, 1 Kind (hoher SES)
  - m, 33, 2 Kinder (hoher SES, alleinerziehend)
  - w, 22, 1 Kind (niedriger SES, MH)
  - w, 29, 2 Kinder (niedriger SES, MH)

- GD mit Mitarbeiterinnen des Jugendamtes (November 2016)
  - J1 Gruppenleitung von ASD-Teams
  - J2: ASD (zuständig für sozialen Brennpunkt in Großstadt)
  - J3: Leiterin Bezirksjugendamt in Großstadt
  - J4: GSD (Gefährdungsmeldungs-Sofort-Dienst

3 Übersicht Fallstudien

Tabelle 12: Praxis A, ländlicher Raum (30.11.2015 bis 14.12.2015)

Vorsorge	Alter d. Eltern	MH	SES
U3	20 (M.)	nein	niedriger SES
U4	25 (M.)	nein	niedriger SES
U5	30 (M.)	ja	mittlerer SES
U5	34 (M.)	nein	mittlerer SES
U6	25 (M.)	nein	niedriger SES
U7a	30 (M.)	nein	mittlerer SES
U7	31 (M.)	nein	mittlerer SES
U7	33 (M.)	nein	hoher SES
U7	30 (M.)	nein	mittlerer SES
U8	30 (M.)	nein	mittlerer SES
U8	40 (M.)	nein	hoher SES
U8	20 (M.)	nein	niedriger SES
U9	33 (M.)	nein	mittlerer SES

Tabelle 13: Praxis B, suburban-benachteiligter Raum (24.11.2015 bis 17.02.2016)

Vorsorge	Alter d. Eltern	MH	SES
U3	40 (M.)	ja	niedriger SES
U3	28 (M.); 32 (V.)	ja (M.)	mittlerer SES
U5	28 (M.)	ja	niedriger SES
U5	28 (M.)	ja	niedriger SES
U6	35 (M.)	ja	niedriger SES
U7a	35 (M.)	ja	niedriger SES
U7	34 (M.)	ja	niedriger SES
U7	29 (M.)	ja	niedriger SES
U8	35 (V.)	ja	hoher SES
U9	45 (M.)	ja	niedriger SES
U10	28 (M.)	ja	niedriger SES

Tabelle 14: Praxis C, ländlicher Raum (03.12.2015 bis 04.12.2015)

Vorsorge	Alter d. Eltern	MH	SES
U3	35 (M.)	nein	mittlerer SES
U4	25 (M.)	nein	mittlerer SES
U5	28 (M.)	nein	hoher SES
U6	30 (M.)	nein	mittlerer SES
U7a	30 (M.)	nein	mittlerer SES
U7	35 (M. u. V.)	nein	mittlerer SES
U8	27 (M.)	nein	mittlerer SES
U9	30 (M.)	nein	mittlerer SES
U11	35 (M.)	nein	mittlerer SES

Tabelle 15: Praxis D, urban-benachteiligter Raum (25.02.2016 bis 29.02.2016)

Vorsorge	Alter d. Eltern	MH	SES
U3	27 (M.)	nein	niedriger SES
U4	32 (M.)	Ja	mittlerer SES
U5	30 (M.)	nein	mittlerer SES
U7	35 (M.)	nein	mittlerer SES
U7	36 (M-)	nein	mittlerer SES
U7	27 /M. u. V.)	ja	niedriger SES
U9	38 (M.)	ja	mittlerer SES
U9	37 (M.); 40 (V.)	ja	niedriger SES
U10	30 (M.); 45 (V.)	ja	niedriger SES

Tabelle 16: Praxis E, suburban-privilegierter Raum (19.04.2016 bis 28.04.2016)

Vorsorge	Alter d. Eltern	MH	SES
U3	43 (M.)	nein	mittlerer SES
U3	39 (M.)	nein	hoher SES
U4	33 (M.)	nein	hoher SES
U7	35 (M.); 36 (V.)	nein	hoher SES
U7a	37 (M.)	nein	hoher SES
U7a	35 (M.)	ja	mittlerer SES
U9	36 (M.)	nein	hoher SES
U9	35 (M.)	nein	mittlerer SES
U11	37 (M.)	nein	hoher SES

Tabelle 17: Praxis F, suburban, sozial-gemischter Raum (08.06.2016 bis 22.06.2016)

Vorsorge	Alter d. Eltern	MH	SES
U5	37 (M.)	nein	mittlerer SES
U5	30 (M.)	ja	mittlerer SES
U5	43 (M.)	nein	mittlerer SES
U6	35 (M.); 45 (V.)	ja	mittlerer SES
U7a	32 (V.)	ja	hoher SES
U7a	35 (M.)	nein	mittlerer SES
U7	33 (M.)	ja (V.)	hoher SES
U8	26 (M.)	ja (V.)	niedriger SES
U8	32 (M.)	ja	mittlerer SES
U9	29 (M.)	ja	mittlerer SES
U9	40 (M.)	ja	niedriger SES
U9	35 (M.)	nein	mittlerer SES
U9	35 (V.)	nein	hoher SES

Tabelle 18: Praxis G, urban, sozial-gemischter Raum (30.06.2016 bis 12.07.2016)

Vorsorge	Alter d. Eltern	MH	SES
U3	31 (M.); 33 (V.)	nein	hoher SES
U3	35 (M.)	nein	hoher SES
U5	32 (M.); 33 (V.)	nein	hoher SES
U5	30 (M. u. V.)	nein	hoher SES
U5	34 (M.)	nein	hoher SES
U7	33 (M.); 35 (V.)	nein	hoher SES
U7	33 (M.); 35 (V.)	nein	hoher SES
U9	36 (V.)	nein	hoher SES
U10	41 (M.)	nein	hoher SES
U10	34 (M.)	nein	hoher SES

Tabelle 19: Praxis H, urban, sozial-gemischter Raum (19.07.2016 bis 20.07.2016)

Vorsorge	Alter d. Eltern	MH	SES
U3	30 (M. u. V.)	nein	hoher SES
U3	36 (M.); 35 (V.)	ja	hoher SES
U4	36 (M.)	ja (V.)	niedriger SES
U5	30 (M.)	nein	mittlerer SES
U6	38 (M.)	nein	mittlerer SES
U6	30 (V.)	nein	mittlerer SES
U7	36 (M.)	ja	niedriger SES
U8	35 (M. u. V.)	nein	niedriger SES
U8	38 (M.)	ja	niedriger SES
U10	40 (M.)	nein	niedriger SES

Tabelle 20: Praxis I, urban, sozial-gemischter Raum (06.10.2016 bis 10.10.2016)

Vorsorge	Alter d. Eltern	MH	SES
U3	31 (M.)	nein	hoher SES
U4	30 (M.)	ja	niedriger SES
U5	36 (M.)	nein	mittlerer SES
U6	26 (M.)	nein	niedriger SES
U7a	27 (M.)	Ja	mittlerer SES
U7	38 (M.)	ja	mittlerer SES
U7	37 (M.)	nein	mittlerer SES
U7	36 (M.)	nein	niedriger SES
U8	33 (M.)	ja	mittlerer SES
U8	38 (M.)	nein	niedriger SES
U8	40 (M.)	ja	niedriger SES
U10	40 (M.)	ja	niedriger SES
U10	35 (M.)	nein	mittlerer SES

4   Leitfäden Interpretation

Leitfaden formale Gesprächsanalyse

▨ Allgemeine Gesprächsorganisation:
- Sprechanteil der Beteiligten, Rederechtsorganisation (vgl. u.a. PE-TERS 2008: 93f.)
- Verteilung der – thematischen – Relevanzsetzungen (vgl. KOER-FER et al. 2008: 38)
- „Rekursive Schleifen" im Gespräch? (Themenwiederholungen) (vgl. SPRANZ-FOGASY u. WINTERSCHEID 2013: 30)

▨ Sprachstil der Ärzte
- sprachlich-grammatikalische Besonderheiten wie z.b. Passivkonstruktionen, Satzabbrüche, Emotionalität etc. (Varianz je nach Ansprechsperson - Kind oder Eltern?)
- typische Redewendungen, Metaphern (Semantik)
- etc.

▨ Vorsorgehandlungen (sprachliche Ebene)
- Gesprächseröffnung (u.a. Aufforderung zur Schilderung der Befindlichkeit etc.)
  - Direktiv (steuernd) – non-direktiv („Sich-zur-Verfügung-Stellen" (SPRANZ-FOGASY 2005: 27)
  - Distanziert – nah/zugänglich
  - Umgang mit „Vorgeschichte"[60]
- Exploration des Entwicklungsstands und der Befindlichkeit von Kind und Eltern
  - Zuhören des Arztes (vgl. ebd.: 27-34; PETERS 2008: 98f.)
  - Ärztliches Frageverhalten (SPRANZ-FOGASY 2005: 35-46; PETERS 2008: 96ff.)
  - Umgang mit triadischer Gesprächssituation (vgl. SPRANZ-FOGASY u. WINTERSCHEID 2013: 5f.)
- Stellenwert von ärztlichen Erklärungen/Erläuterungen
  - Verständlichkeit, Ausführlichkeit etc.

---

60 Bei den Vorsorgen gibt es zum Zeitpunkt der Begrüßung in der Regel bereits eine verschiedentlich ausgeprägte Vorgeschichte: Einmal bezogen auf vorherige Vorsorgeuntersuchungen. Und dann noch bezogen auf die Voruntersuchung durch die MFA.

- diagnostische Mitteilungen/Mitteilungen des Entwicklungsstands
  - Form/Stil der Bewertung des Kindes
- Handlungsempfehlungen/Ratschläge/Beratung
  - All. Reflexion auf der Grundlage von SPRANZ-FOGASY 2005: 2.2.4.
  - Adressaten der Empfehlungen (Eltern und/oder Kind)
  - Umfang der Empfehlungen
  - Stil der Empfehlungen: paternalistisch, kooperativ/dialogisch (vgl. KOERFER et al. 2008: 41ff.)
- Gesprächsbeendigung
  - Stil der zusammenfassenden Äußerungen etc.

- (verbale/non-verbale) (Re-)Aktionsmuster der Eltern
  - Bzgl. ärztlichen Fragen und diagnostischen Mitteilungen des Arztes (unterwürfig, selbstbewusst, abwehrend, desinteressiert etc.)
  - Bzgl. Verhalten des Kindes während der Vorsorgeuntersuchung
  - Bzgl. therapeut. Empfehlungen/ärztlicher Handlungsempfehlungen
  - Signalisieren Eltern Kompetenzanspruch (auch subtile Signale)?
  - Signale der Skepsis, Insistenz etc.
  - Elterliche „Schlüsselthemen" (SPRANZ-FOGASY u. WINTER-SCHEID 2013:27) /Relevanzen/subjektive Theorien?

- Allg. Verhalten des Kindes
  - Kindliche Reaktionen auf Erwartungen der Ärzte und Eltern

- Ärztliche Reaktionen auf elterliche Signale
  - Dialogische oder monologische Reaktionen?
  - Sensibilität für subtile elterliche (Relevanz-)Signale?
  - Umgang mit subjektiven Theorien der Eltern? Umgang mit potenziellen Imagegefährdungen (vgl. ebd.: 29f.) etc.
  - Umgang mit nicht-kooperativem Kind

Interpretationsleitfaden Gruppendiskussion

Die im Projekt verwandte Interpretationsstrategie stellt eine Kombination[61] dar aus der grobstrukturellen Analyse, die in Anlehnung an Elemente der *Narrationsanalyse von SCHÜTZE* und der *dokumentarischen Interpretation von BOHNSACK* konzipiert wurde, und andererseits der Feinanalyse nach *GLASER u. STRAUSS* (Grounded Theory)[62].

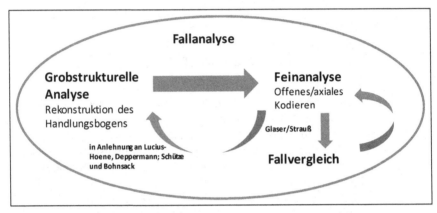

Abbildung 3:   Interpretationsprozess Gruppendiskussion (eigene Darstellung in Anlehnung an LUCIUS-HOENE u. DEPPERMANN 2002: 317).

Grobstrukturelle Analyse

Die grobstrukturelle Analyse dient der *formalen und inhaltlichen* Rekonstruktion des *Handlungsbogens des Interviews* (Sequenzialität). Textprotokolle repräsentieren demnach einen sinnhaften Handlungszusammenhang. Die Bedeutung einzelner Sequenzen lässt sich nur angemessen interpretieren, wenn die „Linie des Geschehens" (DILTHEY 1970: 264) bekannt ist.

---

61 Die Unterscheidung „Grobstrukturelle und Feinanalyse" stammt von LUCIUS-HOENE u. DEPPERMANN (2002). Die hier vorgeschlagene inhaltliche Ausgestaltung weicht allerdings von den Autoren ab.

62 Vgl. hierzu auch HERMANNS (1992). Er macht deutlich, dass das Kodieren der Grounded Theory als eine Grundoperation einer (sequentiellen) feinanalytischen Interpretation betrachtet werden kann: Die Auswertung narrativer Interviews. Ein Beispiel für das methodische Vorgehen: http://www.hermanns.it/publikationen.htm (letzter Aufruf: 20.11.2016).

▓ Zielsetzungen der Grobstrukturellen Analyse:
- ▪ Stellenwert/Relevanz einzelner Themen *für die Gruppe* (kollektives Relevanzsystem)
- ▪ unterschiedliche Zeitbezüge und darauf bezogene erklärungsbedürftige Auffälligkeiten
- ▪ typische Interaktionsstrategien und -dynamiken (= Hinweis auf Handlungsmuster)
- ▪ Identifizieren von zentralen Textstellen für die Feinanalyse

▓ Thematischer Verlauf

Die GD wird nach mehr oder weniger markanten Themenwechseln durchgesehen und auf dieser Grundlage in grobe thematische *Segmente* (Überschriften) unterteilt.

▓ kollektiv relevante Kernthemen (im Gesamtzusammenhang)

Identifziziren thematischer Aspekte, die jenseits der konkreten Interviewfragen *wiederholt* aufgegriffen werden: Was beschäftigt die Gruppe/Teilgruppe in besonderem Maß? D.h. Wo liegen die inhaltlichen Relevanzen der Gruppe/bzw. Teilgruppe?

Reflexion:

Handelt es sich bei den identifizierten Themenschwerpunkten eventuell doch eher um „Relevanzen des Forschers", auf welche die Gruppe „brav" immer wieder eingeht, aber trotzdem deutlich wird, dass es nicht die zentralen Relevanzhorizonte der Gruppe sind?

Wenn das vom Forscher initiierte Thema wie zum Beispiel „elterliche Erfahrungen mit Kinderärzten" von der Gruppe ausführlich aufgegriffen wird, dann sollte sich die Bezeichnung des Kernthemas auf das beziehen, was die Gruppe bei dieser Thematik besonders zu beschäftigen scheint, also: Wo legt die Gruppe/Teilgruppe den inhaltlichen Schwerpunk beim Thema? (z.B. „Beruhigen durch Professionelle").

▓ Dramaturgischer Verlauf
- ▪ dramaturgische Höhepunkte
  - kommunikative Dichte: Passagen mit vergleichsweise intensiver wechselseitiger Bezugnahme (vgl. auch non-verbale Äußerungen, wie gemeinsames lachen etc.)

- *erzählerische* Dichte: in Relation zu anderen Passagen detaillierte Ereignisschilderungen und Beschreibungen[63]; lebhafte, engagierte Darstellungen
- *metaphorische* Dichte: Passagen mit auffälliger Bildhaftigkeit und Plastizität der sprachlichen Äußerungen
- Textstellen mit ausgeprägter Selbstläufigkeit
- dramaturgische Tiefpunkte
  - Themen, die die Diskussionsleiter einbringen, die aber regelmäßig *karg, eher oberflächlich bzw. zurückhaltend* beantwortet werden
  - Textstellen mit auffällig geringer Emotionalität: belanglose Darstellungen etc.

Reflexion:

Korrespondieren die identifizierten Höhepunkte mit Kernthemen? Wie lassen sich die Tiefpunkte (evtl. im Hinblick auf die Fragestellung) interpretieren? (erste hypothetische Überlegungen; vgl. dazu: KOHLI 1979: 11f.)

- Sprachlich-diskursiver Verlauf:
  - Gesprächsatmosphäre (und mögliche Veränderungen im Interviewverlauf)
  - Frageverhalten:
    - Umgang mit dem Leitfaden: flexibel, immanent vertieft, leitfadenbürokratisch?
    - Welche Fragen des Leitfadens (oder situativ gestellte Fragen) haben eine Selbstläufigkeit der Diskussion hervorgerufen?
    - Thematische Brüche durch Frageverhalten? Suggestive Fragen? Zurückhaltendes oder eher direktives Frageverhalten?

Reflexion:

Was gilt es – angesichts dieses Frageverhaltens – bei der Interpretation der Äußerungen des Interviewten zu beachten?

---

63 Vgl. Modi der Sachverhaltsdarstellungen nach SCHÜTZE bspw. in KLEEMANN et al. 2013: 66.

- Diskussionsverhalten der Gruppe (Charakter des Kollektivs)
  Wie nehmen die Teilnehmer aufeinander Bezug? Wie verschränken sich die Redebeiträge der Einzelnen? Was fällt auf?
  Konkret: Welche Formen der *„Diskursorganisation"* (BOHNSACK 2000) sind im Vergleich zu anderen regelmäßig zu beobachten: *parallelisierend, kommentierend, konkurrierend, oppositionell, divergent* (ebd.: 68ff.).
  - Inwiefern bestehen Ähnlichkeiten im *Sprachstil* der Gruppenmitglieder?
  - Welche *Sachverhaltsdarstellungen* (Argumentation, Erzählung und Beschreibung) dominieren in der GD? (vgl. Beispiele in: KLEEMANN et al. 2009: 66)
■ Auswahl der Textstellen für die Feinanalyse auf der Grundlage der Grobstrukturellen Analyse

Feinanalyse

Nach der Grobstrukturellen Analyse wird die GD in Anlehnung an GLASER und STRAUSS (Grounded Theory) punktuell *sequenzanalytisch offen kodiert*. Anschließend erfolgt eine Systematisierung der Kodes im Kodierparadigma (vgl. STRAUSS u. CORBIN 1996: 75ff.).

■ Besonderheiten der Feinanalyse einer GD

Es gilt, den *interaktiven Sinnbildungsprozess* (vgl. BOHNSACK 2000) nachzuzeichnen. D.h.:

- Kodieren erfolgt immer im Hinblick darauf, inwiefern es sich um einen kollektiv geteilten Sinngehalt handelt, oder ob nur eine Teilgruppe oder gar nur ein einzelner Teilnehmer betroffen ist. Man fragt: Inwiefern werden Erzählungen, Argumentationen etc. eines Teilnehmers ergänzt, differenziert oder negiert durch andere Teilnehmer? Etc.
- Kollektiv geteilter Sinn bedingt allerdings nicht, dass alle einer Einzelaussage explizit zustimmen bzw. sie ergänzen, berichtigen, also direkt darauf eingehen (im Sinne dramaturgischer Höhepunkte). Geteilter Sinn zeigt sich auch darin, dass ein Thema – auch z.T. nur indirekt – zu einem späteren Zeitpunkt von anderen Teilnehmern erneut angesprochen wird.

- Differente Deutungen und Bewertungen eines Sachverhalts innerhalb der Gruppe deuten evtl. auf unterschiedliche Erfahrungen hin
  (=differenter Erfahrungsraum), dies ist aber nicht zwingend. So ist
  auch denkbar, dass sehr wohl ein gemeinsames Problem (aufgrund
  einer kollektiv geteilten Erfahrung) wahrgenommen wird, aber unterschiedliche Schlüsse daraus gezogen werden.
- Indiz dafür, dass der kollektiv geteilte Erfahrungsraum fehlt oder
  wenig gemeinschaftsbildend ist, ist etwa, dass die Mitglieder einer
  Diskussionsrunde sich nichts zu sagen haben oder vor allem über
  Allgemeinplätze kommunizieren (vgl. LOOS u. SCHÄFER 2001).

■ Offenes sequenzanalytisches Kodieren („line-by-line-analysis")

"This procedure forces us to *listen* closely to *what* the interviewees are saying *and how*
they are saying it. This means we are attempting to understand how they are interpret-
ing certain events. This hinders us from jumping precipitously to our own theoretical
analyses, *without taking into account the interviewees' interpretations*. It also hinders
us from laying our own analyses on the data before thoroughly examining the data. Also, if we are fortunate they will gibe us *in-vivo-concepts* that will further stimulate our
analyses (STRAUSS 2004: 174).

In der Entwicklung der Kodes wird stärker als bei STRAUSS der „Interaktionssinn" (SOEFFNER 1989:185ff.), das „Wie" der Herstellung von
Sinn rekonstruiert.

- Auswahl von Textstellen für das offene Kodieren
  - (in der Regel) Interviewanfang
  - Textstellen zu Kernthemen und Höhepunkten/Tiefpunkten (sie-
    he Grobstrukturelle Analyse)
  - Textstellen, die sich aufgrund der Fragestellung anbieten
  - erklärungsbedürftige Inkonsistenzen im Interview: etwa *inhaltli-
    che Inkonsistenzen* zwischen Erzählungen und Argumentationen
    („pragmatische Brechung", vgl. HERMANNS 1992: 122f.)
- Vorgehen:
  - Beim Kodieren gilt es, die *Sequenzialität* zu berücksichtigen:
    D.h. man beginnt chronologisch mit dem ersten Kernthema/Hö-
    hepunkt.
  - Vor der Analyse der eigentlichen Textstelle wird der *themati-
    sche Kontext* vergegenwärtigt: Worum ging es vorher? Wurde
    das Thema vom Interviewer initiiert? *Wie* wurde es initiiert?

- Auch die Auswahl weiterer Textstellen, die thematisch ähnlich sind, erfolgt in der Sequenzialität. Ziel ist es, bisherige Kodes zu verdichten, zu erweitern bzw. zu überprüfen.
- Zusammenfassung von Kodes in Kategorien entlang der Kernthemen
- Regelmäßiges Schreiben von *konzeptuellen Memos*

■ Axiales Kodieren

Im axialen Kodieren werden zentrale Kategorien entlang der Fragestellung systematisiert. Grundlage des axialen Kodierens ist das sog. Kodierparadigma (vgl. STRAUSS u. CORBIN 1996: 78ff.). Diesem unterliegt ein handlungstheoretischer Ansatz: „Menschen handeln und interagieren, verfügen über Strategien, um mit ihren Erfahrungen umzugehen, und ihr Handeln und das Verfolgen ihrer Strategien hat Konsequenzen" (ebd.: 76).

Im Hinblick auf die Identifzierung von Strategien und Konsequenzen werden stärker als bei STRAUSS die *unbeabsichtigten* Dimensionen berücksichtigt, um wiederum dem Interaktionssinn gezielter Rechnung zu tragen.

■ Beispiel Feinanalyse GD sozial benachteiligte Mütter
  ▪ *sequenzanalytisches Kodieren* entlang der Kernthemen bzw. dramturgischen Höhepunkte:

Tabelle 21: Beispiel sequenzanalytisches Kodieren: mangelnde Entlastungserfahrungen
(Zeile 545-602)

Z. 594 C: Als Mutter hört man auch anders)	- Solidarisierung mit A/Einverständnis mit Rollenauffassung von A - Doing Gender
Z. 595-599 A: Also er hat mich auch schon erwischt, dass isch nix gehört hab. Ich lag im Schlafzimmer, ich schlaf eigentlich immer mit dem Kleinen im Zimmer. Wollte es aber mal ausprobieren, weil ich immer halt alles mal ausprobiere so. Wolle mal gucken, ob er dann durchschläft, hab mich ins Schlafzimmer gelegt und dann hat der mich wirklich erwischt, wie ich wie ich ihn nicht gehört habe so.	- missglückte Herbeiführung einer Veränderung im Erziehungsverhalten - Wissen um defizitäres Verhalten - Schamgefühl, Gefühl der legitimen Bloßstellung duch Partner => Aversion und Gegnerschaft
Z. 601-606 A: Und steht da neben mir und warter darauf, bis isch wach werde [I1: ach] anstatt mich mal zu wecken und mal zu °hallo° oder selbst mal hinzugehen, aber jetzt schlafe ich mit dem Kleinen noch im Zimmer und dann darf er auch nicht reinkommen, also wenn er weint oder so, dann sage ich auch: Ne, das ist meine Sache und lass mich das da so machen und eh dann lässt er mich auch. Also dann kümmer ich mich dann auch lieber selber. Weil ich weiß ja dann meistens, was er hat und so und er dann nicht so und ja dann mach ich das (3)	- Bloßstellung durch Partner - ambivalente Erwartungen ggüber Partner (hingehen oder überlassen?) - Gefühl der wiederholten Nicht-Erfüllung der Erwartungen - Unverständnis für Verhalten des Partners - räumliche Trennung als weitreichende Schlussfolgerung: maternal gatekeeping im Sinne einer Ausgrenzung des Partners aus der Kindeserziehung - überlegene mütterliche Deutungskompetenz - Aufkündigung der Triade - Akzeptanz der Ausgrenzung durch Partner - Er/ich: kein kooperatives Co-Parenting

Tabelle 22: Zusammenfassende Kategorisierung entlang der Kernthemen

Kernthema (vgl. Grobstrukturelle Analyse)	Textstellen	Kategorien
Mangelnde Entlastungserfahrungen	Z 590-602 Z 1050-1180 etc.	- wechselseitiges Unverständnis - Konkurrenzverhalten: kompetitives Co-Parenting etc.

Ursachen/ursächl. Erfahrungen

- Anerkennungs- bzw. Identifikationsgehalt der Arbeitstätigkeit
- Selbstverständnis als berufstätige Frau
- eigene Erziehungserfahrungen (inkl. Bewertung/Reflexion dieser)
- Kindzentrierung: gesteigerte Verantwortungszuschreibung
- Ambivalente ges. Rollenanforderungen
- Geburts- und Stillerfahrung(en)
- reale Rollenverteilung
- Bewährungsdruck aufgrund früher Mutterschaft, Migrationshintergrund u.ä.
- Alter der Kinder

Konsequenzen:

- enttäuschte Unterstützungs- und Anerkennungswünsche
- ambivalente Entlastungserwartungen: mütterliche Skepsis gegenüber potenziell selbstentwertender Unterstützung von außen (im Uschied zu Vätern)
- Akzeptanz einer Selbstbeschränkung: *Blödsinn macht der Mann – dionysisch-apollinisch)*
- Last der Kindzentrierung, der Verantwortung: z.T. verheimlichte Überforderung, latente Schuldgefühle => Verantwortungsdiffusion (v.a. bei a)
- Dankbarkeit für die Erfüllung der dem Vater zugeteilten Aufgaben
- Unklare Handlungsspielräume der Väter
- Unzufriedenheit in der Partnerschaft: erschwertes kooperatives Co-Parenting (Cierpka 120), Konfliktpotenzial,
- Rückzug/Isolation bei Nicht-Finden von (genau) Gleichgesinnten

Normalitätsverständnis

Mutterrolle

Eigenschaften Phänomen:
Hauptverantwortung und Orientierungsinstanz in Sachen Kindererziehung; quasi natürliche hohe emotionale Involviertheit (Sorgen, Umsorgen, Schutz)

    a) Kernidentität: entweder eher pragmatisch oder emotional (emotionales Zentrum, Beruhigungs-instanz)

    b) (dominante)Teilidentität: Pflicht zur Kindzentrierung; Job als Anerkennungsquelle und Schutz vor Überidentifikation mit Sorgearbeit

Strategien:

- Maternal Gatekeeping
  - beanspruchte Deutungshoheit bzgl. kindlicher Bedürfnisse/Wohlbefinden
  - Regulierung von Nähe und Distanz
  - Inszenierung als Bewertungs- und Anerkennungsinstanz väterlichen Verhaltens („ganz toll gemacht" etc.)
  - beanspruchte Entscheidung bzgl. akzeptierter Hilfe von außen und Fremdbetreuung
  - Problematisierung/Delegitimierung der inst. und privaten Kontrolle mütterlichen Verhaltens => dezidierter Kompetenzanspruch gegenüber Profis; dezidierter bis moderater (auch verunsicherter) Kanspruch gegenüber Partner/Großeltern
  - Ambivalente Verantwortungsübertragung
  - Sicherung der Mutterzentrierung des Kindes (*will manchmal nur mich*)
- Suche nach Bestätigung (*u.a. Internet*)
- punktuelles Ausbrechen aus der Mutterrolle

zu a)
  - Selbstaufwertung durch Verkindlichung des Mannes
  - Delegitimieren der emotionalen Involviertheit der Väter
  - Vermeidungsverhalten: Normalisieren eigenen Fehlverhaltens/Vermeidung von Bewertungssituationen
  - Unterstützung des explorativen Verhaltens des Mannes

zu b)
  - Selbstdistanz hins. eigener emotionaler Involviertheit
  - Identitäre Abgrenzung von den „Heimchen"; Nur-Müttern
  - ambivalente Erwartungsorientierung hins. Förderung des Kindes
  - Verfolgen eines partnerschaftlichen Aushandlungsideals

Kontextbedingungen/förderl. und hemmende Erfahrungen

- Biografische Selbstwirksamkeitserfahrungen
- Abhängigkeitserfahrungen (z.B. finanziell)
- Unterschiede/Ähnlichkeiten elterlicher Interessen
- Qualität der Paarbeziehung
- Väterlicher Involvierungsanspruch (Erziehung, emotionale Bindung etc.)
- (mehr oder weniger subtile) Kontrolle mütterlichen Verhaltens durch Väter, Großeltern, Kinderärzte u.a. Profis
- Umfang der zeitlichen Präsenz mit Kind
- Reaktionen der Kinder
- Stellenwert und Qualität intergenerationeller Beziehungen
- Bestätigungs- bzw. Unterstützungsqualität des sozialen Umfelds

Abbildung 4: Beispiel Axiales Kodieren

Printed in the United States
By Bookmasters